临床麻醉系列丛书

移植麻醉分册

主　编　岳　云　吴安石

编　者　（按姓氏笔画排序）

刘明政　中国医学科学院阜外心血管病医院麻醉科

齐学梅　天津市第一中心医院麻醉科

杜洪印　天津市第一中心医院麻醉科

吴安石　首都医科大学附属北京朝阳医院麻醉科

张雪娜　首都医科大学附属北京朝阳医院麻醉科

陈瑛琪　首都医科大学附属北京朝阳医院麻醉科

岳　云　首都医科大学附属北京朝阳医院麻醉科

北京大学医学出版社

YIZHI MAZUI FENCE

图书在版编目（CIP）数据

临床麻醉系列丛书．移植麻醉分册/岳云，吴安石主编．—北京：北京大学医学出版社，2010.6

ISBN 978-7-81116-950-8

Ⅰ．①临…　Ⅱ．①岳…②吴…　Ⅲ．①麻醉学②移植术（医学）—麻醉学　Ⅳ．①R614②R615

中国版本图书馆 CIP 数据核字（2010）第 125383 号

临床麻醉系列丛书——移植麻醉分册

主　　编：岳　云　吴安石

出版发行：北京大学医学出版社（电话：010-82802230）

地　　址：（100191）北京市海淀区学院路 38 号　北京大学医学部院内

网　　址：http：//www.pumpress.com.cn

E - mail：booksale@bjmu.edu.cn

印　　刷：北京瑞达方舟印务有限公司

经　　销：新华书店

责任编辑：王智敏　　**责任校对**：金彤文　　**责任印制**：张京生

开　　本：850mm×1168mm　1/32　　**印张**：8　　**字数**：201 千字

版　　次：2010 年 10 月第 1 版　2010 年 10 月第 1 次印刷

书　　号：ISBN 978-7-81116-950-8

定　　价：22.00 元

本书由
北京大学医学部科学出版基金
资助出版

前　言

器官移植是20世纪以来治疗终末期器官功能衰竭最有效的医疗技术和医学史上最重要的进展之一。器官移植手术的开展给麻醉学家带来了发展机遇和巨大挑战。器官移植从原本为手术的禁忌证，变成了手术适应证。因为手术的目的是为了改善已衰竭的器官功能，提高患者的生活质量。麻醉科医生面对心、肺、肝、肾等重要的生命器官功能衰竭的终末期病人，理论上几乎不能耐受麻醉，却要保障他们安全地度过麻醉和围术期。手术中调控和维持满意的组织灌注和氧合、满意的血流动力学、满意的生理内环境，其难度和复杂性不言而喻。

器官移植手术的麻醉实际上是危重症病人的麻醉和处理。了解和掌握器官移植手术的麻醉，不仅对从事本专业的麻醉医生，而且对从事综合医院或其他专科医院手术的麻醉医生都会有很好的帮助与指导。一位有良好的器官移植手术麻醉基础的医生，在管理其他危重病人手术的麻醉时，会得心应手。

本书由国内在器官移植方面有影响的若干中心的临床麻醉专家完成。融入各中心的大量实践经验，理论与实践高度结合，实用性很强。全书条理清楚，是一本较好的临床参考书。但限于作者的水平，难免有不足和错误的地方，恳请各位同行和读者批评指教。

岳　云

目 录

第 1 章 心脏移植麻醉 ………………………………………… (1)
第一节 概述 ………………………………………………… (1)
第二节 心脏移植的发展史 …………………………………… (2)
第三节 心脏移植受体的术前评估 …………………………… (3)
第四节 心脏移植患者的麻醉 ………………………………… (8)
第五节 供体心脏的保护 ……………………………………… (11)
第六节 移植后心脏的复苏及体外循环后处理 ……………… (13)
第七节 心脏移植的外科手术技术 …………………………… (18)
第八节 心脏移植患者的术后早期监测与治疗 ……………… (20)
第 2 章 肺移植麻醉 ………………………………………… (24)
第一节 概述 ………………………………………………… (24)
第二节 受体、供体选择：标准、指征和禁忌证 …………… (26)
第三节 肺移植手术分类 ……………………………………… (29)
第四节 肺移植和终末期肺部疾病 ………………………… (33)
第五节 肺移植手术的麻醉 ………………………………… (44)
第六节 肺移植的术后管理 ………………………………… (81)
第七节 肺移植的并发症及其防治 ………………………… (85)
第 3 章 肝移植麻醉 ………………………………………… (98)
第一节 概述 ………………………………………………… (98)
第二节 病理生理 …………………………………………… (101)
第三节 术前访视和用药 …………………………………… (116)
第四节 麻醉处理的一般原则 ……………………………… (119)
第五节 肝移植术中特殊问题的处理 ……………………… (135)
第六节 术后管理 …………………………………………… (145)
第七节 肝移植后再手术的问题 …………………………… (148)

第八节 活体肝移植…………………………………………（152）
第九节 肝移植术中重要器官的保护……………………………（159）
第 4 章 肾移植麻醉……………………………………………（175）
第一节 概述………………………………………………………（175）
第二节 肾脏的生理调节…………………………………………（176）
第三节 终末期肾衰竭的病理生理改变…………………………（185）
第四节 麻醉药物对肾功能不全的影响…………………………（191）
第五节 移植肾的保存和缺血-再灌注损伤 ……………………（200）
第六节 肾移植手术麻醉…………………………………………（206）
附录一 肺动脉高压诊断和治疗指南…………………………（234）
附录二 肺移植手术常用血管活性药物………………………（237）
附录三 单肺通气的最新指南（美国麻醉医师协会）……（241）
附录四 术中右心衰竭的治疗…………………………………（242）

第 1 章 心脏移植麻醉

第一节 概 述

1967年南非开普敦大学医学院 Christian Barnard 医生成功完成了世界首例心脏移植手术，开创了临床心脏移植手术的新时代。我国在1987年成功完成首例心脏移植手术，患者存活109天。目前，据国际心肺移植联合会（International Society for Heart and Lung Transplantation，ISHLT）统计，1994年全世界共完成心脏移植手术4460例，数量达到了一个高峰；随后15年来全世界每年完成的心脏移植数目逐渐减少，最近3年来全世界每年平均完成心脏移植手术3300例左右；而我国内地约完成150例。截止到2006年6月底全世界共完成心脏移植、肺移植和心肺联合移植突破10万例，其中心脏移植手术近77 000例（目前已达85 000例），这是一个具有里程碑意义的数字（见表1-1）。心脏移植手术是治疗各种原因所致的终末期心脏病患者的有效手段之一。文献报道，心脏移植手术后1年生存率79%，3年生存率70%，5年生存率63%，10年生存率50%，术后最长存活达28年。导致心脏移植死亡率增加的主要危险因素包括：受体年龄、人类白细胞抗原（HLA）配型、是否有移植史等；供体性别、年龄、缺血时间等；医疗机构的心脏移植经验等。各种原因所致的终末期心脏病患者的麻醉对于麻醉医师无疑是一种极大的挑战，扎实的心力衰竭病理生理知识、良好的围术期管理、特别是术中麻醉的管理是成功心脏移植手术的关键。

表 1-1　国际心肺移植联合会统计的心、肺器官移植数量

移植器官	2005 年 7 月 1 日至 2006 年 6 月 30 日	截至 2006 年 6 月 30 日
心脏	3040	76 538
心肺联合	72	3262
肺	2071	23 716
总数	5183	103 516

第二节　心脏移植的发展史

心脏移植的发展主要包括三个阶段。

一、动物实验阶段

这一阶段指 1905 年到 1967 年，代表人物主要有 Carrel、Demikhov、Goldberg、Shumway 等。1905 年 Carrel 首次报道了犬异位心脏移植手术，移植后心脏收缩近 2 小时。1938 年苏联医生 Demikhov 成功地完成犬异位心脏移植实验，证明了心肺移植在技术上的可行性。1960 年 Shumway 和 Lower 在斯坦福大学，应用中度低温、体外循环和双房吻合技术，成功地在犬模型上进行了原位心脏移植术，实验犬存活 21 天，并将心脏移植手术术式标准化，其基本的术式一直沿用至今。

二、临床探索阶段

1967 年 Barnard 首次成功完成人类异位心脏移植手术，患者术后存活 18 天；同年 Barnard 又完成一例原位心脏移植术，患者术后存活一年半。此后的一年多时间，全世界一百多个心脏中心仅完成心脏移植手术一百余例。1970—1978 年间，全世界每年完成的心脏移植手术平均仅为 20 例，且术后存活的时间较短。

三、临床飞速发展阶段

1981 年 Billingham 提出了心内膜活检、建立急性排异反应分级；同年，环孢素 A 应用于心脏移植手术患者的抗排异反应，大大降低了心脏移植后的急、慢性排异反应的发生率及严重程度，进而提高了心脏移植手术的成功率。从此，心脏移植手术进入了飞速发展阶段。截止到 2008 年底全世界累计报道的心脏移植数已达 85 000 例以上。有关现代临床心脏移植发展史的里程碑事件见表 1-2。

表 1-2 现代心脏移植发展的基石

1905	血管吻合技术	Carrel
1933	排异反应的认识	Mann
1938	异位心脏移植	Demikhov
1948	体外循环	Gibbon
1958	心肌保护	Shumway
1960	心脏移植术式标准化	Lower/Shumway
1967	人类首例心脏移植	Barnard
1968	脑死亡定义的确立	Harvard
1972	现代免疫技术	Borel

第三节 心脏移植受体的术前评估

近年来由于心血管病发病率的持续增高，导致终末期心脏病患者的数量不断增加，适合行心脏移植受体的数量不断扩大；同时，由于供体心脏的匮乏，导致受体等待心脏移植的时间不断延长。据 ISHLT 统计，到 2006 年底约有 5400 名患者在全美器官移植网上登记等待心脏移植，平均的心脏移植等待时间在 2 年以上。如何把有限的供体提供给最需要的受体，提高心脏移植的近、远期成功率是当前所面临的严峻问题。心脏移植受体的术前评估主要包括受体的病因、年龄与性别、有无合并疾病、血流动力学状态等。

一、受体的年龄与性别

受体的年龄无疑是影响心脏移植患者近、远期生存率的因素之一。早期的文献报道要求接受心脏移植的受体年龄＜60 岁。近年来由于人们生活水平的不断提高、医疗卫生条件的不断改善等，人类的寿命不断延长，不断有接受心脏移植手术的受体平均年龄大于 60 岁的文献报道；高龄受体只是心脏移植手术的相对禁忌证。据 ISHLT 的最新统计，过去 25 年来，接受心脏移植的受体年龄稳步增长，近 6 年已有超过 25％的受体年龄≥60 岁，受体年龄≥70 岁的约占总数的 1％。接受心脏移植患者的性别对心脏移植生存率的影响是相对于供体而言；男性受体接受女性供体心脏对心脏移植后的近、远期生存率均有明显的不利影响，可能的原因包括内分泌因素、体重差别等。接受心脏移植的受体与供体间的体重差别是影响心脏移植近期生存率的重要因素。大量的临床回顾性研究表明，供体与受体的体重差别应＜25％；特别是体重小的供体心脏移植给大体重的受体时，对移植后受体的近、远期存活率均有明显的不良影响。

二、受体的病因

据 ISHLT 统计，成人心脏移植最常见的病因主要包括两大类：终末期缺血性心脏病（冠心病）、各种原因所致的原发性心肌病（特发性扩张型心肌病、肥厚型心肌病等），两者约占心脏移植总数的 90％；其他少见的病因如风湿性心脏病（晚期全心扩大也称为扩张型心肌病）、先天性心脏病、心肌占位性病变等；与国内接受心脏移植受体的病因分类类似。不管心力衰竭的病因是何种，心脏扩大是最常见的特征，约占 90％以上。患者有典型的纽约心功能分级（New York Heart Association，NYHA）Ⅳ级症状、左室射血分数＜20％，内科其他治疗措施无效且预期寿命小于1～2年。

心脏移植受体的病理生理改变主要是心脏的收缩功能或舒张功能障碍。收缩功能障碍主要表现为心肌的每搏输出量降低及心室的舒张末容积增加；舒张功能障碍主要表现为心室的舒张末压力升高。终末期心力衰竭患者机体的交感神经系统的活性增强、儿茶酚胺分泌增加，导致机体全身血管收缩；同时，机体的肾素-血管紧张素-醛固酮系统激活，导致机体的水、钠潴留；随着时间的推移，高水平的儿茶酚胺造成受体密度的降低，导致机体器官（主要是心脏）、血管对此类药物的敏感性下降、心肌细胞的肾上腺素能储备减少。

三、移植前受体的血流动力学评估

移植前受体的血流动力学评估是心脏移植前受体评估的基石。尽管心脏移植受体血流动力学改变最主要表现为左心系统收缩或舒张功能的严重障碍，但拟接受心脏移植患者右心系统的评估，特别是肺动脉压力和（或）肺血管阻力的评估至关重要。终末期心力衰竭患者常伴有不同程度的肺动脉压力升高、肺血管阻力增加，对于肺血管阻力严重增加（≥6Wood 单位）拟行心脏移植的患者术前应用肺血管扩张剂行肺血管反应性检查、判断其可逆性与否具有重要的临床意义。经过具有肺血管扩张作用药物的调节，让肺血管达到最大舒张状态，使原本认为不可逆性的肺动脉高压变为可逆、对药物有反应的肺高压，为此类患者的心脏移植带来可能。欧洲心脏协会关于肺动脉高压患者行血管反应性实验，其阳性的定义为吸氧、吸入一氧化氮（NO）、静脉注射前列环素或腺苷等具有肺血管扩张作用的药物后，平均肺动脉压（mean pulmonary arterial pressure，MPAP）降低10 mmHg以上、且绝对值小于40 mmHg、肺血管阻力（pulmonary vascular resistance，PVR）＜6Wood 单位、心输出量（cardiac output，

CO）升高或不变、平均动脉压不变。目前，临床上常用的肺血管扩张剂包括 NO、硝酸甘油、前列环素、前列腺素 E_1、内皮素受体拮抗剂（波生坦，Bosentan）等。

严重的肺动脉高压是为数不多的心脏移植绝对禁忌证之一，然而对 PVR 的上限值仍有争议。回顾性研究发现，安静状态下，不用血管扩张剂时 PVR＞8 个 Wood 单位，用血管扩张剂（NO、硝酸甘油、前列环素、前列腺素 E_1、内皮素受体拮抗剂）后，PVR＞3 个 Wood 单位，移植术后的早期死亡率明显增加。目前，对于拟行原位心脏移植的受体，普遍接受的 PVR 上限值是应用肺血管扩张剂后≤6Wood 单位。对于存在 PVR 明显增高的受体，选取大体重的供体心脏、实施异位心脏移植或心肺联合移植可能是更好的治疗措施。

四、心脏移植手术的适应证、禁忌证及供体的选择标准

心脏移植的适应证与禁忌证随着时代的变迁、医疗技术的飞速发展等不断在修正。综合大量的文献报道，心脏移植的适应证可以概括为：①终末期心力衰竭或短期内多次心力衰竭，采取内科保守治疗或常规外科治疗无法治愈，预期寿命小于 1～2 年；②顽固性、难治性心律失常，内科治疗无效者（包括各种介入治疗）；③已安装心室辅助装置如左心辅助、体外膜式氧合器（extracorporeal membrane oxygenator，ECMO）等，心脏功能仍不能恢复者；④首次心脏移植术后，由于急、慢性排异反应所致的心力衰竭，紧急抗排异治疗无效；⑤无机体其他重要器官（如肝、肾等）功能的不可逆损害；⑥肺血管阻力小于 6～8Wood 单位。心脏移植的绝对禁忌证主要包括没有控制的恶性肿瘤、急性感染、艾滋病患者或 HIV 携带者、不可逆性的机体肝、肾、肺功能损害，严重的肺动脉高压且对肺血管扩张剂治疗无效的患者等。

目前仍缺乏可靠的判断心力衰竭预后的客观指标，由于心功能Ⅱ、Ⅲ级（NYHA）患者在最大活动时氧耗量测定值的客观

性和重复性好，人们普遍接受用最大氧耗量（Max VO_2）方法来评价心力衰竭患者的预后。美国 ACC/AHA 心脏移植适应证指南即采用了 Max VO_2 指标，可供在适应证选择时参考：Max VO_2＜10 ml/（min・kg）且已达到无氧代谢时为广泛接受的心脏移植适应证；Max VO_2＜14 ml/（min・kg）为可接受的心脏移植适应证；Max VO_2＞15 ml/（min・kg）为不适当的心脏移植适应证。

除心脏功能以外的机体重要脏器的严重、不可逆的功能障碍无疑对患者的预后有严重的不良影响。对拟行心脏移植患者的既往、现在（可能无症状）的肝、肾、肺功能及脑、外周血管等应做系统筛查。很多严重的心力衰竭患者有轻、中度的肝、肾、肺功能异常，经过各种抗心力衰竭治疗后再评价非常重要。通常认为内生肌酐清除率＜50 ml/min 或转氨酶高于正常上限的 2 倍并伴有凝血功能异常的患者、慢性阻塞性肺部疾病或用力呼气第一秒率（第一秒用力呼气容积/用力肺活量％，$FEV_{1.0}$/FVC％）＜50％的患者通常不宜做心脏移植手术。各心脏移植中心对于肾功能的评估采用的标准不同，几乎所有的患者在透析支持治疗下可安全实施心脏移植手术。

一旦供体脑死亡确定，移植团队成员必须进一步确定同种移植物的合适性。首先，确定供、受体的 ABO 血型相容性、供体与预选的受体体重差别＜30％。其次，供体的年龄，年轻的供体其组织活力强、器官功能潜力大，移植后器官发生严重问题的可能性较年龄偏大的供体小。随着人口老龄化的到来、等待心脏移植受体数量的不断增加及供体心脏来源的日益匮乏，越来越多的心脏移植中心将心脏移植供体的年龄逐渐放宽。据 ISHLT 的最新统计，如今约有 12％的供体年龄≥50 岁、供体年龄≥60 岁约占总数的 1.4％。再者，必须确定供体心脏是否有心脏病史、心脏骤停和（或）长时间的低血压、胸部创伤及大剂量的正性肌力药［多巴胺＞10 μg/（kg・min)］等。有条件的情况下，还应对供体进行其他方面的进一步检查如超声心动图、X 线胸片、血液内分泌指标等。免疫系统的评估主要包括供、受体的 ABO 血型相同；如受体的抗群体反应性抗体阳性（panel reaction antibody，PRA）＞10％，则应取受体的血清与供体的淋巴细胞做交叉配伍试验。HLA 分型并非术前必须，HLA 配型对术后远期预后具有一定价值。近年来由于各种 HLA 抗原 DNA 分型技术的发展、新的氨基酸残基配型标准的提出，使大样本的各种器官移植与 HLA 配型关系之间的回顾性研究成为可能。文献报道，HLA-A、HLA-B、HLA-DR 位点中 0～1 个错配的较 3～6 个错配的三年存活率相差约 10％。“边缘性”供、受体是指影响心脏移植近、远期成活率的供、受体的某些内在因素；“边缘性”供体的开发、利用旨在缓解当前供体匮乏的紧张局面。“边缘性”供、受体的特征见表 1-3。

表 1-3 “边缘性”供体与受体的特性

供体	受体
女性	＞50 岁
＞45 岁	PVR＞2.5Wood 单位
＞10 μg/（kg·min）多巴胺	两次或多次开胸手术
缺血时间＞210 min	女性体表面积＞2.5m^2
体表面积＜受体体表面积的 70％	术前需循环支持
糖尿病	术前呼吸机依赖
药物滥用	两次或多次心脏移植

PVR：肺血管阻力。

第四节 心脏移植患者的麻醉

心脏移植手术涉及多科室、多部门的团队协助工作，应尽可能缩短供体心脏的缺血时间。通常情况下，由于供体心脏到达的紧急性，术前准备的时间受到严重的限制；建立一个包括外科、麻醉科、体外循环科等相关科室人员的快速反应团队，是成功心脏移植的重要保证。由于心脏移植患者术前心脏功能的严重性及机体其他器官功能变化的不可预知性，对于拟行心脏移植的患者麻醉前应仔细评估胸片、心电图、超声心动图、右心导管或漂浮导管、血液学检查、生化学检查、免疫学检查等指标。确保上述指标达到或接近心脏移植受体选择标准，提高心脏移植手术的成功率。

一、麻醉前准备

麻醉医师应在麻醉前充分了解患者的整个治疗过程、用药情况及患者对药物的反应情况，根据已有的各种检查及检验资料仔细评估患者的心脏功能及机体其他重要脏器的受累情况（包括血液系统等）。根据患者的一般状态特别是心功能状态选择合理的术前用药。心脏移植患者多数由于心脏功能处于完全失代偿的边缘状态，一般情况下不能耐受较大剂量的对心脏、循环功能有明显影响的药物（如苯二氮䓬类）作为术前药。阜外心血管病医院5年来的经验是对于心脏功能极差的患者不用任何术前药，在患者入手术室各种有创压力监测建立后，分次、小剂量给予镇静药物如咪达唑仑1～2mg。对于心脏功能尚可的心脏移植患者，术前可应用吗啡0.1mg/kg、东莨菪碱0.3mg或盐酸戊乙奎醚注射液（商品名：长托宁）1mg。由于等待供体的时间较长，东莨菪碱或盐酸戊乙奎醚注射液的应用可能导致患者在手术室内的严重不适（口、咽干燥等），建议在麻醉诱导后应用。对于某些“饱胃”的患者，应谨防麻醉诱导时误吸，必要时麻醉诱导前行胃管置入、吸引，排空胃内容物，快速建立气道通气。

患者通常在供体到达前1～2小时进入手术室，入手术室后连接各种常规监测；麻醉诱导前局麻下进行有创性监测包括动脉压、中心静脉压、肺动脉楔压等，有利于对麻醉诱导期出现的血流动力学变化做出快速、准确的反应；同时，由于供体等待时间长，根据上述指标适时补充血容量，必要时应用正性肌力药、血管扩张药调整心脏及循环状态，维持可接受的机体重要器官的灌注。应严格协调好麻醉诱导的开始时间，既要避免体外循环前时间过长对衰竭心脏的严重打击，又要防止麻醉开始时间的拖延所致的供体心脏缺血时间延长。

二、麻醉诱导及麻醉维持

麻醉诱导是心脏移植患者手术过程中最危险阶段，应尽量避免使用对心肌功能、心率有明显影响的药物，保证机体充分的氧供需平衡、冠状动脉足够的灌注压力及体、肺循环间的有效平衡。通常的麻醉诱导方案是选用短效的、对心肌及循环抑制轻的催眠药如依托咪酯 0.1～0.3 mg/kg，中等或偏大剂量的麻醉性镇痛药如芬太尼 10～15 μg/kg 联合肌松药如罗库溴铵 0.6 mg/kg。多数心脏移植患者由于其心功能均处于Ⅲ、Ⅳ级，其心输出量的维持主要依赖于心率。麻醉诱导期出现的心率过快或过慢都是致命的，在麻醉药物的配伍方面应全面考虑。麻醉用药过量或相对过量会导致明显的交感神经系统反应抑制，极易造成循环不稳定。对于术前循环状态极不稳定的病例，可在麻醉诱导前应用有轻度交感神经兴奋作用（间接作用）的药物如麻黄碱 3～6 mg 静脉注射，但应避免其加重肺动脉高压、诱发或加重急性右心衰竭。心脏移植患者由于术前长期应用强心、利尿药（易导致低钾）及心脏本身病变所致，麻醉诱导期极易出现心律失常，应及时对症、对因处理。

麻醉维持一般通过追加麻醉性镇痛药、镇静药来维持。体外循环前由于受心脏、循环功能的限制，麻醉药物的维持用量通常较低，应在体外循环开始后即刻适时追加麻醉维持用药。

三、去神经支配心脏的特殊性

移植后早期心脏去神经支配是不可避免的结果，移植后晚期对于神经再支配的问题尚未见有明确的文献报道。移植后心脏本身的基本调节功能［如心脏本身的内在控制系统（心脏自律性、传导性等）、Frank-Starling 定律、冠状动脉血流的自主代谢调节等］保持完整。通常在运动情况下，正常心脏心输出量的增加主要靠心率增加而实现，这主要由于体内儿茶酚胺的作用所致；但在去神经支配的心脏，机体运动时心输出量的增加主要靠每搏量增加而达到，因而对于心脏移植的患者维持较高的前负荷非常重要。可能由于缺乏副交感神经的支配，心脏移植患者运动后心率是缓慢降低而不像正常人运动后心率急速下降。

理论上去神经支配心脏对药物的反应与正常心脏有明显差别，如对间接通过交感神经系统起作用的药物（麻黄碱）或副交感神经起作用的药物（阿托品等）无效或反应差，但在临床麻醉中应用上述两种药物同样有效。

移植后冠状动脉增生所致的冠状动脉病变是对心脏移植患者长期存活的最大威胁，发生的确切机制尚不完全清楚，可能是机体免疫细胞介导的血管上皮细胞激活，进而导致平滑肌细胞生长因子增加所致。因为移植后心脏再有神经支配的可能性很小，发生严重的冠状动脉增生所致的心肌缺血往往是无症状的、隐匿性的，极易导致患者猝死。有文献报道，西方国家人群移植后冠状动脉病变的发生率明显高于亚洲人群；同时，西方国家人群移植后窦性心动过缓的发生率为14%～44%，6%～21%的患者需术后安装永久起搏器；而中国台湾报道中国人移植后窦性心动过缓的发生率为11%，3%的患者需术后安装永久起搏器。

第五节　供体心脏的保护

良好的供体器官保护是成功器官移植的关键所在。众所周知的最有效的器官保护手段是低温。低温降低机体器官代谢率，将器官的核心温度降低至4℃，大部分细胞的代谢率降低至正常的5%～8%；同时，酶介导的化学反应降低或停止。目前，尽管各种各样的保护液不断出现，但有效的器官保护仍然基于低温降低器官代谢率这一基本原则。器官保护液根据其钾离子的含量主要分为两种：细胞内液型保护液（UW液、Roe液、Collins和

Stanford 保护液）和细胞外液型保护液（HTK 液、Celsior 液、Krebs 液和 St Thomas 液）；有关器官保护液中其他电解质成分及含量见表 1-4。早期的研究认为细胞内液型保护液对于维持细胞活性是必需的，但过去二十年来的研究证实两者同样有效。细胞外液型保护液在器官冲洗过程中由于其血管痉挛（低温、高钾所致）的程度降低，有利于血液的冲洗、迅速降温及平衡。近年来有研究表明，细胞外液型保护液可能更有利于心脏和胰腺的保护。目前，多器官移植手术更多地倾向于应用细胞外液型保护液。各种器官保护液的临床及实验室冷缺血各脏器保护时间见表 1-5。

表 1-4　各种器官保护液中的电解质成分及含量

元素（mmol/L）	Collins	EC	UW	PBS	HTK	HOC	Celsior
Ca^{2+}	—	—	—	—	—	—	0.26
Cl^-	15	15	20	—	32	—	41.5
Mg^{2+}	30	—	5	—	4	35	13
K^+	115	115	100	—	9	80	15
Na^+	10	10	25	125	15	80	100

表 1-5　各种保护液的器官冷保护时间

	临床（h）	实验室（h）	保护液
肾	24	120	<24 h：UW，HTK，PBS >24h：UW
胰腺	12	96	UW，HTK
肝	12	48	UW，HTK
小肠	8	48	UW
肺	8	24	EC，UW，Pap (Cambridge)
心脏	6	24	CU，HTK，UW

关于器官保护液中加入胶体成分的问题最初由 Southard 提出，主要基于保护液中加入胶体成分可能有利于预防组织间隙水肿、延长器官的保护时间。但多中心研究报道发现，器官保护液中的胶体成分的重要性根据保护器官的不同而异；对于肝、肾保护的重要性较低，而对心脏、胰腺的保护作用相对较为重要。

文献报道的各种器官保护液达千种，但心脏保护技术主要有两种：持续冷保护液灌注、冷保护液缺血保存。持续冷保护液灌注由于需特殊的装置，实际临床上应用很困难，主要在各种实验室研究中应用，其器官保护的效果明显优于冷保护液缺血保存。冷保护液缺血保存是目前临床上最常用的器官保护方法，即应用冷器官保护液单次灌注冲洗，并将器官置于保护液中浸泡、低温下保存。实际临床上应用简单、可行，器官保护的效果满意。

供体心脏的保护应包括器官摘取前直至手术后的长时间过程。摘取前良好的心肌灌注、摘取过程满意的冲洗低温保存、手术植入过程满意的低温控制（冰泥包裹）、开放升主动脉后满意的心肌灌注（血压、心室充分引流等）、某些具有增加心肌能量供应药物的应用等是保证心脏移植手术成功的关键。

第六节　移植后心脏的复苏及体外循环后处理

对于大多数心脏移植患者的心脏复苏及体外循环后处理较麻醉诱导期相对容易。在此期间最主要的是维持机体有效的重要器官（如心、脑、肝、肾等）灌注，调整水、电解质及酸碱平衡，适时监控血糖、血乳酸值等重要指标；预防、治疗各种并发症如急性右心衰竭、出血等。脱离体外循环前或停机后早期，建议常规行食管超声心动图检查，以评价移植心脏的心肌收缩功能、有无瓣膜异常情况（特别是三尖瓣反流）、心脏各吻合口的血流速度（特别是肺动脉吻合口流速）、心腔内有无气泡及肺动脉漂浮导管的位置等，如发现有异常情况应及时与外科医师、体外循环医师沟通，以便决定进一步的处理措施。

一、移植后心脏的复苏及循环辅助

移植后心脏开放升主动脉后可自动复跳或经除颤复跳，但多数情况下移植后心脏均需除颤复跳，且除颤的次数多于1次。主动脉开放前给予50～100 mg利多卡因，有可能增加心脏自动复跳率或增加除颤的成功率。如首次除颤失败，应仔细观察心室室颤的波幅、确保左心室充分引流；如室颤波细小、心肌的应激性低，可给予小剂量的肾上腺素10 μg，如室颤波粗大、心肌的应激性高，可给予胺碘酮75～150 mg。应用胺碘酮后往往会出现明显的低血压，应及时处理，如提高体外循环灌注流量、给予去氧肾上腺素（40～120 μg）、去甲肾上腺素（4～10 μg）等。如反复除颤不成功，应考虑是否存在严重低钾、低镁、高钾及移植心脏心肌血供不良（冠状动脉病变等）等情况。对于低钾的患者除单纯补充钾离子外，还可给予门冬氨酸钾镁或硫酸镁；对于高钾的处理主要包括应用碳酸氢钠、胰岛素（监测血糖预防低血糖的发生）及血液超滤等。心脏复苏后早期多数情况下表现为窦性心动过缓、结性心律或第二度、第三度房室传导阻滞等，一般情况下随着辅助时间的延长逐渐恢复窦性心律。移植心脏复苏后，无论心率（和心律）何种表现，均应常规放置心表临时起搏电极，建议应用房室顺序起搏。

根据国外各大心脏中心及阜外心血管病医院的经验，开放升主动脉、心脏复跳后，有效的循环辅助时间应在1小时以上；供体心脏缺血时间越长、循环辅助的时间越长。循环辅助期间应密切监测及调整血压、温度、尿量、血细胞比容、血电解质、血糖、胶体渗透压等，必要时实施超滤或全血浆置换等措施。

二、体外循环后处理

多数心脏移植后患者在小剂量正性肌力药及血管扩张药的作用下较容易脱离体外循环，且停机后循环较为稳定。建议应用的药物包括多巴胺或多巴酚丁胺 3～8 μg/（kg·min)、硝酸甘油 1～3 μg/（kg·min)；磷酸二酯酶抑制剂如米力农 0.375～0.75 μg/（kg·min)、强力的正性肌力药肾上腺素 0.01～0.05 μg/（kg·min）可根据情况适时加用。大多数文献及教科书建议的常规应用异丙肾上腺素 0.05～0.1 μg/（kg·min)，根据阜外心血管病医院 5 年来的经验，对于国内心脏移植的大多数患者可能并不适合，至少是术中仅少数患者需用其维持心率。可能的原因包括供体来源的差别、亚洲人种与西方人种的差异、手术术式（腔静脉法原位心脏移植较双房法原位心脏移植损伤窦房结的概率小）等。心脏移植患者体外循环后心率应维持在 90～120 次/分；在供体体重较受体体重小的情况下，可能会需维持相对快的心率，进而维持心输出量，保证机体重要器官的灌注。

移植后肺动脉高压及右心衰竭是心脏移植患者脱离体外循环困难及术后早期死亡的主要原因。有文献报道，心脏移植术后约 19%的早期死亡是由于肺动脉高压所致的急性右心衰竭；供体心脏通常难以承受超过 50 mmHg 的右心后负荷，当肺动脉收缩压超过 50～60 mmHg 时往往会导致急性右心衰竭；同时，供体心脏在适当的肺血管扩张剂治疗下，右心室需 2 周左右的时间才逐渐适应受体的肺血管阻力。心脏移植患者无论术前有无肺动脉高压，体外循环后及术后早期均可表现为肺动脉高压，主要由于体外循环后机体炎性介质释放所致的肺血管收缩或痉挛、体外循环期间各种微栓沉积于肺血管床、肺不张、感染等，对于供体心脏有明显的影响，应积极处理，包括过度通气、应用硝酸甘油、多巴酚丁胺、前列环素 I_2 等。对于少数患者由于术前严重的肺动脉高压、供体心脏本身病变或心肌保护等原因所致的急性右心衰竭、左心衰竭，在正性肌力药、血管扩张药等治疗尚不能顺利脱离体外循环或脱离体外循环后循环较难维持的患者，应立即实施主动脉内气囊泵（intra-aortic balloon pump，IABP)、ECMO、左心辅助泵等循环辅助措施；在某些特殊情况下持续的肾脏替代治疗（continuous renal replacement therapy，CRRT）也可能起到意想不到的效果。

目前临床上常用的治疗心脏移植前、后肺动脉高压的特殊药物有：

1. 吸入一氧化氮（NO） 一氧化氮在1987年被认定为内源性内皮依赖性舒张因子，由血管内皮细胞和平滑肌细胞内的一氧化氮合酶（NOS）合成，有助于维持血管正常的结构和功能，保持血管收缩、舒张功能的平衡。在对高脂血症、冠心病、高血压等疾病的临床研究和动物实验中发现，这些疾病均存在内皮细胞介导的血管舒张功能受损现象，提示NO信号表达障碍可能在多种心血管疾病的发病机制中起重要作用。研究发现，肺动脉高压患者吸入NO后，其通过扩张通气肺的阻力血管、改善通气/血流比值、提高血氧等机制降低肺动脉压及肺血管阻力；同时，对体循环无明显影响。纵观大量的文献报道，NO目前在某些心脏移植中心已作为心脏移植前受体肺动脉高压的评估及移植术后降低肺动脉高压、预防右心衰竭的一线用药。由于吸入NO需用专门的装置、特殊的监测设备及医用NO气源等原因，国内心脏移植前、后吸入NO的应用尚不普遍或不够专业。

吸入NO的常用剂量5～40 ppm。

2. 前列环素 前列环素（PGI_2）是花生四烯酸代谢产物，主要由血管内皮细胞产生。前列环素不仅具有强力的扩张肺血管作用，同时对体循环血管也有明显的扩张作用；此外，前列环素还有抗血小板聚集、防止血栓形成等作用。目前临床治疗肺动脉高压常用的前列环素类药物主要有依前列醇、曲前列环素、贝前列环素及吸入依洛前列环素。对于心脏移植患者目前最常用的是依前列醇、吸入依洛前列环素。

依前列醇（Epoprostenol）：常温下性质不稳定，输注前需要低温保存。依前列醇的半衰期很短（＜6 min），需要持续静脉输注。对于心脏移植肺动脉高压患者推荐剂量1～20 ng/（kg·min），或从2 ng/（kg·min）开始，每5～10 min增加2 ng/（kg·min）。根据患者对药物的反应及耐受性随时调整药物剂量，许多患者的稳定剂量都在 20 ng/（kg · min）左右，但由于个体差异较大，稳定剂量的变化范围也很大。静脉应用依前列醇时应避免突然停药，因为可能导致患者肺动脉高压反跳、诱发急性右心衰竭。

吸入依洛前列环素（iloprost）：依洛前列环素（Ventavis）是一种化学性质稳定的前列环素类似物，可以通过静脉、口服或雾化吸入途径给药；静脉应用时其血浆半衰期为 20～30 min。吸入依洛前列环素是一种安全、有效和耐受性良好的治疗重度肺动脉高压的药物，该药目前已被欧洲心脏协会批准用于心功能Ⅲ级的特发性肺动脉高压患者。对于心脏移植的重度肺动脉高压患者，推荐剂量从 0.5 ng/（kg · min）开始，每 60 min 增加 0.25 ng/（kg · min）直至出现不良反应；应用雾化吸入时推荐吸入浓度为 10 μg/ml，1～2 ml/min。由于该药价格昂贵，仅用于少数心脏移植后重度肺动脉高压的患者。

3. 内皮素受体拮抗剂——波生坦（Bosentan） 内皮素-1（ET_1）是强大的血管收缩因子和平滑肌有丝分裂原，可引起血管张力增加和肺血管平滑肌增生，最终导致肺动脉高压。目前已发现两种不同的内皮素受体：ET_A 和 ET_B。ET_A 受体激活后可以促使血管收缩和血管平滑肌细胞增殖；相反，ET_B 受体主要存在于肺、肾血管床，ET_B 受体激活后可清除内皮素、释放 NO 等，引起血管扩张。在肺动脉高压治疗方面，选择同时阻断 ET_A 和 ET_B 受体还是单独阻断 ET_A 受体的药物还有争议。有些研究认为选择性阻断 ET_A 受体拮抗剂可能对肺动脉高压患者的治疗更有益，因为可保留 ET_B 受体的血管舒张及清除 ET 的作用。波生坦是一种可同时阻断 ET_A 和 ET_B 受体的活性非肽类口服制剂，可以预防甚至逆转肺动脉高压的发展、抑制肺血管重构及右心室肥厚。内皮素受体拮抗剂目前被认为是在治疗肺动脉高压方面最有前途的药物，被称为“未来之星”。目前，临床上尚未有静脉用内皮素受体拮抗剂，只有口服剂型；对于心脏移植患者一般只在术前应用，以评估肺动脉高压对扩血管药物的反应性。推荐剂量：125～250 mg/d。

三、出血与止血

出血与止血是心脏移植患者处理的重要问题。对于心脏移植患者，体外循环前由于心脏功能严重受损所致的机体重要器官（如肝、肾等）的损害，多数患者的凝血功能异常（贫血、低蛋白血症、血小板减少及凝血因子缺乏等），围术期即应实施全面的血液保护措施，包括术前应用药物促进凝血因子的生成，麻醉的各种操作轻柔、认真，体外循环前、后仔细的外科止血，减少右心吸引等，术中应用抗纤溶类药如氨甲环酸对于大多数患者是有益的，可以明显减少术后渗血及血液制品的用量。体外循环后在给予充足的鱼精蛋白、无明显外科出血后，如患者渗血较多应及时输入新鲜血小板和（或）冰冻血浆；如患者的血红蛋白低则应立即输血。有条件的情况下，在上述治疗的同时可行血栓弹性描记图检查，以明确出血的原因，如肝素中和不全可补充鱼精蛋白，如血小板缺乏补充血小板，如凝血因子缺乏补充相应的凝血因子或血浆等。

第七节　心脏移植的外科手术技术

根据心脏植入位置的不同，可将心脏移植分为原位心脏移植、异位心脏移植。

一、原位心脏移植

原位心脏移植最早由 Shumway 提出，1967 年 Barnard 首次成功完成人类原位心脏移植术，其基本的术式一直沿用至今。就是将患者的病体心脏切除后将供体心脏移植于原心脏位置。具体的手术方式又可分为双房法和腔静脉法。目前临床最常用的心脏移植是腔静脉法原位心脏移植，其优点是手术相对简单、吻合口扭曲的发生率低、损伤窦房结的概率小、术后抗排异反应监测容易等。

二、异位心脏移植

早期的动物实验及第一例成功的人类心脏移植均是异位心脏移植。异位心脏移植是指并不切除病变心脏，而是将供体心脏植入适当的其他位置并同受体心脏相连。早期的动物实验将供体心脏植入胸腔、腹腔、颈部等位置，目前人类异位心脏移植最普遍的植入位置是右侧胸腔。异位心脏移植又称并列心脏移植，主要又分为并列全心、并列左心心脏移植。同原位心脏移植相比较，异位心脏移植的主要缺点是供体心脏占据胸腔导致肺不张、肺容量减少，需长期抗凝治疗，原有病变心脏仍需药物治疗及术后免疫监测困难等。异位心脏移植最主要的适应证包括重度肺动脉高压不适于行原位心脏移植的患者、供体与受体体重严重不匹配＞30％、“边缘性”供体心脏等。异位心脏移植原理及心脏重建后结构见图 1-1、图 1-2。

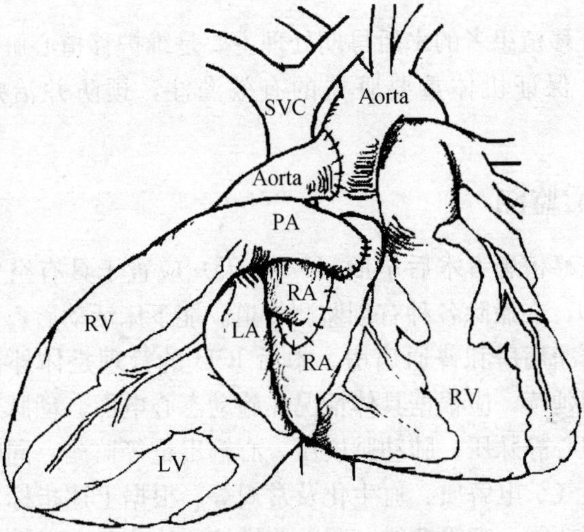

图 1-1　异位心脏移植示意图

SVC：上腔静脉；Aorta：主动脉；PA：肺动脉；RA：右心房；LA：左心房；RV：右心室；LV：左心室。

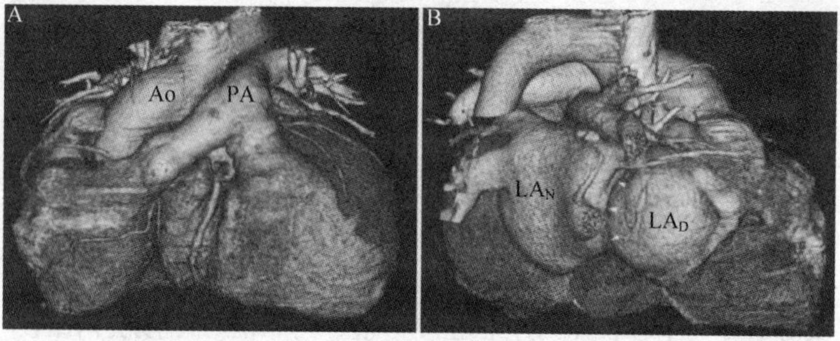

图 1-2　异位心脏移植三维立体重建前、后结构图

A，显示供体的主动脉（Ao）和肺动脉（PA）直接与受体的主动脉和肺动脉吻合；B，显示供体左心房与受体的左心房直接吻合，供体肺静脉左心房开口处外科闭合。

第八节　心脏移植患者的术后早期监测与治疗

心脏移植患者的术后早期处理主要是维护移植心脏的左、右心功能，保证机体重要脏器的有效灌注，预防并治疗各种并发症。

一、术后监测

心脏移植患者术后早期（1～7 天）应置于具有空气净化的洁净 ICU，在撤除各种有创监测管道、能下床活动后，逐渐过渡到相对洁净病房和普通病房。术后 ICU 的管理是体外循环后麻醉管理的延续，应根据具体情况实施动态心电图、动脉压、肺动脉压、中心静脉压、肺动脉楔压、心输出量等监测；同时，应定时测定血气、电解质、血生化及常规等。根据上述指标，实施必要的循环功能、呼吸功能、肾功能维护与治疗。由于供体心脏经受不同时间的缺血损害，特别是缺血时间＞6 小时，其心脏功能的恢复一般需要一段时间，建议维持泵入正性肌力药、扩血管药物，直至患者的心率、血压稳定后逐渐减少剂量。临床上常用的药物主要包括多巴胺或多巴酚丁胺3～8 μg/（kg·min）、硝酸甘油1～3 μg/（kg·min）、米力农0.375～0.75 μg/（kg·min）、肾上腺素0.01～0.05 μg/（kg·min）。待患者的血流动力学平稳、无明显出血（或渗血）、血气等指标满意后，逐渐停止机械通气、拔除气管导管。

二、术后心律失常

心脏移植后房性或室性快速心律失常较常见，排除免疫排异反应后，可应用抗心律失常药治疗。心脏移植后出现的右束支传导阻滞通常不是免疫排异反应所致，对血流动力学无明显不良影响，一般不需特殊处理。据中国台湾的回顾性研究报道，中国人大约3%～5%的患者术后因严重的心律减慢而需安装永久起搏器，较西方文献的报道明显低。据阜外心血管病医院近170例心脏移植病例的随访发现，术后心动过缓的发生率极低，尚未见需安装永久起搏器的病例，可能的原因包括供体来源的差异、人种的差异等，腔静脉法原位心脏移植术损伤窦房结的概率也较双房法低。

三、免疫抑制治疗方案

心脏移植术后为预防排异反应的发生，需常规应用免疫抑制剂。免疫抑制治疗普遍采用环孢素A或他克莫司（FK506）为主的多种药物联合；传统的三联疗法为环孢素（CsA）、皮质类固醇与硫唑嘌呤或麦考酚吗乙酯（骁悉）；新三联疗法是FK506、霉酚酸酯与皮质类固醇；四联疗法即在三联基础上加用抗淋巴细胞球蛋白或单克隆抗体（IL-2受体抗体），如巴利昔单抗（舒莱，Basiliximab）。环孢素A或FK506在抑制器官排异反应的同时，对机体的肝、肾等均有明显的毒性作用，对糖、脂质代谢也有不良影响，其在体内的药代动力学、生物利用度等均受多种因素影响，个体差异大。为发挥其良好的疗效、减低不良反应的发生，临床上应常规动态监测环孢素A、FK506的血药浓度。

四、感染

感染是心脏移植手术常见的并发症之一。感染的主要原因包括手术创伤大、时间长、供体取材时易污染、免疫抑制剂的应用及术前患者营养状态差等。最常见的感染部位是呼吸系统（肺、支气管）、手术切口等。治疗的原则主要是术前、术中及术后严格的无菌操作，围术期预防应用抗生素等。若术前痰、咽、尿有阳性细菌培养结果则选择敏感抗菌药物，并视病情变化适时调整。术后预防使用口服抗病毒及抗真菌药物；对巨细胞病毒（CMV）不相配者（供体阳性、受体阴性）或受体病毒抗体滴度增加者需应用抗病毒药如更昔洛韦。

（刘明政）

参考文献

1. Hertz MI，Aurora P，Boucek MM，et al. Registry of the International Society for Heart and Lung Transplantation：Introduction to 2007 Annual Reports—100 000 Transplants and Going Strong. J. Heart Lung Transplant，2007，26：763-768.
2. 廖崇先. 实用心肺移植学. 福州：福建科学技术出版社，2003：86-93，125-139.
3. 刘明政，李立环，金沐，等. 同种原位心脏移植手术的麻醉处理. 中华麻醉学杂志，2006，26：1110-1113.
4. 刘明政，王剑辉，杜娟，等. 肺动脉高压对同种原位心脏移植患者移植后早期血流动力学的影响. 中华医学杂志，2007，87：2618-2622.
5. 于钦军，李立环. 临床心血管麻醉实践. 北京：人民卫生出版社，2005：301-326.

6. Braun S, Schrotter H, Schmeisser A, et al. Evaluation of pulmonary vascular response to inhaled iloprost in heart transplant candidates with pulmonary venous hypertension. International J Cadiol, 2007, 31: 67-72.
7. Ullah S, Zabala L, Watkins B, et al. Cardiac organ donor management. Perfusion, 2006, 21: 93-98.
8. Taylor DO, Stehlik J, Edwards LB, et al. Registry of the International Society for Heart Lung Transplantation: Twenty-sixth Official Adult Heart Transplant Report—2009. J. Heart Lung Transplant, 2009, 28: 1007-1022.
9. Christie JD, Edwards LB, Aurora P, et al. The Registry of the International Society for Heart Lung Transplantation: Twenty-sixth Official Adult Lung and Heart-lung Transplantation Report—2009. J. Heart Lung Transplant, 2009, 28: 1031-1049.
10. 杨跃进，华伟. 阜外心血管内科手册. 北京：人民卫生出版社，2006：280-290.

第 2 章
肺移植麻醉

第一节　概　　述

终末肺部疾病常导致肺实质和肺血管不可逆改变，肺移植手术是治疗这类疾病的最后手段，而安全有效的麻醉措施则是保证手术顺利完成的前提条件之一。对于麻醉医生来说，这是一项复杂的系统工程，因为只有充分了解终末期肺病的病生理改变，熟悉肺移植手术的方法、过程及其对整个机体生理功能的影响，并在此基础上选择恰当的麻醉方法和监测手段，才能做到保证患者的安全和手术的顺利实施。

一、为什么要进行肺移植手术?

呼吸是最基本的生命活动之一，伴随着生命的整个过程；机体的呼吸系统尤其肺脏无疑是实现这一生命活动的解剖和生理基础。此外，肺还与其他脏器尤其是心脏之间存在着广泛的功能联系。因此，肺部病变将严重影响整个机体的生理功能，而终末期肺病则危及生命。近年来，由于严重大气污染，工业经济发展导致理化、生物因子吸入，吸烟，以及人口老龄化等因素，导致包括慢性阻塞性肺病、肺部弥漫性间质纤维化等在内的呼吸系统疾病的发病率和病死率呈逐渐上升趋势，严重影响人们的生活质量，并给国民经济造成损失。

医学研究的飞速发展为不断揭开疾病的发生机制，深入了解疾病的病因学和流行病学提供了契机。大量先进诊疗手段的临床应用使相当数量的终末期疾病患者重获生机。作为 20 世纪人类医学三大进步之一的器官移植技术，已使每年数以万计的器官功能衰竭患者得以生存。基于呼吸系统在保证机体生命活动中的重要性，肺移植手术无疑具有非常可观的发展前景。

二、肺移植发展简史

肺移植的实验研究始于 1946 年，此后有关肺移植的手术技术和相关生理学的研究在全世界范围内尤其是发达国家中展开。至 1963 年，美国 Mississippi 大学医学中心实施了第一例人同种异体肺移植手术，虽然患者仅存活 18 天，但仍然标志着肺移植外科技术的基本成熟。此后，新一代抗排异药物环孢素 A（cyclosporin A，CsA）等开始应用于临床，极大地促进了肺移植手术的进步。多伦多总医院肺移植组在此基础上分别于 1983 年和 1986 年成功开展了人类第一例长期存活的单肺移植术和双肺移植术。近年来，随着对移植肺功能维护认识的提高、肺移植麻醉管理的改进，以及术后管理质量的改善，肺移植术的适应证越来越广泛，已成为治疗终末期肺疾病的最有效方法。今天，虽然临床上仍有许多问题待解决，但通过肺移植手术治疗终末期肺病的效果已经越来越得到广泛认可。

国内肺移植的研究起步较早，1979 年北京结核病研究所为 2 例肺结核患者进行的单肺移植，分别于术后第 7 天、第 12 天因排异反应和感染把移植肺切除，手术以失败告终。1995 年 2 月 23 日，首都医科大学北京安贞医院为 1 例 48 岁男性终末期结节病肺纤维化患者行左单肺移植，术后存活 5 年 10 个月，成为国内首例成功的单肺移植。1998 年 1 月 20 日，首都医科大学北京安贞医院又为 1 例原发性肺动脉高压患者在体外循环下（心脏不停跳）行双侧序贯式肺移植，患者术后存活 4 年 3 个月，成为国内首例成功的双肺移植。此后的 5 年，在国内的肺移植史上是停滞不前的 5 年。2002 年以来，肺移植的报道迅速增多。1995 年至 2006 年，至少有32家医院报道了大约50例肺移植。2007年国内推行器官移植准入制度，通过并实施了由国务院制定的《中华人民共和国器官移植条例》。国内肺移植发展进入“规范阶段”。2009年国内开展肺移植医院为27家，截至2009年3月，国内肺移植总计约150例。

第二节　受体、供体选择：标准、指征和禁忌证

肺移植是治疗终末期肺病的唯一有效方法。它涉及胸外科、内科、免疫、麻醉等多个学科，同时要求医疗、行政、法律等多部门的通力协作共同完成。肺移植手术中，患有终末期肺病，接受新肺植入的患者称为受体；提供移植肺的一方则称为供体。供肺的正确采取和保存对手术的顺利实施至关重要，而受供双方的选择均有严格的筛选流程和标准。

一、受体选择：标准、指征和禁忌证

（一）受体选择标准

①不可逆的终末期肺病患者，生命期限小于两年；其中终末期单侧肺纤维化最适宜于单侧肺移植术；肺气肿、双侧肺纤维化、支气管扩张及慢性肺化脓症适合双肺移植；②单肺移植患者的年龄≤65岁，双肺移植者年龄≤60岁，心肺联合移植者年龄≤55岁；③无心、脑、肝、肾等其他系统性疾病；无精神病史，心理状态稳定；④患者在吸氧状态下能够进行日常的室内活动；⑤无免疫抑制剂应用禁忌；⑥对一般药物治疗有反应；⑦近期无酗酒；吸烟者必须已经戒烟超过6个月；⑧泼尼松用量小于20 mg/d；⑨ASA分级Ⅲ～Ⅳ级；有理疗能力；有满意的社会关系及精神和情感支持；可以接受的营养状况（80%～120%标准体重）。

（二）肺移植相关疾病适应证

①慢性阻塞性肺部疾病（chronic obstructive pulmonary disease，COPD）：至少存在下列条件之一：第一秒用力呼气容积（forced expiratory volume，FEV_1）＜20％或肺一氧化碳弥散量（diffusion capacity for carbon monoxide of the lung，DLCO）＜20％或同质分布的肺气肿；曾因急性高二氧化碳血症住院治疗（PCO_2＞50 mmHg）；尽管氧疗还存在肺高压或肺（源）性心脏病或两者皆有；②原发性肺纤维化（idiopathic pulmonary fibrosis，IPF）：组织学或 X 线照片影像为常见（型）间质肺炎，同时存在下列任何条件：用力肺活量在随后的 6 个月内以 10％或更大速度递减；DLCO＜39％的预计值；6 分钟步行试验时脉搏氧饱和度减少到＜88％；高分辨 CT 下肺呈蜂窝样改变；③原发肺动脉高压（idiopathic pulmonary arterial hypertension，IPH）：尽管最大治疗，ASA 分级持续Ⅲ～Ⅳ级；走路不超过 300 m 或 6 分钟步行距离缩短；平均右房压＞10 mmHg，尽管应用依前列醇或类似药治疗平均肺动脉压＞50 mmHg，心指数（cardiac index，CI）＜2 L/（min・m^2）。

（三）相对禁忌证

某些特殊情况会增加手术风险，所以应尽量避免接受肺移植手术，具体包括：①过去 6 个月内有吸烟史：吸烟史显著增加手术和麻醉的风险，并不利于术后恢复；②体重小于标准体重的 70％或大于标准体重 130％预计值；③激素如泼尼松等的全身用量大于 20 mg/d 或隔天 40 mg；④机械通气患者，尤其是尚未进行移植评估就已经需要呼吸支持的患者；⑤以前有过胸部大手术史的患者，特别是需要体外循环的移植手术，肝素化可能造成危及生命的大出血，所以既往开胸史是心肺联合移植的禁忌证；但是其他术式包括双侧肺移植的手术野相对较局限，一般不在此禁忌之列；⑥痰培养有青霉素耐药菌、真菌或非典型分枝杆菌感染，需要在术前进行根治；⑦结核病，它是一种全身性疾病，肺移植后需长期应用免疫抑制剂可能导致其复发，但经过规律治疗的肺结核患者仍可以接受肺移植手术；⑧有症状的骨质疏松症，无论患者是否有症状都应该进行骨密度的客观测定；⑨影响到胸廓及脊柱后突的严重骨骼肌肉疾病；⑩合并其他主要器官功能的疾病，如冠状动脉疾病或左室功能不全，明显的周围血管疾病，精神状态不稳定；高血压、糖尿病、消化性溃疡患者经积极治疗控制病情后才可以考虑接受肺移植手术。

（四）绝对禁忌证

①年龄＞65 岁；②肾功能障碍，肌酐清除率（creatinine clearance rate，CCr）＜50 ml/min；免疫抑制剂 CsA 常引起肾功能损伤，如果 CCr 低于上述标准则患者将难以耐受移植；③肝功能障碍，尤其是存在肺动脉高压和不同程度的右心衰竭患者，可表现为转氨酶高、腹水、门脉高压、凝血功能障碍，以及胆红素升高；与肝淤血和心源性肝硬化相关，明显减低患者对术后 CsA 治疗的耐受力；④用心电图、核素心室造影、超声心动图等检查结果显示心室心功能不全；40 岁以上，多巴胺或多巴酚丁胺试验、超声心动图检查或冠状动脉造影等结果显示存在严重冠状动脉疾病；左室射血分数（left ventricular ejection fraction，LVEF）明显降低（小于 45%）；⑤难以控制的肺内和肺外感染；⑥HIV（＋），HBV-Ag（＋），HVC-Ag（＋）；⑦2 年内有除皮肤基底细胞和鳞状细胞癌以外的恶性肿瘤；⑧禁用免疫抑制剂者；⑨吸毒或有不服从治疗的记录；⑩进展性的神经肌肉疾病，难以控制的精神疾病，以及存在其他器官功能衰竭者也是肺移植的绝对禁忌证。近几年来，由于肺保存技术、肺移植操作技术和免疫抑制剂的进步，生活质量的提高，寿命的延长，年龄大于 65 岁不再是手术的绝对禁忌证。

二、供体选择标准

①年龄＜55 岁；②ABO 血型与受体相符，淋巴细胞交叉配对实验阴性；③既往无原发性肺部疾病，供肺侧无手术史；④无恶性肿瘤和糖尿病史，HIV、HBV 和 HCV 检查阴性；⑤无生

命器官疾病；⑥纤支镜检查无异常：支气管树结构正常，无脓性分泌物及血液或胃内容物；⑦每年吸烟少于 30 包；X 线胸片正常；气道峰压＜30 cm H_2O；吸入氧浓度（FiO_2）＝1.0，呼气末正压（positive end expiratory pressure，PEEP）＝5 cm H_2O 时，PaO_2＞300 mmHg；⑧胸腔容积与受体相当，供肺大小匹配。由于供体肺数量有限，影响了肺移植的广泛开展。供体标准已拓宽到年龄＜55 岁；吸烟史＜20 年；无败血症、误吸或支气管镜检查正常；取肺侧无胸壁外伤或手术史；胸部 X 线正常；FiO_2 1.0 和 PEEP 5 cm H_2O 时 PaO_2＞300 mmHg。近年来由于供体肺缺乏，很多移植中心便又进一步放宽供体标准，即使肺有轻微挫伤或渗出，以及由于肺水肿使 PaO_2（A-a 梯度）轻度下降，仍可作为供体使用。一些移植中心甚至使用更“边缘的”供体肺，例如年龄＞55 岁但既往健康、FiO_2 1.0 时 PaO_2＜300 mmHg，或吸烟史＞20 年。然而，并不是每个受体都能安全地接受“边缘的”肺，因为移植的肺将承受大量肺灌流，所以对并发肺动脉高压的受体，禁忌接受“边缘”供体肺。

第三节　肺移植手术分类

从不同的角度出发，可以将肺移植划分为不同的类别，均有各自的特点和适应证：按供、受体遗传背景的不同分为同种异体移植和异种移植，前者指供受者属同一种属，后者则指的是不同种属间的移植；按供体来源不同分为尸体移植和活体供体移植；按手术方式的不同可分为单肺移植、双肺移植、心肺联合移植和活体肺叶移植等。具体采用哪一种术式没有绝对统一的标准，主要根据医生的经验和视供体情况而定。

一、单肺移植

单肺移植（single lung transplantation，SLT）是指将受体一侧肺切除并植入供体肺。单肺移植开展相对较早，技术较为简单，只需吻合一侧肺的气管和血管，所以手术时间较短，而且较少需要体外循环辅助手术，肺移植术后并发症的发生率较低。有研究结果表明即使只移植一侧肺仍可使受体获得明显的活动耐受性。选择单肺移植时，还可以将另一侧供肺用于其他肺移植受体，这对于目前供体短缺的状况很有意义。此外，由于操作时间较短，可一定程度上缩短供肺冷缺血时间。所以，一般认为单肺移植可以作为绝大多数候选者的手术选择。其常见适应证主要包括COPD、α_1-抗胰蛋白酶缺乏症、IPF、原发性或继发性肺动脉高压（肺动脉平均压大于55 mmHg），以及肺结节病等。

选择哪一侧肺进行移植主要遵循以下原则：①充分考虑供体肺的适用性；②避开既往手术的部位；③优先选择功能较差的一侧肺；④如果不存在上述情况，则首选移植右侧，因为后者体积较左侧大；⑤一侧有胸膜肥厚者，肺切除困难，出血也多，所以最好避免移植该侧肺。

二、双肺移植

如果保留受体的一侧肺可引起并发症，则需要进行双肺移植（bilateral lung transplant，BLT）。另外，有严重通气障碍的患者，如果移植后可能出现难以控制的通气/血流（V/Q）比值失调，也需要接受双肺移植。双肺移植由心肺联合移植发展而来，开始为整块的双肺移植，只有1个在主气管水平的气管吻合口，但并发症发生率高。1990年美国的Pasque等又提出了所谓序贯式双肺移植技术，大大降低了气管吻合口并发症的发生率，同时明显提高患者的术后生存率，很快就成为标准的双肺移植方法，一直沿用至今。

双肺移植的适应证主要包括：①受体年龄＜50岁；②囊性纤维化、弥漫性支气管扩张征等终末期感染性的肺部疾病；③非感染性的终末期肺部疾病患者，有反复的继发性感染病史；④严重的阻塞性肺部疾病，伴明显的肺动脉压力增高和右心功能不全；⑤原发性肺动脉高压（IPH）患者；⑥供体肺质量欠佳者。

目前对于究竟应该选择单肺移植还是双肺移植，争议越来越大。延长术后生存时间是肺移植首要目标，而在两种术式之间进行选择的最大争议也在于此。有研究表明两种术式的早期病死率无明显差别，另外一些研究却发现双肺移植的术后 60 天的病死率低于单肺移植，并认为这一结果是由于单肺移植患者自身的肺与移植肺的顺应性存在明显差别造成的。支持单肺移植的观点则认为，虽然双肺移植术后 FEV_1、用力肺活量（forced vital capacity，FVC）和动脉血氧分压等呼吸功能指标均较单肺移植好，但是否能够延长患者术后生存时间尚不确定。但是，现在大多数观点仍然认为，两种方法术后 1 年的病死率无明显差别，但双肺移植术后 5 年及以上生存率明显优于单肺移植。就术后生存质量和活动能力而言，目前由于两种方法所选受体年龄和一般情况的不同，目前无法判断哪种术式更为优越。

具体到特定适应证来说，肺动脉高压患者接受单肺移植后，血流更多地流向移植肺，从而使患者自体肺的血流负荷减轻，病变可以得到缓慢恢复。而对于肺气肿患者，现在多数学者支持行双肺移植。这是因为肺气肿患者胸腔较大，进行双肺移植可以解决供体肺与受体本身肺之间顺应性差异的问题。大量研究结果表明，肺气肿患者接受单肺移植后可因高度顺应性的患侧肺与正常顺应性的供肺之间存在力学差异而出现急、慢性并发症，包括在肺气肿组织内发生的慢性扩张和大泡形成，由于患侧肺急性过度膨胀而导致的气胸和纵隔移位，以及因此出现的 V/Q 异常，特别是在使用呼吸机引起的气道高压时更容易发生。这种情况在双肺移植中却很少见，所以其术后管理较单肺移植更简单；此外还能够因此缩短肺气肿患者等待供体肺的时间。

目前双肺移植手术的安全性已得到显著提高，而且术后处理相对简单。与单肺移植相比，其手术成功率和费用也已无明显区别，而远期肺功能的改善和长期生存率均优于单肺移植。虽然目前根据我国的临床资料尚无法判断两种手术方法的优劣，但综合分析最新的研究资料不难发现，在国内外一些大型医院中，双肺移植有取代单肺移植的趋势。

三、心肺联合移植

心肺联合移植（heart-lung transplant，HLT）是指将患者的心脏及双肺切除，但留下其与上、下腔静脉连接的右心房、主动脉、气管分叉和一个气管软骨环的气管，然后将供体的心肺植入患者胸腔，吻合气管、主动脉及右心房后即建立起肺循环和体循环。同时重新建立心肺灌注、排气、闭合排气等。接受心肺联合移植手术的终末期疾病患者，均经过内科保守治疗，但治疗效果极差。

第 1 例人的心肺联合移植完成于 1968 年，受体于术后 14 小时死亡。20 世纪 80 年代起，随着 CsA 应用于临床，肺保护措施、支气管吻合口血运及心肺排异关系等研究的不断发展，心肺联合移植术后患者的存活率已显著提高。目前造成术后死亡的首要原因是感染。此外，肺动脉压升高导致的右心衰竭以及排异反应等也是导致围术期死亡的重要因素。

心肺联合移植主要适用于需要进行肺移植，并且同时合并有不可逆的先天性心脏病、左室功能损害或严重冠状动脉疾病的患者。部分 IPH 患者，因右心功能严重受损［射血分数（ejection fraction，EF）＜25%］，也应选择心肺联合移植。近年来，随着单/双肺移植手术适应证范围的逐渐扩大，以及受供体心肺来源的限制，心肺联合移植的手术量逐渐减少。但是，对于单心室合并肺动脉闭锁、不可逆性心脏和呼吸衰竭同时存在的病人，尤其是艾森曼格综合征（Eisenmenger syndrome）伴发难以矫治的心脏畸形或不可逆性心室衰竭者，心肺联合移植仍然是唯一的选择。

四、活体肺叶移植

活体肺叶移植手术（living donor lobar lung transplant，LDLLT）最早于 1990 年由 Starnes 等实施并报道。与其他几种

手术方法不同的是，供肺的肺叶来自受体的父母、兄弟姐妹或配偶。通常肺叶受者临床状态很差，已不可能长期生存等到获得可用的尸体供肺。此外，由于仅移植两个肺叶，所以本术式更适合于儿童及体格较小的成年人。

活体肺叶移植的受体需符合双肺移植的标准，术中需进行全肺切除。一般需要确定两个供体，分别切取右肺下叶和左肺下叶后，先后移植入受体胸腔两侧。据报道活体肺叶移植的安全性与尸体供肺移植无明显差别，某些术后并发症的发生率低于尸体供肺移植。感染仍是术后受体死亡的首要因素。虽然术后1～2年的肺功能有一定程度的下降，但供者并无不适感觉，且术后无死亡发生，术后并发症发生率也较低。

这一术式的最大优势在于供体不必经过漫长的等待即可进行手术，一定程度上解决了供肺缺乏的问题，这对于目前供肺严重不足的情况来说，无疑能够为部分患者带来新的生机。

第四节 肺移植和终末期肺部疾病

一、肺实质病变

肺实质是指各级支气管和肺泡结构。目前肺移植术涉及的肺实质病变主要分为阻塞性、限制性和感染性疾病。

（一）阻塞性肺部疾病

COPD为这类病变的最典型病种。COPD是一种呼吸系统慢性进行性疾病。主要病理改变为小气道慢性炎症和肺组织破坏。主要与人体暴露于有害颗粒或气体后，肺内的异常炎症反应有关。后者引起气道壁细胞和分子结构发生功能性改变而导致气道重塑，此时支气管黏液腺增生，浆液腺管的黏液腺化生，腺管扩张，杯状细胞增生，柱状鳞状细胞化生；气管平滑肌肥大、增生，或形成纤维化管腔，从而造成气道内不完全的、可逆性气流受限，通常呈进行性特征。同时，肺泡内气体积聚，肺过度膨胀，肺泡间隔断裂、破坏，附着于细支气管的肺泡的破坏造成细支气管塌陷，更加重气道梗阻。此外，肺损伤也导致肺泡间毛细血管床减少，影响肺内气体交换功能；另一结果是肺血管阻力增高，肺动脉高压，右心室肥厚，右心功能减退。

COPD早期可无明显症状，或表现轻微，晚期则症状加重，频繁发生咳嗽、咳痰、喘息、运动时气促，甚至轻微活动或静息时也感到呼吸困难；逐渐发展为低氧血症，二氧化碳潴留，导致呼吸衰竭、右心衰竭。COPD不仅是肺本身的变化，还可以导致全身其他系统的不良效应，包括营养异常、体重减轻、骨骼肌功能不良以及心血管和神经系统的异常改变。其他常见并发症还包括酸碱平衡失调及电解质紊乱，肺性脑病，上消化道出血，弥散性血管内凝血（disseminated intravascular coagulation，DIC）及休克等。这些改变均具有重要的临床意义，因为它们与患者的活动能力受限、生活质量下降和预后不良直接相关。

目前对于COPD病因学、流行病学及发病机制的研究取得了很大的进步。一般认为吸烟导致的肺气肿是引起COPD的最重要原因。此外，大气污染、职业因素以及感染等也和COPD存在明显相关性。许多遗传因素能够增加或降低COPD的发生。目前已证实的基因相关因素主要是α_1-抗胰蛋白酶（α_1-AT）缺乏，后者导致弹性硬蛋白的过度降解。此外气道高反应性、肺的发育过程异常等也与本病的发生相关。

动脉血气对晚期COPD诊断非常重要。在海平面，呼吸空气条件下，$PaO_2<60$ mmHg，伴有或不伴有$PaCO_2>45$ mmHg，即提示呼吸衰竭。肺功能检查的典型表现是FEV_1和FVC均下降；使用支气管舒张剂后，$FEV_1<80\%$预计值，同时FEV_1/FVC$<70\%$。

对于稳定期患者，戒烟、控制污染、控制感染、药物治疗等是主要措施，而对于急性加重期尤其是终末期患者，肺移植是唯一选择。过去的观点曾认为，由于COPD存在一定程度的感染，所以对这类病人主要选择双肺移植，但随着肺移植技术的日益完善，COPD 已成为单肺移植的主要适应证之一，据统计已占移植总数的 60%以上。当然，就改善 COPD 患者肺功能而言，双肺移植始终更具优势。

（二）限制性肺部疾病

弥漫性实质性肺病（diffuse parenchymal lung diseases，DPLD）是一类因肺泡壁和肺泡腔发生不同形式和程度的炎症和纤维化而导致肺泡-毛细血管功能单位丧失为特征性病理改变，以气体交换障碍和限制性通气功能障碍为特征，进而导致进行性加重的呼吸困难为主要临床表现的弥漫性肺疾病的总称，它包括两百多种急、慢性肺部疾病。病变可侵及肺泡腔、间质、外周气道和气管，以及它们各自的上皮和内皮细胞。虽然不同病因或不同类型疾病的发病机制并不完全一样，但这类疾病的最终转归都只有一个——肺纤维化。

从病源来说，多数纤维化过程是原发的，但也可以因免疫机制或吸入损伤引起。肺纤维化形成的机制尚不明确。目前认为这一病理改变的形成最终是肺损伤与修复反应失衡的结果。其一般过程主要包括肺实质损伤，肺基质细胞增生，异常的细胞外基质沉积，最终形成肺纤维化。炎症损伤，包括肺泡炎，间质性肺炎，肺泡上皮受损，成纤维细胞增生，巨噬细胞、中性粒细胞等炎性细胞浸润，以及产生多种炎症介质可能是绝大多数 DPLD 发展为肺纤维化的早期病理改变。但特发性肺纤维化（idiopathic fibrosis of the lung，IPF）可能是个例外。目前几乎没有证据显示 IPF 开始于炎症过程。

肺纤维化患者气流速度正常，但肺容积和弥散能力降低。由于肺间质病变可能侵犯肺血管，因此，肺动脉高压也比较常见。临床表现为活动性呼吸困难、限制性通气功能障碍、弥散功能降低和低氧血症等，常因呼吸衰竭而死亡。限制性通气功能障碍的肺功能检查表现为肺总量（total lung capacity，TLC）、肺活量（vital capacity，VC）和残气量（residual volume，RV）均减少，肺顺应性降低，FEV_1/FVC 正常或增加；弥散功能减低则表现为一氧化碳弥散量减少，静息或运动时肺泡-动脉氧分压差［(P-a) O_2］增加，以及低氧血症等。

目前对于原发性肺纤维化，单肺移植仍然是最主要的手术方式，但双肺移植的比例正逐渐增多，这可能主要因为双肺移植术后患者预后和肺功能较好。此外，随着受体选择、手术操作的逐步规范化，双肺移植术后的并发症已明显减少。这都有可能进一步推动双肺移植在肺纤维化患者中的应用。

（三）肺部感染性疾病

终末期肺部感染性疾病主要包括肺囊性纤维化和支气管扩张。

1. 囊性纤维化（cystic fibrosis，CF）是一种侵犯多脏器的常染色体隐性遗传性疾病，为西方国家特有，主要发生于白种人，在美国的发生率占出生人口的0.2%，黑种人较少，亚洲人极少见。新生儿出生后数日内即可出现症状。主要表现为反复支气管及肺部感染。早期仅表现为轻度咳嗽，出现肺炎、肺不张之后，咳嗽加剧，呼吸急促，痰液黏稠不易咳出，出现气道阻塞症状。患者若咳出大量脓性痰或伴咯血，则提示可能出现支气管扩张和肺脓肿。肺部出现广泛性纤维化和肺气肿后，患者即出现喘鸣及活动后气急，常并发自发性气胸或纵隔气肿。发生支气管扩张时如果出现反复咯血、发绀和杵状指，往往提示已合并肺源性心脏病及心力衰竭等严重并发症，造成患者死亡。此外，部分患儿还合并胰腺外分泌不足的表现，出现腹胀、脂肪便等症状。

肺囊性纤维化的诊断与其他呼吸系统疾病不同，各病期的X线表现各异，诊断的特异性较差。实验室检查对该病诊断具有一定价值。一般来说，如果汗液中 $Cl^- > 70$ mmol/L，$Na^+ > 80$ mmol/L，且能排除肾上腺皮质功能不全即为阳性。在此基础上结合临床表现、家族史以及其他影像学结果，基本可以作出诊断。

CF患者肺部病变的发生机制有多个假说，目前一般认为主要是由于囊性纤维化跨膜转运调节因子（cystic fibrosis transmembrane conductive regulator，CFTR）发生基因突变，导致 CFTR 功能障碍。已知 CFTR 对于调节水、盐的跨膜转运起重要作用，CFTR 突变可导致呼吸系统、胃肠道、肝胆管以及生殖管道上皮的离子和水转运异常，从而引起多系统病变。本病开始多发生于右上叶支气管，常侵犯亚段支气管及细支气管，这两个部位的支气管扩张，是本病的特点。

就呼吸系统而言，支气管黏液增多和随之产生的继发感染是肺囊性纤维化的主要病理基础。详细询问病史，早期诊断，并积极采用抗生素控制感染，雾化吸入促进排痰以及饮食疗法等综合治疗措施对囊性肺纤维化的良性转归至关重要。对于终末期患者，双肺移植则是最佳选择。

2. 支气管扩张　指先天或后天因素导致的一支或多支近端支气管和中等大小支气管管壁组织破坏造成不可逆性扩张。它是呼吸系统常见的化脓性炎症。其典型症状为慢性咳嗽伴大量脓痰和反复咯血。若反复继发感染，支气管引流不畅，痰不易咳出，患者可感到胸闷不适；如果炎症扩展到病变周围的肺组织，患者还会出现高热、纳差、盗汗、消瘦、贫血等症状。

影像学检查对诊断支气管扩张具有重要意义。典型的 CT 改变为扩张的支气管，表现为“轨道征”、“戒指征”，即扩张支气管内腔直径大于邻近血管横断面 1.5 倍以上，多个受累区域内的“葡萄串征”。两侧支气管造影可明确诊断，不仅可了解扩张的形态，而且可明确病变部位及范围。可发现囊状、柱状或囊柱状改变，目前仅在外科手术前采用。

支气管扩张的主要病因是支气管-肺组织感染。反复感染引起管腔黏膜的充血、水肿，管腔狭小及支气管阻塞；后者进一步加重支气管感染，并可能诱发肺部感染。一般炎症性支气管扩张多见于左侧，尤其是舌叶和下叶基底段，主要与引流不畅导致的继发感染有关。在支气管组织解剖结构上呈现不可复原性的扩张和变形。肉眼可见支气管壁明显增厚，管腔可呈囊、柱状或梭状扩张；扩张的管腔内常有黏液充塞、黏膜明显炎症及溃疡，管壁有不同程度破坏及纤维组织增生。显微镜下可见支气管壁淋巴细胞浸润，或淋巴样结节，黏液腺及淋巴细胞明显；支气管黏膜的柱状上皮呈鳞状上皮化生。支气管壁常有不同程度的破坏，严重者仅见肌肉及软骨碎片。周围肺组织常有纤维化、萎陷或肺炎等病理改变。支气管动脉也可出现肥厚、扩张，以及与肺动脉间的吻合支明显增多。感染、炎症和酶的作用形成一个破坏支气管-肺组织的恶性循环，构成了一个复杂、慢性持续的交互作用，导致支气管扩张发病及病程迁延进展，被认为是本病中的 3 个明确的发病因素。研究表明大部分稳定期支气管扩张患者气道内有潜在致病微生物，其中最常见的是流感嗜血杆菌、铜绿假单胞菌等，造成广泛的肺部损害，并引发炎症。慢性炎症持续进展导致支气管树及其周围肺实质破坏。炎症以支气管管腔内中性粒细胞募集及肺组织内中性粒细胞、单核细胞、淋巴细胞浸润为特征。在肿瘤坏死因子 α（TNF-α）、白细胞介素 8（IL-8）、白细胞介素 1β（IL-1β）等炎性细胞因子的作用下，中性粒细胞发生黏附、浸润及脱颗粒反应，产生蛋白酶及氧自由基等炎症介质损伤肺组织。中性粒细胞的溶酶体中含有多种蛋白酶，包括胶原酶和中性粒细胞弹性蛋白酶（neutrophil elastase，NE）、组织蛋白酶 G 等。NE 通过促进感染迁延，放大炎症反应，降解细胞外基质以及抑制炎症细胞凋亡等作用造成肺组织损伤。组织蛋白酶 G 活化可激活前基质金属蛋白酶 8（MMP-8），与内源性胶原酶有显著的相关性。此外，还有研究证实在支气管扩张患者气道中 MMP-8 和基质金属蛋白 9（MMP-9）存在过表达，两者通过降解支气管壁及肺组织细胞外基质造成肺损伤。

支气管扩张的早期病变轻微并且局限，此时由于肺的储备能力强大，呼吸功能测定大多在正常范围内。此后随着病变范围的逐渐扩大，可出现轻度阻塞性通气功能改变；当病变发展至严重而广泛的阶段时，支气管周围出现肺纤维化，尤其当累及胸膜或心包时，肺功能测定可表现为以阻塞性为主的混合性通气功能障碍，如 VC 减少、残气/肺总量比值（RV/TLC）相对增加、FEV_1/FVC 比值减低、最大通气量（maximum minute ventilation，

MMV）减少。由于吸入气体分布不匀，支气管扩张区的肺组织肺泡通气减少，而血流很少受到限制，所以 V/Q 小于正常，形成肺内的动静脉样分流，以及弥散功能障碍导致低氧血症。病变进一步发展时，肺泡毛细血管受到广泛破坏，致使肺循环阻力增加；低氧血症引起肺小动脉血管痉挛、肺动脉高压，后者增加右心负担，可并发肺源性心脏病，乃至右心衰竭。

支气管扩张的治疗原则是消除病原、促进痰液排出、控制感染等内科保守治疗，必要时行外科手术。如果病变局限，但有明显症状，或肺部反复感染，可以彻底切除病变肺组织；若双侧均广泛病变，患者一般情况及肺功能不断恶化，内科治疗无效，估计存活时间不超过 1～2 年，年龄又在 55 岁以下的，可以考虑双侧肺移植手术，据统计术后 1 年存活率可达 79％～90％，对于终末期支气管扩张患者来说，这已是最佳结果。

无论哪一种感染性肺部病变，就其最终通气病生理来说，仍主要归结于肺的阻塞性或限制性通气功能障碍，这也是终末期肺实质病变的重要特征之一。

二、终末肺血管疾病

（一）广泛的肺动静脉畸形

肺动静脉畸形（pulmonary arteriovenous malformations，PAVMs）是指肺动脉和静脉之间的直接交通，导致解剖学上的右向左分流。PAVM，多为先天性肺部畸形，少数由后天因素如肝硬化、外伤、手术、二尖瓣狭窄等引起。PAVMs 好发于两肺下叶，多为单侧病变。

PAVMs 在病理上可分两型：囊型和弥漫型。病变分布于一侧或两侧肺，单个或多个，大小可在 1 mm 至累及全肺，常见右侧和两侧下叶的胸膜下区及右肺中叶。这种畸形是由各种不同大小和不等数目的肺动脉和静脉直接连接，二者之间不存在毛细血管床。病变血管壁肌层发育不良，缺乏弹力纤维，又因肺动脉压力促使病变血管进行性扩张，表现为血管扭曲、扩张，动脉壁薄，静脉壁厚，瘤呈囊样扩大，瘤间分隔，可见血栓；静脉常有变性或钙化；囊瘘壁菲薄加之变性，易发生自发性破裂。此外，本病约6%伴有Rendu-Osler-Weber综合征（多发性动静脉瘘，支气管扩张或其他畸形，右肺下叶缺如和先天性心脏病）。PAVMs的主要病理生理是肺动脉压降低，静脉血分流入肺动脉，其分流量可达18%～89%，以致动脉血氧饱和度下降。一般无通气障碍，PCO_2正常。多数病例因低氧血症而致红细胞增多症，血黏度增加。又因肺、体循环直接交通，易致细菌感染、脑脓肿等并发症。对于后天因素尤其是手术后出现的PAVMs，目前认为血管紧张素转化酶表达受抑制和血管紧张素Ⅱ生成减少可能起到重要作用，并与肺血管内皮细胞的氧化应激性损害相关。

临床表现包括胸痛、咳嗽、呼吸困难、咯血、高心输出量型心力衰竭和脑血管事件等。右向左分流量较大时，可出现发绀和杵状指。

诊断PAVMs的方法较多，目前一般首选纯氧试验、胸部X线摄影进行筛检。其他方法还包括超声心动图、肺灌注核素扫描、CT、磁共振、肺动脉造影等，敏感性均较高。

目前主张供血动脉直径≥3 mm的PAVMs患者不论有无症状都应治疗。既往认为外科手术是治疗PAVMs的根本措施，其原则是不论采用何种术式，都要力求完全切除病变而又尽可能保留正常肺组织。但是手术创伤大，并发症多，并且有研究发现术后生存率低于未做手术者；导管栓塞（transcatheter embolization，TCE）治疗操作简单、安全、有效，其方法和技术不断成熟，目前基本取代手术治疗，后者则主要用于对造影剂过敏的PAVMs患者。但对弥漫型患者，由于不可能将其全部病灶都切除或通过导管闭塞，应该考虑进行肺移植手术。

（二）肺动脉高压

肺动脉高压是一组由异源性疾病和不同发病机制引起的，以肺血管阻力持续增加为特征的临床-病理生理综合征，是具有严重破坏力的慢性肺循环疾病。肺动脉高压是血流动力学概念，其诊断标准为：海平面静息状态下，右心导管测定肺动脉平均压持续高于 25 mmHg，或运动状态下持续高于 30 mmHg。

肺动脉高压多由肺动脉阻力、心输出量或肺动脉楔压单独或共同增高导致。近年来的研究认为，肺血管收缩、肺血管重构（内皮细胞和平滑肌细胞增生、炎症、基质改变）和肺血管原位血栓形成是肺动脉高压发生发展的 3 个重要病理生理基础，并最终导致肺血管发生器质性改变，主要包括：肺小动脉和微动脉中膜平滑肌细胞肥大、增生，细胞间质增多，使中膜增厚；内膜弹力纤维及胶原纤维增生，内膜增厚；非肌型动脉发生肌化。其结果是血管壁硬化，管腔变窄，血流阻力增大。内皮功能障碍在肺血管收缩和改建中起关键作用。研究表明肺动脉高压患者肺血管内皮中血管扩张因子前列环素合成和代谢降低，一氧化氮（NO）表达水平下降，而血管收缩因子如内皮素 1（ET_1）的血浆浓度增高，同时内皮素受体表达异常，这不仅可引起肺血管收缩，还可促进和导致肺血管重构，包括内皮细胞和平滑肌细胞增殖和凋亡失平衡，血管间质改变导致管壁僵硬等。此外，肺血管支配神经的作用，肺血管细胞的自分泌和旁分泌效应，以及肺血管平滑肌离子通道功能状态的改变等，也可能参与了上述过程，但具体机制仍不明确。另有研究表明，缺氧和二氧化碳潴留可能是促发上述病生理过程的直接原因。

肺动脉高压的临床表现主要因右心室后负荷增加，活动耐力下降引起，早期表现为呼吸困难，可伴有心悸、乏力；进而出现胸痛，甚至眩晕或晕厥等；偶有咳嗽、咯血等症状。

右心导管检查是目前诊断和评价肺动脉高压的金标准。影像学检查对诊断肺动脉高压也具有决定性意义：X 线胸片如果发现肺动脉段膨隆，肺动脉扩张、增粗，以及右心室肥厚或增大时即可确诊。此外，超声心动图、肺功能和动脉血气分析等也有一定诊断价值。

肺动脉高压治疗包括基础疗法、新型药物治疗和手术治疗。

其中基础治疗包括口服抗凝剂，使用强心剂、利尿剂和氧疗等，可有效提高患者的生存率；新型药物如前列环素及类似物、内皮素受体拮抗剂等对肺动脉增殖性病变患者有较好疗效。对经规范内科治疗无效或恶化的患者应考虑手术治疗，但由于死亡率较高，所以应严格掌握适应证。可选择单肺、双肺或心肺联合移植，在此之前可先行房间隔球囊造口术进行过渡治疗。

（三）先天性心脏疾病

主要指艾森曼格综合征，即心室间隔缺损合并肺动脉显著高压伴有右至左分流。心房间隔缺损、动脉导管未闭、主动脉-肺动脉间隔缺损等发生肺动脉显著高压而有右至左分流时，都可有类似的临床表现，均可以归入本综合征的范畴，所以，严格来说，艾森曼格综合征并不完全属于先天性心脏病的范畴。

左向右分流可导致肺动脉压增高，开始为功能性肺血管收缩；此后由于血流动力学变化持续存在，肺血管床因机械剪切力的损伤，引起内皮细胞功能紊乱，并最终形成肺动脉高压。持续存在的肺动脉高压进一步导致右心室和右心房压力增高，可使原来的左向右分流逆转为右向左分流，还可继发肺动脉瓣及三尖瓣关闭不全，并最终发展为右心衰竭。

艾森曼格综合征在婴儿期即可显示症状，常有呼吸急促、多汗、喂养困难、体重不增及反复发生肺炎等表现。随着肺动脉压力逐渐增高，患儿会出现明显活动后呼吸困难、活动受限，逐渐出现全身皮肤青紫，并伴有杵状指、趾及红细胞增多症等。晚期可出现咯血、心力衰竭及心律失常等。

心电图检查可发现右室肥大劳损、右房肥大；X线检查可见肺野轻度淤血，右室、右房增大，肺动脉及左、右肺动脉均扩大，血管纹理变细；超声心动图结果除原有畸形表现外，肺动脉扩张及相对性肺动脉瓣及三尖瓣关闭不全支持本征诊断。心脏导管检查可以证实肺血管高压和分流的严重程度，以及压力梯度、共存的冠状动脉异常。此外，动脉血气、生化指标等对本病诊断也有一定价值。

既往曾认为本征已无手术矫治可能，因而主要采取内科手段对症处理。目前认为，如果心脏缺损比较简单，可先行修补基础心脏缺损，然后行双肺移植，与心肺移植相比，这一方法不存在移植冠状动脉疾病或心脏排斥的风险；但如果心脏缺损已无修补的可能，则心肺联合移植是唯一选择。

三、尘肺

尘肺是长期吸入粉尘所致的以肺组织纤维性病变为主的全身性疾病。尘肺是不少国家目前最常见的一种职业病，在发展中国家更是如此。因粉尘的致病性及其浓度不同，从开始接尘到发现临床尘肺，一般要十数年或更长的时间。初期尘肺常在进行 X 线胸片检查时才被发现，此时患者可无明显临床症状。病程进展可出现气短、胸闷、胸痛、呼吸困难、咳嗽及咳痰等症状以及心肺功能、化验指标等的改变。此外，尘肺患者由于长期接触生产性矿物性粉尘，呼吸系统的清除和防御机制受到严重损害，加之尘肺病慢性进行性的长期病程，造成抵抗力明显减低，故尘肺患者常常发生各种不同的并发症，主要包括感染、气胸、肺源性心脏病和呼吸衰竭等。

尘肺的病因是人体吸入过量的粉尘，如矽、石棉、石墨、滑石粉、水泥等，以致呼吸器官的防御功能不能将其完全清除。进入肺泡的粉尘，因其本身的理化性质和生物学作用的不同，引起不同的组织反应，通常概括为纤维性变和非纤维性变两种类型，前者可形成一般粉尘引起的尘灶和尘细胞灶，同时还出现细胞纤维性灶、纤维细胞灶、纤维灶，灶的增大、融合，以及形成团块样病变。此类病变有大量纤维组织增生，可使肺及毛细血管等组织破坏而形成瘢痕，产生肺气肿或肺不张，从而使肺组织结构变形，这些改变一般不可逆，并最终导致肺组织变硬，弹性降低，肺的张缩能力严重减退，有效通气量减小，呼吸的交换能力丧失。非纤维性变类型（或称肺粉尘沉着症）不形成瘢痕组织，不破坏肺泡和肺的组织结构，一般属可逆性损害。由于生产中的粉尘多是混合存在，影响粉尘的生物学作用因素较多，因此，这两种肺组织反应往往同时存在。

尘肺的诊断主要依据确切可靠的粉尘作业史及质量良好的胸部X线片上符合尘肺诊断标准的改变，并排除其他疾病的可能。在中国诊断尘肺由各级卫生主管部门授权的尘肺诊断小组进行。具体见卫生部发布的《尘肺病诊断标准》，该标准依据X线胸片表现将尘肺划分为三期。诊断结论须标明具体的尘肺名称和分期，如矽肺一期等。

目前治疗尘肺的基本原则是减轻症状，改善机体状态，防治合并症，维护呼吸功能，延长寿命。早期可采用药物治疗抗肺纤维化，同时提高机体免疫能力，增强营养以预防并发症。基因治疗致力于抑制细胞因子及其他致纤维化因子的产生，但仍处于初级阶段。大容量肺灌洗是针对患者始终存在粉尘和巨噬细胞性肺泡炎而采取的治疗措施，不但能清除肺泡内的粉尘、巨噬细胞及致炎症、致纤维化因子，还可改善症状，改进肺功能，是一种非常有效的病因治疗方法。此外，尘肺已成为肺移植手术的主要适应证之一。

第五节 肺移植手术的麻醉

一、供肺的处理

肺为开放性器官，所以供肺采取中易出现感染、肺不张、肺水肿等；肺组织萎缩或不适当的通气可造成肺表面活性物质的损害而导致移植后肺功能丧失，这显然都将影响手术的实施和效果，而麻醉医生在防止或减少上述不良反应的发生中起到十分重要的作用。

（一）一般步骤

取肺前一般需要进行肝素化。供体开胸后，先于肺动脉根部注入前列腺素 E_1（PGE_1）和甲泼尼龙用以扩张和保护肺血管；

即刻于肺动脉根部插入灌注管，开始灌注肺保护液，这是供肺采取中的重要步骤。灌洗液中也加入 PGE_1。灌洗开始时，即切除左心耳，使灌洗液由此涌出；同时，须将冰屑置入胸腔。灌注过程中可见肺表面迅速由粉红色变为粉白色再至白色。灌注须充分，并尽量减轻对供体肺的损伤。对取肺过程中灌注不够充分的供肺，移植前尚可通过肺静脉进行逆灌注以改善移植预后。此外，灌洗时需继续通气，以避免肺不张，并保证保护液的均匀分布。灌洗完拔除肺动脉插管，收获供肺。整个供肺获取过程中应尽量缩短肺缺血时间。

（二）供肺灌注

1. 供肺灌注　是供肺采取中最为关键的步骤之一，直接影响早期供肺功能衰竭的发生率。目前多采用单次灌注的方式，又分为顺行性灌注、逆行性灌注、顺行性灌注加逆行性灌注、顺行性灌注加支气管动脉灌注等。以顺行性灌注和逆行灌注最为常用，其中逆行灌注对肺的保护作用已越来越得到认可。与顺行性灌注相比，逆行灌注更能提高肺保存液在支气管壁的有效分布；对缺血时间较长的肺，逆行灌注能有效地维持肺泡表面活性物质的功能。此外，Roe 等采用顺行性灌注加支气管动脉灌注的方法，使早期移植物功能障碍的风险得以降低，其直接原因是这一灌注方式可同时提高灌注液在肺实质和支气管黏膜中的有效分布，从而明显降低支气管黏膜的温度，并抑制局部淋巴结中肿瘤坏死因子等炎性细胞因子的表达，从而减少了供肺的损伤。

为保证供肺功能，减少供肺损伤，在供肺灌注过程中，对于灌注液压力、温度和流量都有严格要求。一般认为灌注压以不超过肺平均动脉压为原则，通常为 10～20 mmHg；压力过高不但易导致出血，而且不能使肺血管床得到充分的灌洗，结果导致灌注后肺功能减退和肺水肿的发生率增高；但是压力过低则降温过慢，不利于肺功能的保护。灌注量随不同的灌注液而异，多为 40～60 ml/kg；应避免高流量（120 ml/min），因为后者较正常流量灌注更容易损伤内皮细胞，所以对肺功能有明显的损害作用。

低温是供肺保存的重要措施，它能够有效地降低新陈代谢和异化作用，抑制细胞降解酶，并降低其细胞毒性，所以供肺灌注和保存过程中，对温度也有严格要求。目前一般选择维持于4℃，相关研究表明其效果满意。但应同时注意低温对于肺功能保护存在不良反应，主要原因在于它能够抑制ATP依赖性Na^+-K^+泵的功能，导致细胞膜电位下降和Na^+内流，引起细胞内水肿。另外低温使供肺处于低代谢水平，此时细胞内ATP酶活性下降，甚至可能引起代谢障碍，从而对术后肺功能的恢复造成不良影响。因此，有学者认为应将供肺保存温度提高至10℃。

2. 供肺灌注/保存液　已用于临床和处于试验阶段的供肺保存液种类较多，根据其电解质浓度不同可归纳为：细胞内液型和细胞外液型供肺保存液。前者主要是有EC液（Euro-Collins solution）和UW液（University of Wisconsion solution），其主要特点为含高浓度K^+和低浓度Na^+；后者主要为LPD液（low potassium dextran solution）、ET-Kyoto液（extracellular-type trehalose containing Kyoto solution）及Celsior液等，其K^+浓度低而Na^+浓度高。目前EC和UW在临床和实验应用最广泛，但越来越多的研究表明高浓度的钾离子可以导致肺内皮细胞损伤和肺循环微血管收缩，从而增加肺血管阻力，使灌注液不能均一分布，因而不能达到良好的灌注效果。LPD液是专门设计的肺保存液，也是目前临床和实验应用最多的细胞外液型保存液。由于K^+浓度较低，所以一定程度上避免高钾对上皮细胞结构和功能的损害，从而减少氧化产物生成及缩血管物质的释放，减轻组织水肿，降低血管阻力，有利于维持较高的PaO_2，体现其在供肺保存方面的优势。此外，细胞外液型保存液在肺保护方面还具有其他的一些优点，比如LPD液较EC液更能较好地保护Ⅱ型肺泡上皮细胞功能和内皮细胞的新陈代谢，这对于肺保存有重要的意义。

（三）麻醉医生在获取供肺中的作用

以同种尸体供肺移植为例，麻醉医生到达现场后的主要作用在于尽快建立通畅的气道并实施有效通气，同时维持循环系统稳定于正常水平。对脑死亡者立即施行气管内插管，以便及时清除呼吸道内的积血、积液等异物，并立即实施机械通气。无论使用简易呼吸器或便携式呼吸机，通气时均须保持较低水平的吸入气压，维持 PEEP≤5 cm H_2O，以防止肺泡萎缩。有实验表明，大潮气量、低 PEEP 的机械通气明显加重肺损伤，所以应尽量避免。通气措施不当时可发生肺不张，严重影响供肺功能。此时，肺血管阻力较大，肺保存液在肺内分布较差。和萎陷的肺相比，膨胀肺的肺泡毛细血管上皮损害则较轻，肺的静态顺应性好，肺表面活性物质功能得到更好的保护。但也有研究证明，肺过分膨胀会导致肺微血管上皮细胞损伤和肺水肿，从而导致急性肺功能障碍，所以宜控制肺膨胀程度，目前临床通常应用的膨肺程度为 50%。

供体循环管理：供肺取下之前，最好维持供体血压正常或接近正常，循环维持多采用多巴胺，以防止血压过低。一般保持平均动脉压（mean arterial pressure，MAP）50～70 mmHg、中心静脉压（central venous pressure，CVP）＜10 mm H_2O、尿量 30 ml/h，以确保肺有效的血液供应。静脉输液量不超过前 1h 尿量加 50 ml，以防发生神经源性肺水肿。在此基础上，即可进行供肺的采取。

二、肺移植患者麻醉处理

肺移植手术麻醉的挑战包括：麻醉诱导、麻醉初期正压通气、单肺通气的建立与维持、肺血管钳夹和移植肺再灌注时呼吸循环的维持、再灌注前后处理、全程内稳态的调控。对序贯双肺移植的另一挑战为先移植一侧肺水肿的防、治与功能维护。

（一）麻醉前准备

肺移植虽属于晚期疾病的治疗手段，但仍需做到充分准备和严格筛选病例。一般来说，这些患者肺部疾病诊断已明确，且伴有明显的呼吸功能不全或衰竭，已经接受或尚未接受规律的内科治疗，病情持续恶化。需要强调的一点是，由于供体肺数量的限制，终末肺病患者一般都经过长期的等待，往往在得到移植机会时病情已严重恶化，这更增加了手术和麻醉的风险。因此，对所有肺移植受体必须进行系统的术前评估，以利于手术方式的选择和麻醉前准备的实施。应系统了解患者的既往史，就详细掌握慢性终末期肺病患者的病程发展而言，这一点尤其重要，对于具体手术方式的选择和相应麻醉方案的确定也具有一定的参考价值。

1. 病情估计　评估的重点主要包括：患者的全身情况尤其是9～12个月以前做的移植评估，因为先前评估时的身体最大活动水平出现下降是肺部疾病进展或右心室功能恶化的标志；患者肺功能与氧供需状况，对于终末期肺病患者来说，持续鼻导管吸氧的条件下仍会出现轻度低氧血症；患者心功能状况，如果其卧床不起或者说话时句、词之间出现停顿的患者仅有很少的功能储备，则在诱导时可能出现血流动力学紊乱。通过评估对病人术中一侧肺通气能否提供足够氧供和排除 CO_2、右心功能能否耐受可能的肺动脉压升高、移植后可能的呼吸动力学变化和移植预后进行合理预测，决策术中氧供需方案并对可能出现的问题作出相应的应对预案，如药物、通气方式、肺隔离和是否应用体外循环（cardiopulmonary bypass，CPB）辅助等。

2. 术前检查　术前一般检查包括体格检查，血、尿常规，动脉血气，生化指标测定，凝血功能检查，胸部X线摄片和胸部CT扫描，肺功能，运动耐受试验，超声心动图，心电图等。V/Q比例扫描，纤维支气管镜检查及冲洗液分析、培养及药敏试验等对大多数终末期肺病患者来说也属必要。超过40岁和有肺动脉高压的患者通常要接受左心导管检查，以排除严重的冠脉粥样硬化疾病。由于术中钳夹肺动脉可使肺动脉压急剧增高，从而诱发右心衰竭，术前应充分评估右心功能，判断能否耐受手术。

肺功能检查是运用呼吸生理知识和现代检查技术来了解人体呼吸系统功能状态的检查，是临床胸肺疾病诊断、严重程度评估、治疗和预后评估的重要检查手段。通过对相关参数如 VC、RV、MMV 等的测定，判断气道功能、气道阻力、运动心肺功能和分侧肺功能等，从而实现对通气功能、弥散功能、气道反应性等方面异常的诊断。肺功能的损害程度与疾病严重程度有明确的相关性；术前肺功能检查对决定手术方式，麻醉措施，提高术后生存质量及减少胸肺并发症和死亡率均有重要作用，目前已成为胸科手术患者术前常规检查手段。

气道条件评估对肺移植患者同样重要，检查的重点为是否便于喉镜检查和存在困难气道，以及有无任何可逆的肺功能不良如支气管痉挛等。此外还要特别注意胸片有无气胸、胸水或过度膨胀的征象，因为这些情况可能影响后来的麻醉处理效果。最后，可通过立位和横向位胸片了解供体和受体肺匹配情况。

呼吸系统核医学检查不仅能无创伤性地显示机体内不同器官组织的形态结构，而且可以分析组织的生理、代谢变化，对器官组织的功能做出判断。通过肺功能显像技术获得肺局部通气率分布的影响和曲线指标，从而判断全肺和局部肺功能；肺灌注显像可反映局部肺血流灌注，常用于诊断肺血管栓塞、肺血管畸形等病变；肺通气显像通过观察放射性气溶胶在气道内的分布状态判断气道通畅情况及病变状态。此外，呼吸门控显像、肺泡上皮细胞通透性测定，以及呼吸道纤毛运动显像等技术也已应用于临床。这些检查从不同角度对呼吸系统功能和状态做出判断，对术前病情估计、手术方式的选择、提高术中管理的安全性和有效性，以及评估术后恢复情况均具有指导意义。

术前纤维支气管镜检查主要通过支气管活检和支气管灌洗技术实现诊断疾病，判断病变范围和程度，以及判断疾病组织学分型的作用。另外支气管镜还可用作治疗，如局部注药进行肿瘤化疗或控制肺部感染等。对于即将接受肺移植手术的终末期肺病患者来说，无论哪一种作用，都有利于帮助控制病情，正确进行术前评估，从而保证手术和麻醉的顺利进行。

3. 术前准备　在系统全面掌握患者情况的基础之上，可指导和帮助患者进行充分的术前准备。通过心理辅导等措施缓解患者的紧张情绪，保持其心理状态的稳定。根据具体病情开始呼吸锻炼，以尽可能改善肺功能及增强运动耐力。术前尽量控制肺部感染，可使用有效的抗生素，并促进痰液排出。加强全身支持疗法，给予高热量、高蛋白、富含维生素和易消化的食物。进行身体训练，以改变肌萎缩和肌无力，并保持患者的体重在理想水平的±20％以内。

4. 术前用药　肺移植患者术前往往比较紧张、焦虑，但是否给术前药要根据患者病情而定。肺气肿患者，因年龄偏大，有不同程度缺氧和二氧化碳潴留，甚至静息时需吸氧治疗；此外，这部分患者内源性儿茶酚胺水平较高，所以这类患者一般不用术前药，以避免呼吸和循环功能受影响，但支气管扩张药应一直用至手术前。限制性肺部疾病患者，对氧依赖和二氧化碳潴留较阻塞性肺部疾病的患者更加明显，术前药尽可能不用。原发性肺高压患者，倾向于比较年轻，通常无明显呼吸系统症状，为防止紧张导致肺血管阻力增加和右心负荷加重，往往给予适当的术前用药。

5. 器材、药品准备　肺移植无疑是迄今为止最为复杂的手术之一，这一点在手术前器材和药品的准备上即可体现，而充分准备是麻醉和手术成功的基础。

(1) 器材准备：大多数病例采用单肺通气，所以手术间内要准备好各种型号的双腔管或支气管阻塞管。左侧双腔支气管导管适合于所有肺移植病例（甚至左肺移植)。行气管插管时需准备消毒喉镜，一次性带有细菌过滤器的呼吸管道。无论是使用支气管阻塞法还是双腔支气管导管，纤支镜都是绝对需要，以便快速证实正确的导管位置。一些患者需要多次气管内吸痰，特别是支气管扩张患者，所以要为麻醉医生单独准备一个无菌全封闭吸引环路及多个吸痰管。有压力控制通气模式的呼吸机也十分重要，特别是对有肺纤维化或再灌注损伤患者而言，高顺应性的单肺移植受体移植后可能需要两套呼吸机进行独立的肺通气。

手术前必须建立足够的静脉通路，包括外周和中心静脉，中心静脉导管、输血输液器务必充足；同时还必须准备静脉液体快速输注系统和加压装置。无论是否进行体外循环，体外循环机器都必须事先准备完好，灌注师也应提前到位，以防紧急转流。同时，Swan-Ganz 导管、单腔气管导管、除颤器、血气监测仪、ACT 监测仪、加温毯、液体温热装置及氧气袋和呼吸囊等也属必须用物。此外，所有的操作要求在严格的无菌条件下进行，所以应有足够的无菌孔巾、手套和隔离衣。

（2）药品准备：麻醉所选药物尽可能具有循环稳定，无组胺释放作用。因此，依托咪酯、丙泊酚、维库溴铵、芬太尼、舒芬太尼及吸入麻醉剂异氟烷等都可用于肺移植麻醉。目前多数学者认为不宜用氧化亚氮，因其可增加空气栓塞，增加肺血管阻力及减弱缺氧性肺血管收缩作用。必须准备胸科、心脏或移植手术应用的常规药物。下列药物要事先配好：PGE_1、多巴胺、硝酸甘油、去氧肾上腺素、肾上腺素和米力农。一氧化氮、甘露醇、利尿剂、抗生素、支气管扩张剂和免疫抑制剂（CsA、泼尼松、硫唑嘌呤）等也必须准备。同时还应准备充足的血液制品和血液替代品。

（二）肺移植手术麻醉

1. 患者入室　在供体肺到达手术室至少 1 小时之前，接受肺移植的患者即应进入手术室准备开始麻醉。一般由手术和麻醉医生共同完成患者自病房到手术室的转移过程，其间务必做好隔离保护措施。患者入室后立即给予面罩吸氧，常规监测血压、心电图和脉搏氧饱和度（SpO_2），并尽快开放外周静脉。

2. 胸部硬膜外穿刺置管　肺移植手术患者予硬膜外穿刺置管主要用于术后镇痛。胸部硬膜外镇痛能够提供完善的镇痛效果，不但减轻患者术后疼痛，更有助于改善呼吸，促进排痰，因而有利于术后恢复。目前多主张麻醉前常规放置硬膜外导管。患者侧卧后，一般选择 $T_4 \sim T_6$ 或 $T_{5\sim6}$ 进行穿刺置管。硬膜外导管也可以在手术完成之后放置，但对已明确应用心脏停跳 CPB 的患者，是否预先置入硬膜外导管，至今还存在争议，主要顾虑是应用抗凝药后硬膜外血肿的问题，所以如果使用CPB或患者术前存在凝血障碍，胸部硬膜外穿刺置管应该延迟到凝血检查正常后再进行。

3. 术中监测

(1) 无创监测

①多导联心电图（electrocardiogram，ECG）：ECG是术中必需且最常规的无创监测项目，以5导联线的监测较好。ECG不仅可监测心率和心律，而且对监测术中心肌缺血非常重要。ECG监测心肌缺血时，以出现“ST段抬高或降低”特异性最高，其诊断标准为：“J”点后60～80ms处ST段升高或降低大于0.1mV。V_5导联是监测心肌缺血最敏感的单一导联，对心肌缺血检出的成功率较高，可达75%。另外，将不同导联结合起来，可以显著提高心肌缺血的检出率，如同时监测V_5和Ⅱ导联，这也是目前临床上最常用的监测方法。如用Ⅱ导联＋CS_5［即将左上肢（LA）的电极移植于V_5的位置］，可全部监测到左心缺血时ST段的变化。如用5个导联线，以Ⅱ＋CS5＋V_4R（即将胸前电极放置在右侧第5肋间与锁骨中线交界处）即可100%监测到左、右心缺血时的ST段改变。

②呼气末CO_2分压或浓度（$P_{ET}CO_2$或$F_{ET}CO_2$）：也是重要的监测指标，不仅可以反映通气情况，还能够监测循环和肺血流状况，同时也是判断气管内插管是否成功的金标准。$P_{ET}CO_2$的正常值为35～40 mmHg，其数值和波形的变化均具有重要临床意义。例如通气过度、肺血流减少、出现右向左分流等情况时，呼出气中CO_2减少，而通气不足、呼吸道梗阻、高温以及输血等情况下可出现CO_2排出增加。这对于长时间操作，尤其是需要单肺通气的肺移植手术来说，显然具有不可替代的临床应用价值。

③经食管超声心动图（transesophageal echocardiography，TEE）：TEE是将超声探头置于食管或胃内，从心脏后部对心脏

和大血管进行检查，自从 20 世纪 80 年代早期进入手术室以来，在心血管手术中发挥了辅助诊断和即时监测的功能，其可靠性和有效性已得到了广泛的认可。

TEE 可以监测心室功能。常见的反映心脏收缩功能的指标有心室面积减少分数（fractional area changes，FAC）、EF 值等；反映心室舒张功能的指标有跨二尖瓣血流速度（E/A 比）、收缩期肺静脉流速（velocity of pulmonary vein in systole，PVS）与舒张期肺静脉流速（velocity of pulmonary vein in diastole，PVD）比（PVS/PVD）等。另外，TEE 还可及时发现患者是否合并其他心内病变，为外科操作提供参考信息。

TEE 还可通过探查是否出现新的节段性室壁运动异常，来监测心肌缺血。正常情况下，心室收缩时，室壁厚度增加30％～50％，室壁位移变化 30％。心肌缺血时，随缺血程度不同，收缩时室壁厚度和室壁位移的变化不同。节段性室壁运动异常可分为运动减弱、运动消失、矛盾运动等。

用于肺移植术主要涉及以下几个方面：观察左、右心运动和功能以及心脏瓣膜结构；检测心肌缺血，肺动、静脉吻合口和血流情况；监测容量负荷大小和测定肺动脉压变化；探测心腔内气泡。此外 TEE 还可在术中评价麻醉药物对左心功能的影响。

（2）有创监测

①直接动脉压监测：与袖带测压相比，直接动脉压可持续监测动脉血压的动态变化过程，且结果准确可靠，随时取值；通过对动脉波形及其变化的分析可随时判断心肌收缩能力，其上升支和下降支越陡峭，心功能状态越好；反之则较差；此外还可以通过动脉测压管路反复采集动脉血气标本，以方便实时监测患者体内氧供和代谢情况。所以，直接动脉压监测已常规用于心胸外科及器官移植手术。

由于手术当中可能采取的特殊体位，以及手术操作可能干扰桡动脉测压途径，继而影响测压结果，所以大多数移植中心采取同时进行桡动脉和股动脉测压的策略以更加精确地掌握心血管系统的变化情况。需要注意的是，直接测压与间接测压之间有一定的差异，一般来说前者的数值比后者高 5～20 mmHg；直接测压的结果在不同部位之间也存在差别，仰卧时，从主动脉到远心端的周围动脉，收缩压依次升高，而舒张压依次降低。

②中心静脉压（central venous pressure，CVP）监测：CVP 用于测定位于胸腔内的上下腔静脉或右心房内的压力。是评估血容量、右心前负荷及右心功能的重要指标。肺移植手术对机体血流动力学影响显著，手术当中经常出现大量失血、输血或血液稀释的情况，而且患者本身往往也存在心血管功能不稳或代偿功能不全。连续测定 CVP 可帮助及时观察患者心血管功能状态，指导术中输血输液，以及避免容量不足或容量负担过重造成的严重并发症。

围术期常用监测 CVP 的部位是右侧颈内静脉，其解剖位置固定，操作成功率高，而且并发症少。其次是左侧颈内静脉，但易出现胸导管损伤、左侧胸膜顶穿破等并发症。术前存在缺血性脑血管疾病或颈动脉狭窄者，也可选择锁骨下静脉或股静脉置管测定 CVP。

CVP 正常值为 5～12 cm H_2O。CVP 结合动脉血压可综合判断循环血容量和心血管功能状态，从而指导围术期循环管理(表 2-1)。

表 2-1　循环功能判断

中心静脉压	动脉压	临床判断
低	低	循环容量不足
低	正常	循环容量轻度不足
高	低	心功能不全
高	正常	外周血管阻力增加，肺循环阻力增加
正常	低	心功能不全，外周血管阻力下降

③肺循环监测：所有肺移植手术都监测肺循环指标。肺循环

的监测主要通过放置肺动脉漂浮导管（Swan-Ganz 导管）完成。漂浮导管一般通过颈内静脉或锁骨下静脉放置，为保证导管位置正确，放置过程必须在连续监测压力波形的指导下完成。导管尖端进入肺动脉后可出现典型的肺动脉压力波形，继续推进导管则可观察到嵌顿波形。

目前，新型的肺动脉导管（pulmonary artery catheter，PAC）除可测量传统的肺动脉收缩压（pulmonary artery systolic pressure，PASP）、肺动脉舒张压（pulmonary artery diastolic pressure，PADP）、平均肺动脉压（mean pulmonary arterial pressure，MPAP）、肺毛细血管嵌顿压（pulmonary capillary wedge pressure，PCWP）、右心房内压（right atrium pressure，RAP）、右心室内压（right ventricular pressure，RVP）以及心输出量（cardiac output，CO）等参数外，还可通过与先进的监测系统（如 Vigilance 监测系统）相结合来测量连续 CO（或连续心输出量，continuous cardiac output，CCO）、右室舒张末期容积（right ventricular end-diastolic volume，RVEDV）、右心室射血分数（right ventricle ejection fraction，RVEF）、混合静脉血氧饱和度（SvO_2）、全身氧供、氧耗及氧摄取率和肺内或心内分流等信息，从而拓宽了其监测范围和功能。显然，这些指标或信息对麻醉医生及时和准确判断肺移植手术中肺循环状态，从而保证手术顺利完成至关重要。

给 PAC 导管末端套囊充气后，套囊堵塞肺动脉，血流中断，此时导管顶端所测压力即为肺动脉嵌顿压（pulmonary artery wedge pressure，PAWP 或 pulmonary artery occlusive pressure，PAOP），正常值为 5～15 mmHg。在 PAC 位置正确、肺血管阻力正常、二尖瓣无病变的情况下，PAWP 可间接代表左心室舒张末期压力（left ventricular end-diastolic pressure，LVEDP），反映左室前负荷，评估左心功能。

一直以来，人们用 PAWP 来间接评估左室容量负荷，但这种用压力来评估前负荷的方法是基于压力与容量之间线性关系这一假设。事实上，心室舒张末期压力-容量并非是线性关系，因此用压力来反映容量负荷是不准确的。现在，通过新型的 PAC 结合 ECG 信号及先进的监测系统，可以获得连续 CO、RVEF、RVEDV 等，从而实现了对心室容量负荷的直接监测，为患者的容量治疗提供了准确及时的指导。由此可见，新型的 PAC 将压力监测和容量监测结合在一起，这是血流动力学监测近年最重要的创新和进展。

新型 PAC 有光学模块连接器，通过光学原理可以连续监测 SvO_2。SvO_2 是反映组织氧供/需平衡之间的指标，连续监测有助于早期作出诊断和治疗。SvO_2 受 CO、氧耗量（VO_2）、血红蛋白（Hb）和血氧饱和度（SaO_2）四个因素的影响。其正常值为 68%～77%。SvO_2＞65%表明心脏的储备功能好转，60%～65%表明有限制，35%～50%提示储备功能不足，＜35%提示存在组织氧合障碍，而＜30%则表明预后不良。SvO_2 可早期发现肺梗死、心肌梗死、严重心律失常和低血压等；还可评价药物的疗效，指导呼吸管理；当混合静脉血氧饱和度达最大值时为最佳呼气末正压；且可以指导选择撤除体外氧合器的最佳时机。

PAC 为右心导管，其血流动力学监测受胸内压的影响。自主呼吸时，在吸气过程中，虽然静脉回流增加，但因为胸内压降低，最终效应是引起压力值下降。呼吸引起的压力值变异约为 3～6 mmHg。非体外循环冠状动脉旁路移植术（off-pump coronary artery bypass grafting，OPCABG）术中，患者接受正压机械通气，吸气正压使胸内压增加，结果是吸气过程中，血流动力学压力值增加。因此，机械通气的呼气末，即正压通气使压力值升高之前，是血流动力学压力值监测的最低点。所以，无论是哪种模式的机械通气，各压力数值均应在呼气末读取。

使用漂浮导管监测时可发生多种并发症，大多是可以预计和避免的。比如在置管或拔管过程中可能造成右心房、三尖瓣、右心室、肺动脉瓣或肺动脉的损伤，导致心律失常、传导阻滞，甚至心悸或肺血管穿孔等；长期留置导管还可能引起附壁血栓、肺栓塞、感染、心内膜炎等。

(3) 其他监测

①动脉血气：术中动脉血气分析是评估患者内环境的最重要，并且具有决定性意义的方法，主要包括以下几方面内容：通过 PaO_2、$PaCO_2$ 等判断机体氧合是否充分以及肺通气和换气功能，从而指导术中机械通气；利用血液 pH 值和其他相关参数（$PaCO_2$，标准碳酸氢盐，碱剩余）判断是否存在酸碱失衡及失衡类型；观察电解质平衡情况；以及测定血红蛋白浓度和血细胞比容，判断血液携氧能力，并且指导术中输血、输液，并最终保持机体内环境的稳定。

②凝血功能监测：虽然心肺本身并不直接参与凝血过程，但长时间的手术操作，肝素化，大量失血，大量输血输液，以及体外循环等均显著影响肺移植患者的出凝血功能。如果术中出现凝血功能障碍则将严重影响手术进程并可能直接危及生命。临床检测凝血功能的方法很多，由于凝血机制的复杂性及各个因素间的相互影响，目前还没有哪种方法能够全面反映患者的凝血状态和血小板功能。

肺移植手术当中尤其是需要进行体外膜肺氧合时，常监测激活全血凝固时间（activated clotting time of whole blood, ACT）。ACT 生理值为 60～130s，即正常血液标本接触硅藻土后出现凝血块的时间。如果术中进行体外循环，则为防止微血栓形成，要求 ACT 维持于 480～600s。为达到上述目标，一般采用肝素钠按照 3～4 mg/kg 给予。体外循环结束后，再以鱼精蛋白拮抗，后者与肝素用量比例为（1～1.5）：1，使 ACT 恢复至生理值±30s 范围之内，但应注意鱼精蛋白存在过敏问题。

③温度、尿量等监测。

4. 麻醉诱导及气管内插管　对于终末期肺病，尤其是合并心脏功能改变的患者，有必要通过控制各种刺激因素减少其全身尤其是心血管应激反应，所以在麻醉诱导前应尽量避免有创操作，此时入室后即刻进行的袖带血压、5 导联心电图、SpO_2、体温以及尿量监测可作为患者术前的基本生命体征指标，这些指标可作为麻醉诱导的参考。

某些终末期肺病患者已不能平卧，此时去氮过程和诱导之初的操作都不得不在患者坐位的情况下完成。诱导过程中同样需要尽量避免血流动力学的波动。必须杜绝麻醉诱导过浅的现象，因为这可能引起肺动脉压升高及气道痉挛。另外整个过程必须保证严格的无菌操作。

诱导的基本原则是：①充分保护气道；②避免心肌抑制及右室功能不全的患者右室后负荷增加；③避免和及时发现肺顺应性高和呼气气流阻塞的患者出现肺膨胀过度。诱导过程中发生误吸往往是灾难性的，所以要采取一切措施来保护气道。已知或怀疑有气道解剖异常的患者可采取清醒插管。患者大多数在家里常规吸氧，所以诱导时持续氧疗很重要。那些因肺高压而行血管舒张治疗的患者，整个过程中应该持续应用。

传统静脉快速诱导，即用一种短效催眠药（如依托咪酯0.2～0.3 mg/kg），一种小剂量麻醉性镇痛药（如最多10 μg/kg的芬太尼），加琥珀胆碱的诱导方法，大多数终末期肺病患者可以耐受，但对严重右室功能不全的患者如果采用这种诱导方法，则有可能导致严重的血流动力学紊乱，后者同样将导致严重不良后果。因此，对这类患者一般提倡慢诱导方法，即更多地依赖麻醉性镇痛药，以保证血流动力学的稳定。一般来说，依托咪酯比丙泊酚或硫喷妥钠更具优越性，因为它对心血管系统的抑制非常轻微，并因此能够为充分使用其他诱导药物留出余地。咪达唑仑和氯胺酮配合使用也较为理想。对于诱导过程中可能出现肺动脉压升高的患者，有人建议在去氮吸氧过程中吸入一氧化氮(NO)；而对于更为严重的患者，可能需要合用其他的肺血管舒张药物。大剂量舒芬太尼也是不错的选择，用量可以参考心脏手术的麻醉诱导剂量。

有肺大泡或肺纤维化的患者需要高的通气压力，在正压通气时可能出现气胸。如出现氧饱和度急剧下降、肺通气困难和难以控制的低血压时就应该高度怀疑张力性气胸，此时处理的唯一办法是胸腔高位闭式引流。药物导致的心肌抑制可能损害右室功能，后负荷增加或者急性右室扩张继发缺血也可损害右室功能。麻醉深度不足，长期低氧和高二氧化碳血症，代谢性酸中毒急性加剧以及正压通气引起的胸腔内压力升高都可导致右室后负荷升高。患者对体循环低血压的耐受性很差，因为右室舒张末压力升高可导致右室冠脉灌注减少。另外，右室后负荷长期升高会增加右室心肌的代谢需求。一旦插管完成开始进行正压通气后，避免肺顺应性高或肺大泡疾病患者的肺膨胀过度至关重要。

肺移植手术一般进行双腔支气管插管，且主要选择左双腔导管用于单肺移植和双肺移植患者，而不需刻意避开移植一侧。其主要优点为：①能够避免阻塞右肺上叶开口；②有利于术中或术后吸引；③有利于应用持续气道正压（continuous positive airway pressure，CPAP）于非通气肺；④有利于术后分肺通气。开胸后尽早行单肺通气，以便有足够的时间来判断单肺通气对呼吸生理和循环的影响。但是必须事先备好单腔气管导管以防插管困难，充分吸痰，或临时置入纤支镜用以观察和确定支气管树的位置。另外在手术结束后，双腔气管导管要常规换成单腔气管导管，并要使用内径最大的导管，以便术后施行支气管镜检查。同样要求整个插管过程严格遵循无菌操作的原则。

支气管镜检查是呼吸系统疾病诊断和治疗的重要手段，目前在重症监护病房和手术、麻醉中的应用也逐渐普遍。支气管镜具有直观可视性，能够观察到整个上呼吸道的情况，因而能够减少和避免常规气管内插管造成的损伤，并能帮助完成困难气道的插管。肺移植手术通常需要单肺通气，必须进行双腔管插管，后者对导管在气管中的位置要求很高，否则易造成双肺隔离失败或通气障碍，此时支气管镜是帮助达到上述要求的最可靠工具。因此，对于麻醉医生来说，气管镜在气道建立和气道管理中都具有重要意义，也是肺移植手术麻醉必不可少的工具。

5. 麻醉维持　肺移植手术都在全身麻醉下进行。麻醉维持可采用多种方法，包括单纯静脉或吸入麻醉，以及静脉、吸入复合麻醉等。麻醉维持的目标之一是术后能够尽早拔除气管导管。基于这一目的，中等剂量的麻醉镇痛药（5～15 μg/kg 的芬太尼或其他等效药物）联合吸入小剂量的高效吸入麻醉药有许多优点，包括稳定的血流动力学，吸入高浓度氧，快速可控性强的麻醉深度和术后早期拔管的可行性，其中雷米芬太尼和七氟烷联合应用最具优势。应注意右室功能不全的患者对低浓度的吸入麻醉药都不能耐受，只能使用单纯的麻醉性镇痛药。此外，肺移植手术中通常避免使用地氟烷，因为后者对气道的刺激作用较明显。

在维持肺循环稳定方面，丙泊酚与雷米芬太尼的联合应用较为理想。在持续静脉注射这两种药物用以维持麻醉状态的情况下，可随时调整循环状态，并且不影响缺血性肺血管收缩（hypoxic pulmonary vasoconstriction，HPV）反应。此外，咪达唑仑与氯胺酮联合应用也能达到类似的效果。

对于是否复合应用连续硬膜外阻滞，目前的观点并不一致。有的肺移植中心提倡全身麻醉复合连续硬膜外阻滞，但华盛顿大学医学院 Barnes-Jewish 医院肺移植中心不主张术中应用硬膜外阻滞，认为一旦造成循环不稳定，纠正比较困难，因而不利于麻醉安全。

（三）手术中相应问题及麻醉处理

肺移植手术的麻醉管理要求除了能够做到保证麻醉效果的有效性和安全性以外，还能够根据手术的不同阶段甚至不同步骤及时甚至有预见性地调整麻醉方案，所以要求麻醉师至少熟悉手术过程的基本环节。

一般来说，肺移植手术采用后外侧或双侧胸廓切口，之后在单肺通气的条件下确认移植侧的肺门结构，并将其钳夹和分离。移植肺进入胸廓后即开始肺门部位的吻合，一般从支气管开始，然后是血管的吻合。吻合完成后即开始新肺的再灌注，排除空气的操作也同时完成。肺血流完全恢复后，即可进行双肺通气，此时主要手术操作基本完成。如果进行双肺移植，则相同的操作随后在对侧肺进行。

对于麻醉医生来说，肺移植手术中维持呼吸、循环功能的稳定无疑是麻醉管理的重点，这主要由终末期肺病患者的病生理改变、手术操作过程和肺移植手术本身的特点所决定。

1. 呼吸管理

（1）新肺植入前：患者自身的肺已经发生功能衰竭，在新肺植入前须尽量保持其仅存的功能而发挥气体交换作用，即提供足够的氧合和排出二氧化碳，但有可能导致内源性呼气末正压（positive end expiratory pressure，PEEP）的产生，有效通气量进一步减少，出现严重的高碳酸血症等。而延长通气时间的策略并不能有效排出 CO_2。因此，完成麻醉诱导和气管内插管后，新肺植入前的通气策略主要基于患者本身终末期肺病的病生理学特征，即是阻塞性还是限制性通气功能障碍。

如前所述，COPD 等阻塞性通气功能障碍患者的主要病生理改变为肺实质弹性减弱以及气道的狭窄和阻塞。动脉高碳酸血症最具特征性，低氧血症也较为典型，一旦开始单肺通气，两者表现更为突出，所以呼吸管理的主要目的是有效供氧和充分排出 CO_2。可能需要随时调整通气参数与呼吸模式，甚至进行手控呼吸。低通气频率和低吸呼比（I/E）可增加呼气时间，对 COPD 患者有益。应注意原定的分钟通气量和潮气量在单肺通气时会过大，能使大部分血流流向上侧无通气的肺，引起静脉血掺杂形成低氧血症，可以通过间歇通气或高频正压通气来改善这一异常情况。应强调的是单肺通气时，非手术侧的适当通气也是有效改善低氧血症的手段。另外，如果手术侧肺已存在肺内分流，在非手术侧又出现肺内分流时，任何针对手术侧的纠正措施都是无效的。非手术侧的通气不足可导致呼吸性酸中毒，从而引起肺血管阻力进一步增加和加重右心负荷。因此，非手术侧肺的有效通气是非常重要的。单肺通气后，若出现气道阻力、$P_{ET}CO_2$ 上升，pH、SpO_2、CO、CI 下降时，可将呼吸频率调至 1∶5，以保证足够的呼气时间。

肺膨胀过度是阻塞性肺疾病患者肺移植过程中单肺通气时较为常见的另一并发症。由于高肺顺应性和呼气气流阻塞，不能完全呼出正常潮气量的气体，因而导致整个呼吸周期的胸腔内持续正压［自动的 PEEP（呼气末正压）或者内在的 PEEP］，从而使静脉回流减少，导致低血压。通过停止通气 30s，将呼吸环路接通到空气，可以判断是否肺过度膨胀导致的血流动力学不稳定。如果血压回到基础水平，则肺膨胀过度就是根本原因。此时可以通过使用小潮气量、低通气频率和低 I/E 通气模式（“可允许”高碳酸血症）来改善。尽管这可能导致高碳酸血症，但无低氧血症的高二氧化碳张力可被很好地耐受，一般认为患者可以耐受 $PaCO_2$ 高达 100 cmH_2O。此外，应用 PEEP 需要密切地监测，因为外在的 PEEP 水平如果超过内在的 PEEP 水平，可导致进一步通气障碍，从而加重上述不良反应。

对限制性肺部疾病的患者，应考虑其术前潮气量减少，但由于代偿性呼吸频率的增加，CO_2 排出可能不受影响，所以可能主要表现为低氧血症。但就术中呼吸管理来说，主要问题还在于肺组织顺应性减低所造成的气道压升高，后者虽然一般不至于造成严重的气压伤，却可以引起胸内压的增加导致静脉回心血量减少，从而引起低血压，对存在右室功能障碍者，这一影响尤其明显。单肺通气后，为保证有效通气，虽然有时需要更高的吸气压和呼气末正压来扩张肺和肺泡，但目前主要提倡明显降低潮气量和相应增加通气频率的策略，以及适当使用 PEEP（4～8 cmH_2O）防止肺不张，和采用较高的 I/E 甚至反比呼吸模式。

肺血管病变患者，肺组织本身呼吸动力可能没有明显异常，肺血管改变的重要性并非在于它对换气功能的影响，而是肺血管阻力的增高，以及由此造成的右心室损害。

应该注意单肺通气本身也影响通气效果，主要表现为低氧血症，除肺部本身病变外，主要与 V/Q 比例失调相关。具体来说，麻醉下，患者侧卧位时，上侧肺通气好但血流不足，下侧肺则情况相反；开胸后肺萎陷，肺泡通气明显减少但血流并未相应减少，非开胸侧同样表现为血流灌注相对较多，所以两侧肺均出现肺内分流从而导致低氧血症。肺移植手术中，为避免因单肺通气引起持续的低氧血症，一般要求潮气量和通气频率与双肺通气相同，同时应吸入高浓度氧，时刻保持通气侧气管导管管腔通畅。此外，充分的肌松和对萎陷肺进行间断膨胀以及适当的 PEEP 也可改善 V/Q 比值。如果仍不能纠正低氧血症，则宜采用钳夹或结扎非通气侧肺动脉的方法改善氧合。

（2）新肺植入后：对于新植入的肺，在期望其发挥作用的同时，还要尽可能予以保护并防止缺血-再灌注所致的急性肺损伤乃至功能丧失。对移植后的新肺，有学者认为最好采用缓慢逐渐开放通气、分肺通气、避免气压伤与容量伤的方法；尽可能降低吸入氧浓度以避免氧中毒，但在围术期仍以保证不缺氧为前提；而允许性高碳酸血症在移植前可以避免过度肺膨胀对循环功能的干扰，移植后则可降低肺气压伤的危险，但应在严密监测下实现。

新肺植入后，麻醉医师应注意在与外科医生的配合下管理通气。吻合完毕开放阻断钳，立即由机械通气改为手控呼吸，轻压呼吸囊鼓气查气管吻合口有无漏气；同时用吸痰管送入气管或支气管吸除血性液体及分泌物，全程必须注意无菌操作；此外还应注意吸力不应过大，并且要避开吻合口，以免造成吻合口的损伤。

单肺移植患者中，新肺植入后开始肺通气重建过程，最常出现 V/Q 异常，主要与原发疾病有关。例如，肺纤维化患者，其血流和通气都将逐渐转移到移植肺；肺动脉高压患者，血流几乎全部转向移植肺；然而移植肺仅接受一半的通气量，所以此时保留的肺基本上在进行无效腔通气。阻塞性肺疾病致肺顺应性增高的患者，在接受单肺移植后双肺的顺应性可出现巨大差异。供体肺顺应性通常正常，或因为再灌注损伤而降低，通常表现为膨胀不足，功能余气量丧失；而保留肺则相对通气过度。此外，阻塞性肺病患者由于保留肺过度膨胀可使纵隔移位引起血流动力学紊乱，特别是使用PEEP时。

这些情况均可以通过控制通气来改善。目前已提出多种保护性通气措施，最常用于再灌注早期，可概括为如下要求：①采用低潮气量通气（6～8 ml/kg）；②PEEP 5 cmH_2O（也有建议为12～15 cmH_2O）；③容许性高碳酸血症；④气道峰压≤30 cmH_2O；⑤采用压力控制的通气模式。

再灌注后移植肺和原肺可能进行相互独立的肺通气。为此，当供体肺被植入时，就要将患者术后用的呼吸机拿到手术室。当所有吻合完成后，使用正常潮气量（8～10 ml/kg）和呼吸频率（10～15 次/min）给供体肺进行通气，最初的PEEP为10 cmH_2O。这些设定可以根据血气分析结果来调整。绝大多数的气体交换发生在供体肺，所以受体肺采用小潮气量（2～3 ml/kg）和低频率（2～4 次/min）通气。

为避免移植肺氧中毒，在保证全身氧合的前提下，应把FiO_2降至最低；维持正常的凝血功能和血细胞比容则有利于控制手术失血和改善携氧能力，从而保证气体交换；吸入NO降低肺血管阻力及改善氧合。其他影响气体交换的原因包括支气管吻合口狭窄或裂开，肺静脉与右心房连接处梗阻等，前者可利用支气管镜直观评估吻合口的完整性，后者通常可以通过经食管超声心动图（TEE）检查发现。

（3）单肺期间，低氧血症和高二氧化碳血症的处理

①单肺通气时低氧血症的常见原因

A. 导管因素：a. 导管位置异常：双腔导管过深，过浅，导管扭曲等；b. 导管阻塞：由于双腔管内径相对较细，分泌物容易导致管腔阻塞。尤其支气管扩张患者由于分泌物多更容易阻塞。

B. 通气量不足：单肺通气时若潮气量过小，呼吸频率过快可引起通气不足使小气道过早关闭，使通气/血流比例失调，导致低氧血症。

C. 缺氧性肺血管收缩（HPV）受抑制：a. 生理因素：肺移

植病人肺血管处于高压状态同时存在缺氧、二氧化碳蓄积等原因，均可削弱 HPV 反应。b. 药物因素：多数静脉麻醉药和麻醉辅助药对机体的 HPV 没有影响。卤族吸入性麻醉药对 HPV 是否抑制还不确定。常用的血管扩张药物均可抑制区域性的 HPV，包括硝酸甘油、多巴酚丁胺等。常用的血管收缩药如多巴胺、肾上腺素、去甲肾上腺素等，首先收缩正常供氧的肺血管，使血管阻力增强，血流减少，其结果则使萎陷部分即缺氧部分的血流量增加，从而削弱该区的 HPV；c. 其他因素：支气管痉挛、气胸等也可引起低氧血症。

②单肺通气时低氧血症处理

A. 导管位置：低氧血症最常见的原因是双腔管的位置不当，应引起重视。由于开始就没有放对位置或体位变换和术中牵拉引起，可以在纤维支气管镜下纠正导管位置；B. 保证气道通畅：保持通气侧肺管腔和气道通畅，有分泌物、组织碎屑与血液时应及时清除；C. 提高 FiO_2，应用纯氧，有人主张吸入氧浓度小于 50%，但无证据表明新肺移植前吸入高浓度氧会带来不利影响。相反，有人认为吸入高浓度氧可使肺血管扩张。因此，有作者鼓励用纯氧通气，直至肺移植完成后改吸 50%的氧；D. 间歇双肺通气；E. 采用 CPAP 或高频喷射通气手术侧肺；对未通气肺应用 CPAP 是目前最好的防治低氧血症的方法。应用 1～2 cmH_2O 的 CPAP 即可起到提高氧合的作用；F. 对于非 COPD 患者，通气肺应用 5～10 cmH_2O PEEP；G. 钳夹同侧的肺动脉，改善通气/血流的比例。外科医生可以通过钳闭肺动脉来提高 V/Q 值（不要忘了回撤肺动脉导管）。但钳闭肺动脉可能突然增加肺动脉压力，恶化或导致急性右心衰竭。

2. 循环管理　原有终末期肺疾病、机械通气、单肺通气以及手术操作等均能够对患者的心血管功能产生显著影响，造成术中血流动力学不稳。肺循环系统的原发或继发改变的意义最终在于肺血管阻力的升高，而不是其对气体交换的影响。肺血管阻力升高初期，右心室通过增加心肌质量和心腔大小来提高肺动脉系统中的循环动力，用以维持心输出量；如果这一现象持续存在，并逐渐超过右心室代偿能力，则导致右心衰竭。上述情况可能发生于移植手术前，即作为终末期肺病原有的病生理改变，或在手术、麻醉过程当中加重或出现，均直接影响患者的安全和手术的完成，所以循环管理是肺移植麻醉中的重要部分。

双肺移植患者由于双侧肺都有严重病变，一般对心功能影响较单侧肺病变要重，患者多合并中至重度肺动脉高压，往往引起右心室肥厚，所以尽力降低肺动脉压力和肺阻力是这类患者麻醉管理的首要任务之一，可用硝酸甘油或 PGE_1、NO 吸入等；同时注意右心功能的维护。如使用上述药物后效果不理想，可使用氨力农或米力农。右心室的功能对右心前负荷、右心后负荷、同时并存的左心功能障碍和右冠状动脉血供非常敏感。优化右心前负荷是非常重要的措施，因为右心功能很大程度上依赖足够的前负荷，但已存在右心功能不全的患者采用容量治疗会使原有病情恶化，所以应注意具体情况的分析和处理。一般来说，如果 CVP $<$ 10 cmH_2O，应增加前负荷，具体参考以下措施：抬高患者双腿，观察平均动脉压和右心射血分数变化，如果两者升高，则需要增加前负荷；如果对上述试验无反应，且 CVP $\geqslant$ 20 mmHg，则应及时采取利尿等措施。一旦出现右心功能不全，应该及早使用正性肌力药物，以增加右心收缩功能和保证冠状动脉灌注，常用的有儿茶酚胺类如去甲肾上腺素等。

麻醉后通常需要使用正性肌力和肺血管扩张药物，以便于维护心肺功能。药物治疗包括血管活性药物（去甲肾上腺素、多巴胺、肾上腺素、米力农等），根据血流动力学监测结果进行调整。由于肺移植一般不需要在 CPB 情况下进行，因此出血量也减少，一般在 1～2 L 范围，所以术中更应避免液体超负荷和血液过度稀释；术中输液应在量出为入，并保证循环功能稳定的基础上控制于略欠状态，尽可能限制液体入量。术中补液晶、胶比例以 1∶1 最合适；最好使用新鲜血，有条件时应用白细胞过滤器过滤。对晶体液的入量应严加控制；另外应保持血细胞比容

(Hct) ≥28%。

表 2-2　美国麻醉医师协会单肺通气的最新指南

A. 胸膜打开之前维持双肺通气
B. 常规使用纤支镜定位
a. 开始时
b. 变换位置后
c. 低氧血症时
d. 气道压力增高
C. 管理
a. $0.6 < FiO_2 < 1.0$
b. 压力控制模式避免气道压力过高
c. 常规使用低水平的呼气末正压
d. 除了胸腔镜手术外，常规使用持续正压通气（392.3～493.5 Pa，4～5 cm H_2O）
e. 降低潮气量避免肺损伤（可允许高碳酸血症）
f. 避免呼吸周期中肺泡塌陷
g. 胸部硬膜外麻醉
D. 假如发生严重低氧血症
a. 如果单肺通气不是绝对适应证的话，短暂双肺通气
b. 重新设置持续正压通气/呼气末正压的水平
c. 膨胀通气肺
d. 夹闭肺动脉

血流动力学不稳定往往出现在以下几个时期：开始机械通气尤其是单肺通气以后，阻断肺动脉之后，新肺植入开放时，以及新肺植入后。特别是阻断肺动脉分支时，可出现肺动脉压突然上升，右心室急性负荷过重，低心排及休克。具体处理措施包括以下几方面：

①机械通气期间：重点在于维持适当的心率和静脉回流。如前所述，通过维持于较低的潮气量，增加胸廓顺应性等措施可有效降低胸内压，从而减少后者对腔静脉回流的影响。

②单肺通气和阻断肺动脉期间：应在 TEE 和 Swan-Ganz 导管的严密监测下先尝试阻断，同时严密观察 RVEF、肺动脉压（PAP）、CO、SvO_2 等情况。如果肺动脉压无明显升高，手术可继续进行。若 PAP 上升，CO、CI 下降，提示肺阻力急剧增加，右室负荷过重。此时应降低右心室负荷，减小右心室室壁在肺动脉阻断后的压力。应用扩张肺血管药或强心药或两者合用。强心药有多巴酚丁胺、肾上腺素、米力农等；也可使用肺血管扩张剂，包括 NO、硝酸甘油、PGE_1、吸入前列环素等。其中 NO、吸入前列环素均是强效的血管扩张剂，起效快，半衰期短，可以调整 V/Q 比例以促进氧合，不会引起全身血管舒张和体循环动脉压降低，不会影响冠脉和全身灌注。如果体循环压力在血管活性药物的支持下能够维持基本平稳，则手术可继续进行；如上述处理疗效不佳，且肺动脉压明显升高，或出现严重缺氧或 CO_2 蓄积、酸中毒时，表明患者不能耐受单侧肺动脉夹闭，必须行体外膜肺氧合（extracorporeal membrane oxygenation，ECMO）或 CPB。

③新肺植入开放时：开放肺循环时提倡缓慢松开阻断钳，以防低温和含高钾的肺保护液瞬间大量涌入体循环，导致心搏骤停。所有吻合口吻合完毕，开放阻断钳恢复移植肺通气和循环后，通常血流动力学状况会改善，CVP、PAP、肺血管阻力下降，血压、每搏输出量、CO、CI 和射血分数均有所增加。此时 TEE 检查可见右心室缩小，左心室充盈增加。

新肺植入开放时往往出现血压下降明显，称为再灌注性低血压。其主要原因有：寒冷保护液导致血管张力下降；保护液中的 PGE_1 进入体循环降低外周血管阻力；开放灌注引起的低血容量或容量的重新分布；以及缺血和再灌注过程中产生的血管活性物质直接或间接导致的血管扩张等。更为主要的原因是新移植肺后出现的肺再植入应答征或称肺移植反应，主要表现为低血压性肺水肿伴肺顺应性下降，低氧合现象，以及肺血管阻力增加。肺再植入应答征的发生率高达 15%～35%，且很大程度上促进缺血-再灌注损伤。肺移植反应可能因去神经化和淋巴引流的丢失而进一步加剧，这是早期移植肺功能不全综合征的最初机制，并导致呼吸机使用时间延长；病情严重时会增加术后的停留时间和肺移植的早期死亡率。

一般处理主要应用去氧肾上腺素、去甲肾上腺素或血管加压素，利用其血管收缩作用实现体循环血压的维持，而术中的肺再植入应答征现象使应用体外氧合器或体外循环成为必需。另外，积极处理肺缺血-再灌注损伤也有利于维持体循环稳定。

双侧肺移植在完成一侧肺移植后，应确切止血并停止任何操作，同时严密监测肺动脉压，如肺动脉压过高，则已植入的一侧肺可能发生肺水肿，可实施 PEEP 5～10 cmH_2O，同时应用肺血管扩张药及强心剂；如肺动脉压仍过高，应即刻建立 ECMO 或 CPB，然后再行另一侧肺移植术。应用血管扩张药和扩张肺动脉的同时可引起严重的体循环低血压。最常用的逆转严重低血压危急状态的可靠方法是用缩血管药物，如间羟胺 0.5～2 mg 或去氧肾上腺素 10～40 μg，或输注去甲肾上腺素［20～200 ng/（kg · min)］，用以增加体循环压力，改善右心室灌注，阻断因右心室缺血引起的恶性循环。

（1）肺动脉高压和右心衰的处理：肺移植过程中肺动脉压力升高，导致严重的低氧血症和右心功能不全。肺动脉高压的处理要充分考虑肺和体循环的每个方面。肺动脉高压增加右心室的后负荷，这可能增加右心室压力和容量而降低右心室的射血分数和心搏出量，也可能减少冠状动脉血流量和加剧右心室局部缺血和右心衰，进一步影响心输出量，可能造成代谢性酸中毒和使肺动脉压增高。因此肺动脉高压的处理包括：使用血管扩张剂降低肺血管阻力；使用正性肌力药提高右心功能；纠正酸/碱失衡，改善氧合状态。

肺动脉高压处理药物包括静脉和吸入血管扩张剂。

①静脉血管扩张剂：硝普钠、硝酸甘油、米力农、PGE_1 和前列环素 PGI_2 都是有效的静脉血管扩张剂，但所有用来处理肺动脉高压的静脉血管扩张剂并不只是选择性地降低肺循环压力，

同样也会降低体循环血压，如果肺血管舒张没有改善右心室功能，体循环血压的降低则是不可避免的；静脉血管扩张剂优先扩张肺循环血管的程度依赖肺血管阻力（pulmonary vascular resistance，PVR）/全身血管阻力（systemic vascular resistance，SVR）。同时扩张肺血管时无选择性，通气不良的肺血管也被扩张，故增加了肺内的分流，降低了肺的氧合功能。

A. 硝普钠、硝酸甘油：使用硝酸甘油或硝普钠舒张血管来治疗肺动脉高压病人和肺动脉高压复合右心室衰竭的病人是有效的。硝酸甘油不仅可降低肺血管阻力，在改善心肌缺血方面也优于硝普钠。目前有许多研究表明，在应用上述血管扩张药的同时辅以适量的多巴胺-多巴酚丁胺合剂，效果会得到明显改善，在处理肺动脉高压的病人时多巴酚丁胺的作用比多巴胺好，因为多巴酚丁胺没有 α_1-肾上腺素能激动剂效果和后继的增加肺血管阻力的效果。

B. PGE_1：PGE_1 是血管壁中花生四烯酸的主要产物，半衰期极短，其首次经过肺循环时 60%～90%被 15-羟基前列腺素脱氢酶代谢，因而对肺血管有相对选择性。是强效肺血管扩张剂之一。有实验显示，用较小剂量的 PGE_1 时，MPAP 和 PVR 的下降速度和幅度都远较 MAP 和 SVR 大，随着剂量增到一定范围，PVR 和 MPAP 下降速度减缓，而 SVR 和 MAP 下降速度增快。对器质性病变所引起的 PVR、MPAP 的增高在短期内难以逆转，因此很难把 PVR 和 MPAP 降到完全正常，而只能是某个范围。

C. 米力农：米力农是一种新型二联吡啶类强心药，特异性抑制心肌细胞和血管平滑肌细胞的磷酸二酯酶Ⅲ（PDE）活性，使细胞内 cAMP 浓度升高。通过 cAMP 对钙通道的调节作用，产生正性肌力和血管扩张作用，具有强心、扩血管双重作用。米力农是带有微弱的正性肌力作用并有扩张血管作用的血管扩张剂，在 PVR/SVR 比例高的情况下肺血管阻力优先得到降低。除了增加心输出量之外还可以使肺血管舒张，并且可以用于治疗右心室衰竭和肺动脉高压。

②吸入血管扩张剂：肺高压处理除了可应用静脉血管扩张剂，使用吸入血管扩张剂的效果更为确切。吸入血管扩张剂与静脉血管扩张剂相比，最显著的优点是：肺循环血管舒张不伴随体循环血管的舒张，并且不降低冠状动脉灌注压。因此，吸入血管扩张剂最好用在肺动脉高压合并全身低血压的病人，或用在降低体循环血压时也会严重降低冠状动脉灌注压的病人。除了 NO 和前列环素之外，许多血管扩张剂也可吸入应用，如硝普钠、硝酸甘油、磷酸二酯酶抑制剂，其效果可与 NO 和前列环素相当。吸入性 NO 是气体，需通过专门供气系统，而前列环素和其他的药物则须转化成喷雾状吸入肺内。

A. NO：NO 是内皮细胞以 L-精氨酸为底物合成的一种气态血管活性物，亦称内皮依赖性松弛因子。NO 从内皮细胞扩散到血管平滑肌细胞，增加环磷酸鸟苷（cGMP）含量引起血管扩张效应。吸入 NO（20 ppm）可激活肺血管平滑肌细胞内鸟苷酸环化酶，使三磷酸鸟苷转化为环磷酸鸟苷增多，cGMP 使平滑肌肌浆内的钙离子浓度减低，从而选择性扩张肺血管，降低 PVR 和 PAP，而不影响全身动脉血压，而且它只作用于有通气功能的肺区域，不会在萎陷的肺组织中造成血管扩张，这在一定程度上可纠正 V/Q 比例的失衡，可有效地防止肺内分流，改善肺的氧合作用。但因需要持续吸入装置使临床推广应用受限。NO 很快与血红蛋白结合而灭活，能导致高铁血红蛋白血症，但在低浓度使用时影响很小。NO 和前列环素均能因为抑制血小板而增加出血的可能，但在临床上不是很明显。

B. 前列环素类药物：如吸入用伊洛前列素溶液（商品名：万他维），该药可选择性作用于血管，可以较明显快速降低肺血管阻力，升高心排血量。起效迅速，半衰期为 20～25 min，但价格偏贵，在肺移植术中效果如何还需临床验证。

术中一旦出现右心室功能不全的征兆，应立即采取相应措施。具体可参考表 2-3。

表 2-3　术中右心衰竭的治疗

A. 避免胸内压大幅升高的因素
a. PEEP
b. 大潮气量
c. 不充分的呼气时间
B. 血管内容量
a. 若 PVR 正常，则增加前负荷
b. 若 PVR 升高，则依赖变力药物（多巴酚丁胺）
C. 应用 α-肾上腺能激动剂维持冠脉灌注
D. 谨慎使用肺血管扩张剂（避免影响体循环和气体交换）
a. 前列腺素 E_1 ［0.05～0.15 μg/（kg·min)］
b. 吸入 NO（20～40 ppm）

3. 麻醉期间电解质及酸碱平衡的管理　酸碱和离子平衡是体液稳态的重要组成部分，与麻醉和复苏关系密切；肺移植手术对生理稳态干扰明显，所以通过监测酸碱和离子情况可以初步判断机体内环境状态，以早期发现和预防相关并发症。

（1）酸碱平衡的管理：动脉血的 pH 值正常范围为 7.35～7.45，主要依靠肺、肾等器官通过缓冲、代偿和纠正等生理机制将其限制在这一狭小范围内。酸碱平衡主要包括呼吸和代谢两个组成部分，两者之间相互联系和影响，Henderson 公式是两者关系的经典体现。酸碱失衡并非独立的疾病，而是继发于多种病因的病生理过程。就接受肺移植手术的患者来说，呼吸功能衰竭是其主要病因。

拟施行肺移植的终末期肺病患者，由于肺功能受损，对酸碱的调节能力显著下降，术前可能已出现明显的酸碱失衡，最常见的表现为高碳酸血症；同时由于肾脏的代偿作用，血 HCO_3^- 增加。麻醉开始后，机械通气尤其是单肺通气期间，如果通气参数设置不当，也可能出现酸碱失衡，或使原有病情加重。因此，在呼吸性酸中毒的治疗中，改善通气占主要地位。除了根据动脉血气结果，尤其是 $PaCO_2$ 调整通气参数外，恰当使用 PEEP 有助于改善肺换气功能。应注意避免发生二氧化碳排出综合征的发生，后者主要由于治疗导致原有高水平 $PaCO_2$ 下降过快造成，表现为血压下降，心动过缓，心律失常，甚至心搏骤停。因此，对于 $PaCO_2$ 升高的患者，应逐步增加通气量，并注意补充血容量，必要时使用血管活性药物维持循环稳定。

此外，心肺植入完成并开放肺循环时，大量酸性产物进入体循环；如果使用 CPB，则由于高代谢状态、炎症及应激等因素，也可导致代谢性酸中毒，出现血 pH 值降低、剩余碱（BE）呈负值等。此时应输入碳酸氢钠调整酸碱平衡。可先快速点滴 4.2% 碳酸氢钠 50～100 ml，然后根据动脉血气结果决定后期是否继续纠酸处理，或碳酸氢钠用量。无论哪一种酸血症，均能降低机体对儿茶酚胺类正性肌力药的反应，所以一旦出现，应及时予以纠正。

（2）水、电解质平衡管理：水和电解质是体液的主要组成成分，并与机体内环境稳态直接相关，也是各器官功能正常运行的前提。体液容量、电解质浓度和成分的变化与手术、麻醉效果，以及患者预后之间关系密切。所以麻醉过程中应注意经常取血送检，以及时发现并处理水电解质平衡紊乱。

无论是终末期肺病本身，还是手术、麻醉过程，都可能对机体电解质平衡产生影响。术前禁食水可造成明显的体液丢失，据报道成人禁食 12 小时以上，则失水量可达 8～12 ml/kg。术前胃肠道准备也将加重水和电解质平衡紊乱。此外，大量输液造成的血液稀释，大量输血引起的高钾和低钙，以及尿量过多导致的低钾等也将对机体产生不利影响，如钾离子失平衡可能引起严重的心律失常；而低钙引起心血管系统功能紊乱等。还应注意酸碱水平与电解质尤其是钾、钙离子平衡之间存在密切联系。如无论哪种酸中毒，都将引起细胞外液钾离子浓度增高；而高钾血症常导致酸中毒。这使得围术期内环境稳态监测变得更为复杂，因而需要根据具体情况进行动态、综合分析。

4. 新肺植入后再灌注肺损伤　缺血的组织、器官经恢复血液灌注后，不但不能使其结构和功能恢复，反而出现功能障碍和结构损伤加重的现象，称为缺血-再灌注损伤。肺移植后缺血-再灌注肺损伤（lung ischemia reperfusion injure，LIRI）是肺移植患者早期死亡和延长在重症监护病房（intensive care unit，ICU）停留甚至导致手术失败的主要原因之一，据报道致死率达 16%～25%；LIRI 增加急性排异反应（acute rejection，AR）和闭塞性毛细支气管炎（bronchiolitis obliterans，BO）的危险；也是移植后发生慢性排异反应的重要危险因素，并影响长期生存率。因此，积极预防，早期发现和正确处理 LIRI 造成的肺损伤对肺移植手术的顺利完成和保证患者预后具有重要意义。

（1）LIRI 病理生理改变及发生机制：LIRI 以非特异的肺泡损伤、肺水肿及低氧为特征，其基本病理改变是肺毛细血管通透性增高，血管内渗出增多，毛细血管阻塞；同时炎性细胞聚集和活化并产生炎症因子，从而引发肺组织损伤，导致肺功能下降。

LIRI 的发生机制目前已有充分的研究结果支持。临床和实验证据表明 LIRI 一般表现为双相模式：再灌注早期主要决定于供体的特性，而晚期（24 小时后）则主要取决于受体的因素。在缺血期，供体的巨噬细胞活化介导了早期的再灌注损伤，而受体的淋巴细胞和中性粒细胞主要在再灌注损伤的晚期起作用。

研究表明供肺的肺泡巨噬细胞是早期 LIRI 发生发展的关键。巨噬细胞及其所释放的促炎因子尤其是肿瘤坏死因子-α（TNF-α）至少在早期炎细胞激活、浸润及组织损害中起到重要作用。肺泡巨噬细胞呼吸爆发，TNF-α 等致炎因子和某些化学因子的释放导致了早期直接的肺组织损伤；随后，组织损伤本身和巨噬细胞、促炎因子等进一步募集并激活其靶细胞，尤其是中性粒细胞，后者进一步加重组织损伤，并放大炎症反应。

中性粒细胞浸润和激活在很大程度上决定了肺损伤情况。它在活性氧簇和炎症因子作用下，募集在肺部释放包括氧自由基在内的多种组织毒性因子、蛋白水解酶及炎性介质。其中，弹性蛋白酶可破坏肺通气血流屏障或直接分解血管基膜和间质，使毛细血管通透性增强，破坏肺泡表面活性物质，降低肺功能，同时进一步促进中性粒细胞向组织浸润从而进一步损伤肺血管内皮细胞和肺泡上皮细胞，引起级联放大的炎症损伤反应。中性粒细胞释放的弹性蛋白酶和髓过氧化物酶还能够促进脂质过氧化的发生，导致氧化应激和随后核因子-κB（NF-κB）激活，使炎症反应不断循环发生。此外，缺血时肺泡毛细血管内皮细胞内的黄嘌呤脱氢酶被转化为黄嘌呤氧化酶，再灌注时黄嘌呤氧化酶降解腺苷产生大量的自由基，尤其是氧自由基。氧自由基可介导脂质过氧化，抑制蛋白质功能，诱发血管内皮细胞膜损伤导致内皮细胞水肿，毛细血管阻塞，还可促进炎症因子产生，中性粒细胞聚集和活化。氧自由基介导的脂质过氧化是导致肺组织 LIRI 的重要原因。

除上述白细胞活化外，LIRI 的发生机制还包括转录因子激活，细胞膜黏附分子上调，促炎反应介质的释放，以及基质金属蛋白酶活化等几方面内容，各过程之间相互影响，构成了 LIRI 复杂的发生机制。缺血-再灌注损伤中 NF-κB 的作用已成为近年来缺血-再灌注损伤机制研究的重要进展。在多种刺激因素如细胞因子、PKC 激活物、酪氨酸蛋白激酶（protein tyrosine kinases，PTK）激活物等的作用下，NF-κB 得以激活并移入细胞核，然后与 DNA 链上的特异部位结合，启动基因转录。受 NF-κB 调节的靶基因可以编码促炎因子、细胞黏附分子、趋化因子及反应酶等，这些物质进一步引起中性粒细胞的黏附与聚集，从而导致肺组织细胞级联放大的炎症损伤反应。缺血时肺脏内皮细胞的黏附分子处于正调节的状态，再灌注期血管内皮细胞和白细胞激活进行性增加，血管内皮细胞释放多种细胞黏附分子，促进中性粒细胞黏附和聚集，加重炎症反应和血管内皮损伤。再灌注时阻断黏附分子比如 P 选择素、细胞间黏附分子-1（ICAM-1）和 CD18 可以减少肺再灌注损伤。另外，缺氧能诱使内皮细胞和巨噬细胞形成促凝血特性，可能促使微血管内血栓的形成和阻止再灌注后血流的恢复。发生 LIRI 时组织细胞可释放大量的炎症介质，包括细胞因子、脂质和补体等，除白介素 10（IL-10）外，均加重组织细胞损害。细胞损伤均伴有膜脂的迅速重建，产生具有生物活性的脂质，比如其中磷脂酶 A_2（PLA2）的激活诱使血小板活化因子（PAF）生成。PAF 是一个特别强烈的炎症调节剂，通过激活 PAF 受体发挥其生物学效应，从而激活白细胞，刺激血小板凝集，诱导细胞因子的释放和细胞黏附分子的表达。研究证明在缺血保存期和再灌注后给予 PAF 拮抗剂可以减轻 LIRI、提高肺功能。

研究显示再灌注后补体系统的活化可以通过直接、间接的机制导致细胞损伤。补体激活后的产物引起平滑肌收缩，血管通透性增加，并诱导吞噬细胞、肥大细胞、嗜碱性粒细胞脱颗粒。激活的补体片段 C5a 也可以通过其化学趋化特性，诱导吞噬细胞释放颗粒，中性粒细胞和单核巨噬细胞产生毒性氧代谢产物，从而加重炎症反应。

此外，临床和实验研究已经表明内皮素-1（ET-1）可以在肺移植再灌注之前以及刚开始的几个小时内在肺组织中聚集，而高水平的 ET-1 可以导致血管内皮生长因子表达和血管渗透性的增加。

钙超载也参与了 LIRI 的发生机制。缺血发生时，细胞内 ATP 含量减少导致钠泵活性降低，造成细胞内 Na^+ 含量增多，引起细胞水肿；再灌注时，细胞内高 Na^+ 迅速激活 Na^+/Ca^{2+} 交换蛋白，使 Na^+ 得以向细胞外转运；与此同时，大量 Ca^{2+} 进入细胞，这是缺血-再灌注钙超载形成的主要途径。钙超载可以干扰线粒体氧化磷酸化，使 ATP 生成减少；使细胞膜、线粒体和肌浆网膜损伤，进一步增加膜的通透性，使内皮细胞水肿；还可以增强 Ca^{2+} 依赖性蛋白酶活性，加速黄嘌呤脱氢酶转化为黄嘌呤氧化酶，促进自由基生成，通过后者损伤肺组织。

LIRI 与细胞凋亡：细胞凋亡，亦称为程序性细胞死亡，是细胞在一定的生理或病理条件下，遵循自身程序，在细胞基因调控下的一种自主性死亡现象。近年来，国内外学者的大量研究发现，细胞凋亡参与了供肺 LIRI，是 LIRI 后移植肺功能障碍甚或原发性无功能可能的重要原因之一。肺细胞凋亡主要发生在再灌注期，但与肺缺血时间长短密切相关，并且死亡细胞的百分比与氧饱和度呈负相关，后者是移植肺功能的主要标志；所以，细胞凋亡是 LIRI 后的基本事件之一。目前 LIRI 与其细胞凋亡的具体机制不完全清楚，可能与氧自由基激活、细胞内钙离子超载、线粒体破坏有关。最终抗凋亡或促凋亡因素之间的平衡关系决定了细胞存活或通过某种途径走向凋亡。再灌注后肺氧供增加，产生大量毒性氧代谢产物，后者可直接损伤 DNA 诱导细胞凋亡，也能够诱发细胞膜脂质过氧化从而影响信号转导系统激活促凋亡基因导致细胞死亡；氧自由基还可以导致酶活性的蛋白质交联，使其功能丧失；以及影响核基因的转录，诱导细胞凋亡。Fas 和 caspases 的级联是凋亡激活最强有力的方式，也参与了 LIRI 的细胞凋亡。研究表明肺组织缺血后，Fas 和 FasL 结合启动 caspases 的瀑布效应而导致凋亡；动物实验也证实 LIRI 时 Fas 及 FasL 表达上调并伴之以肺组织及肺血管内皮细胞的凋亡增加；而在 LIRI 中阻断上述 caspases 任一成员都能抑制肺上皮细胞凋亡。

此外，丝裂原活化蛋白激酶（mitogen-activated protein kinases，MAPKs）家族成员、细胞因子、血管紧张素等在 LIRI 中发挥一定作用；有关凋亡和抗凋亡调控基因在 LIRI 导致的细胞凋亡中的变化目前也积累了一些研究结果，鉴于细胞凋亡与 LIRI 甚至肺移植预后之间的关系，这些结果无疑为预防移植物细胞的凋亡，减少移植物损伤而延长其存活时间从而改善肺移植手术效果提供了新的思路。

LIRI 与肺保护：目前相关研究主要集中在向保存液中加入各种药物或者底物如 PGE_1、NO、表面活性物质、P 物质拮抗剂及氧自由基清除剂等以对现有的保存液进行改良从而提高保存液的保存效果。PGE_1 的具体作用机制仍不明确，一般认为具有扩张血管，降低内皮细胞通透性，减少中性粒细胞黏附和血小板凝集，减少 TNF-α、干扰素 γ（IFN-γ）、白介素 12（IL-12），增加

IL-10 的作用。供者于术前注射或在保存液中加入 PGE_1，可拮抗冷灌注所引起的反射性血管收缩和气道痉挛，从而使灌注液在肺内和支气管中更为均匀地分布，从而减轻肺损伤，改善肺保存的效果，并能进一步延长肺保存时间。此外，PGE_1 还可有效地抑制 K^+ 介导的血管收缩。实验结果表明，持续静脉滴注 PGE_1 可以减轻缺血-再灌注损伤，改善移植肺血流动力学及气体交换功能，获得较好的肺保存效果。

NO 具有调节血管和免疫功能的作用。大量实验表明移植肺内源性 NO 减少，这可能与内源性 NO 被缺血-再灌注时产生的氧自由基破坏以及 NO 的合成减少有关。其结果导致中性粒细胞聚集、肺血管渗透性增大、血管收缩加重，在一定程度上引起缺血-再灌注损伤。很多中心通过各种方法弥补内源性 NO 的减少，如在保存液中加入硝酸甘油（外源性 NO），将左旋精氨酸（NO 前体）加入灌注液，直接吸入外源性 NO 等，都取得了较好的肺保存效果。其他如海藻糖和棉子糖，钙通道阻滞剂和钾离子通道开放剂，表面活性物质，血小板激活因子和 P 物质拮抗剂，以及氧自由基清除剂等，加入保存液后，经证实均能一定程度加强原保存液效果，起到肺保护和延长保护时间的作用。

实际上，从供体肺选择，供体死亡，到肺的冷缺血保存都对再灌注后发生的 LIRI 的程度产生影响。因此要减轻肺缺血-再灌注损伤，保证肺移植手术的顺利完成并取得良好的效果，任何环节都值得认真研究和探讨。针对 LIRI，目前动物实验和临床研究也取得一定成果，如利用缺血预适应（ischemic preconditioning, IPC）使移植肺经历一次或多次短暂缺血后能对较长时间再缺血产生耐受并同时减少坏死的范围与程度；利用特异性阻断或影响 NF-κB 活性的药物，可在转录水平影响多种炎性介质的转录，从而有效地控制炎性反应的发生与发展；以及利用热休克蛋白、血红素氧合酶、蛋白酶抑制剂、外源性肺表面活性物质以及内源性一氧化氮等实施肺保护。

此外，目前有学者认为，肺移植术中及术后的 LIRI 属于多基因改变所导致的疾病，所以发现有哪些基因参与其中，以及了解这些基因改变的方式非常重要，最好的策略是使用基因芯片进行筛选。基因治疗在肺移植中也是可能的，但需要大量实验和临床研究结果的支持。

（2）LIRI 临床表现及处理：供肺保存不当、缺血时间延长或供肺不理想，如有挫伤、窒息、误吸或感染等均可引起 LIRI。LIRI 一般发生在再灌注后几分钟或几小时，临床表现多见于肺移植术后 72 小时以内，一定程度的肺水肿经常可通过术后胸片来发现，在手术室内却很少遇到移植物再灌注后立即发生严重肺水肿。移植过程中缺血和再灌注可损害血管内皮，导致肺泡毛细血管“漏”，或肺水肿的发生。供体肺内皮的通透性大约 3 倍于健康志愿者。一般表现为非心源性肺水肿和进行性肺损伤，进行性低氧血症；肺血管阻力进行性增加，肺顺应性下降，肺泡-动脉氧分压升高；少数患者伴随肺动脉高压，尤其是行双肺系列移植一侧肺开放后另一侧肺吻合时肺动脉高压更加明显。

再灌注后肺水肿一旦发生，可能是致命的，常伴随着严重的气体交换和顺应性异常，宜立即予以处理。首先需要不断吸引大量粉红色泡沫痰以保护气道通畅。机械通气措施主要是根据情况选择高水平 PEEP 以改善氧合。同时，进行容量限制并利尿，必要的话应用肺血管扩张药和强心药，以预防或治疗右心衰竭。通过以上措施，一般可取得良好的治疗效果。最近研究显示，吸入 NO 可降低肺动脉压和增加氧合指数（PaO_2/FiO_2），缓解再灌注损伤，但也存在不同意见。如果上述措施未能见效，或病情持续恶化，则需要进行体外肺膜氧合（ECMO）来维持，直到再灌注损伤的问题被解决，大部分患者经过治疗最终可以生存下来。

5. 体外循环（CPB）和 ECMO 的应用　尽管体外循环用于肺移植手术具有诸多优点，如易于进行呼吸道管理，有利于术野的暴露和维持呼吸、循环的稳定等。但基于实际操作的复杂性和体外循环不良反应等因素，目前多数成人肺移植都在非 CPB 下进行，该技术仅用于少数肺移植手术，主要包括部分严重肺动脉高压、右心室收缩功能极差者、需要进行异常心脏的修补术（如明显卵圆孔、房间隔或室间隔缺损）、心肺联合移植和儿童肺移植，但肺移植手术必须预先准备好体外循环装置。术前必须常规准备 CPB 以作应急，因单肺或序贯式双肺移植时可能要用 CPB。CPB 可经股动静脉进行，右肺移植时亦可经主动脉和右房插管。

如果术中出现呼吸衰竭或循环衰竭，仍需要及时进行部分性 CPB，最常见于以下几个时期：机械通气、单肺通气和阻断肺动脉、双肺移植时，第一个肺植入后开放。在采取各种措施如调整呼吸、应用扩张肺血管药、强心药物应用后，如果患者的心肺功能进一步恶化，则有必要采取 CPB。具体指征有：①术中出现难以控制或经处理无法纠正的肺内分流而导致的低氧血症。SaO_2＜85%～90%；②心力衰竭导致严重低心排，VO_2＜300～350 ml/（min·m^2）及 SVO_2＜60%，CI＜2 L/（min·m^2）；MAP＜50～60 mmHg；③严重酸中毒，pH＜7.0；④手术原因，左心房吻合困难，供肺大小尺寸不合；⑤肺动脉平均压＞40 mmHg。

如果使用 CPB，肺移植手术 CPB 要求选择膜式氧合器，转流速度用低流量 1～2 L/min；预充液以胶体为主，并加入白蛋白和新鲜血浆；CPB 管路上加滤器，以去除水分，同时使用大量利尿剂；术中和术后宜加大抗生素用量，用以预防和控制感染；通常在移植肺吻合完成时脱离循环支持。通气恢复，采用肺保护措施，潮气量 6 ml/kg，平台压力小于 30 cm H_2O。采用尽可能小的吸入氧浓度可能减少氧自由基的产生和再灌注损伤。但将 FiO_2 降到最小值时必须保证 SpO_2 在 90%以上。脱机时需要特别重视右心功能的评估和支持，因为右心衰竭是脱机失败的最常见原因。尽管手术野内可以直接观察右心，但 TEE 在观察右心结构和功能时更有价值。

虽然目前 CPB 已成为一项相当成熟和安全的专业技术，但 CPB 本身固有的问题现在依然存在，非生理的灌注方式可增加外周血管阻力而致组织末梢循环灌注不良。血液接触人工材料、在管路中流动方式的改变、吸引时混入空气或负压过大及人工泵对血液的机械挤压等因素均会导致血液成分的破坏，引起微血栓形成和栓塞、溶血和术后贫血、激活炎症、凝血等系统，增加出血，加重炎症反应，增加术后并发症，引起心、肺、肾等器官组织的破坏、白细胞和补体的耗竭引起全身免疫力下降。在肺移植过程中这些问题可能更加明显地表现出来，有增加出血和早期移植肺功能障碍的风险，因此，ECMO 代替 CPB 在肺移植中得到了广泛应用。

ECMO 是将体内的静脉血引出体外，经过特殊材质人工心肺旁路氧合后注入患者动脉或静脉系统，起到部分心肺替代作用，维持人体脏器组织氧合血供。ECMO 的基本结构包括血管内插管、连接管、动力泵（人工心脏）、氧合器（人工肺）、供氧管、监测系统。和 CPB 相比，ECMO 更具优点：方便、导管不影响术野、术中心肺功能稳定、体温正常、失血少、明显减少围术期的出血量，并可延续至 ICU，使移植后有移植肺水肿的病例 ICU 治疗容易，ICU 时间、平均住院时间和术后原发性肺移植功能衰竭的发生率减少，显著提高术后患者的存活率。

因此，ECMO 在肺移植中的应用包括：术前受体心肺支持，能维持患者心肺功能，以赢得等待供体的时间，大量增加需要器官移植的患者移植机会；此外术前使用 ECMO 可以明显改善危重患者组织氧供，提高患者手术耐受力；术中代替常规体外循环用于肺移植体外转流需要；用于术后减少术后原发性移植肺无功能（primary graft dysfunction，PGD）的发生率，术后 ICU 的管理更加安全，一旦发生 PGD，早期应用 ECMO 可以显著降低病死率。

第六节　肺移植的术后管理

肺移植手术本身是影响术后病程的重要因素。术中病人如出现大量出血、低血压、心律失常、移植肺功能不佳及持续的少尿，术后病人可能会出现低温、出血、肾功能不全和需要长时间的呼吸支持。相反，术中如顺利，出血量少，移植肺功能好，术后病人就会血压稳定、肾功能良好，术后并发症的发生率也就大为降低。

原则上，手术完毕后患者被送入ICU，持续气管插管进行辅助呼吸直至呼吸、循环状况稳定为止。术后早期麻醉逐渐恢复，病人自主呼吸功能好，气管分泌物少，意识清醒，一般情况稳定，血气分析和胸部照片无异常，可拔出气管插管。ICU内监测内容包括呼吸、血流动力学、血生化、胸腔引流、血环孢素浓度等。

合理的术后管理可以避免肺移植并发症的发生或减小并发症的影响，从而使肺移植患者安全渡过围术期，获得长期存活。

一、呼吸治疗

1. 通气模式　压力控制模式限制气道峰压，可以预防气压伤、避免支气管吻合口漏，平台压不超过35 mmHg。

2. 减少肺损伤和动态肺充气　使用低水平PEEP、低气道压。COPD或肺气肿患者行SLT，避免使用PEEP。其他疾病行SLT/BLT，常规使用低水平PEEP。如原发性肺动脉高压患者，需要使用低水平的PEEP，必要时采用未移植肺朝下侧卧位，利用重力作用使肺血流向未移植肺。如果移植肺出现严重功能不全或严重V/Q比例失调，则需要考虑分侧通气。

3. 早拔管　如果术后最初动脉血气分析显示$PaO_2 \geqslant$ 70 mmHg和（或）$SaO_2 \geqslant 90\%$，可以逐渐降低FiO_2。如果没有严重并发症，可以在术后48小时或几天内迅速撤机。如果病人因早期移植功能不全需要长期插管者，早期气管切开具有使病人更舒适、更方便活动、口腔保持卫生、早期经口进食等优点。

二、水盐平衡

限液，给最低必需剂量（满足本身的新陈代谢和补充药物排出的量即可），在移植术后的第1个48小时通常保持负平衡。补液优先选用胶体液如血制品等。同时应用血管活性药、利尿药、正性肌力药，使 PAWP 在尽可能低的水平，减少移植后肺水肿。术后数天保持肺尽量“干燥”，使 CVP<1.33 kPa（10 mmHg），MAP>9.33 kPa（70 mmHg）。维持循环稳定，保持合适的器官灌注，维持适当血压、CO、适当的尿量、氧输送、SvO_2 和终末器官功能。

三、血流动力学管理

肺移植术后患者常出现低血压。早期原因包括：术中体液负平衡，手术失血，低温，术后镇痛、镇静，非移植肺过度膨胀，肺栓塞，以及冠状动脉血栓等。而延迟性低血压则主要由于术后心肌梗死，心律失常，左心室功能障碍，感染造成的脓毒血症，移植排斥反应等原因导致。如果术中使用 CPB，则术后早期应首先致力于纠正体液、电解质失衡。术后应继续通过 Swan-Ganz 管监测肺动脉压、心输出量，以及相关治疗效果。一般来说，应保持肺动脉楔压于较低水平，以防止肺泡出血。早期 PAP 升高可由多种原因造成，最常见于移植肺功能障碍，此时可利用 NO 降低 PAP 并减少肺内分流。此外，患者体位也对移植肺功能产生影响，应抬高患者上半身以利于减少心脏前负荷，并降低 PAP。此外，还可以应用必要血管活性药。

四、肾脏的保护

术中体液负平衡，血管活性药物和利尿药的使用可能导致肾脏低灌注；此外术后用药如氨基糖苷类抗生素、免疫抑制剂等也存在肾毒性，所以术后最初几天患者可能出现少尿，血肌酐和尿素氮水平升高，甚至出现肾功能障碍。

应监测尿量、血清肌酐、肌酐清除率和尿素氮；注意药物与肾脏的关系；应用利尿剂；常规小剂量多巴胺［2 μg/（kg·min）］；限液；必要时应用 PGE 或动静脉血液滤过术。

五、维护胃肠道功能

据报道在接受肺移植的患者中，约有40％会出现胃肠道功能受损。急性表现主要是最初几天的小肠梗阻，大肠痉挛，以及盲肠穿孔，可能因麻醉、镇痛药、体液、电解质转移，以及应用大剂量皮质激素等因素导致。食管反流也较多见，并可能造成误吸，从而损害移植肺功能。应用促进胃肠蠕动的药物一般有效，抬高患者床头30°也可以起到一定作用。还应尽早胃肠内营养，预防应激性溃疡。

六、预防深静脉血栓形成

预防深静脉血栓（deep vein thrombosis，DVT）措施有应用肝素、下肢序贯加压装置、弹力袜等。

七、术后镇痛

胸部手术切口如后侧位开胸、双侧开胸，有时外加胸骨劈开或离断，常导致严重的术后疼痛。和普通胸科手术患者相比，肺移植尤其是双肺移植患者，由于切口大，时间长，外加患者术前明显紧张，有的患者甚至有精神方面问题，术后疼痛程度更加明显。胸部疼痛影响患者深呼吸和咳嗽，可导致肺不张和肺部感染，良好的术后镇痛非常重要，有助于尽早拔管、患者早活动和呼吸练习以增强或保护肺功能，减少肺部并发症。适当的疼痛控制可以预防由于胸廓运动减小而引起的肺不张以及开胸术后由于伤口疼痛而导致的咳嗽抑制。硬膜外镇痛效果较好，且能减少全身反应。有研究组表明硬膜外插管镇痛与静脉内吗啡镇痛相比，前者能更快地拔管和减少患者在ICU停留时间。术后可采取硬膜外或静脉泵连续镇痛。药物主要选择布比卡因、罗哌卡因、芬太尼或舒芬太尼、吗啡盐酸二氢吗啡酮等。

第七节　肺移植的并发症及其防治

一、手术相关并发症

（一）术后出血

出血导致血流动力学不稳定和输液量增加，致使移植肺功能不全；出血如果引流不畅，导致移植肺受压。在早期的肺移植中，术后出血是一个主要的并发症和死亡原因，约 25％因为术后出血需要再手术。然而，随着手术技术的改进如使用后侧胸切口进行单肺移植，使用 Clamshell 切口进行双肺移植，使得手术视野的暴露增加出血减少。

引起出血的因素主要包括胸膜粘连，艾森曼格综合征，纵隔血管曲张，以及因体外循环而需使用肝素治疗等。

预防和治疗措施：避免体外循环（如采用 SLT、BLT）；改进手术技术，仔细止血；应用止血药（氨甲环酸等）；局部用止血纱布可考虑止血明胶等；输新鲜血、血浆；必要时立即开胸止血。

（二）气道并发症

支气管吻合不满意在术后即刻就可以通过支气管镜检查发现，吻合口径狭窄提示需要立即进行外科修正。

早期气道并发症主要是支气管吻合口裂开和坏死，常表现漏气。晚期发展成支气管狭窄和支气管软化，可有咳嗽、呼吸困难或喘鸣。影像学改变如渗出或肺容积减少。支气管镜检查是诊断的关键步骤，纤支镜检查可见：部分坏死和（或）缝线裂开；广泛的坏死和（或）吻合口裂开；吻合口远端片状坏死，支气管狭窄。CT 对于诊断也有一定帮助。

腔内狭窄大于 50％导致明显的气道阻塞。处理依据狭窄部位、长度、口径和肉芽组织或支气管软化。软骨部狭窄可以反复使用球囊套管扩张。激光治疗对移去肉芽组织有效。支气管狭窄或支气管软化必须使用支气管支架。如果狭窄的部位和解剖适合，可以行狭窄部位的袖带切除。

减少气道吻合口缺血的措施：注意肺保护；保留支气管动脉；双肺移植不选择正气管吻合；用套入法缝合支气管，不用连续缝合法；支气管吻合时将供受体支气管外的一层结缔组织对缝覆盖；术后酌情使用增加血流的药物（如 PGE_1、肝素、激素）。术后早期避免使用西罗莫司（雷帕鸣）。

（三）肺动、静脉吻合口狭窄

肺动脉吻合口狭窄可以导致持续肺动脉高压和不能解释的低氧血症，术后肺灌注扫描将显示单侧移植肺的血流供应不满意或双肺移植的血流分布不平衡。偶尔，吻合口狭窄可以通过食管超声检查探测到。然而，只要有怀疑，就应该进行血管造影确定。造影时可以测定通过肺动脉吻合口的压力梯度，通常是 15～20 mmHg，尤其是在大部分心输出量直接到移植肺的单肺移植受体，或高心输出量的双肺移植受体。是否需要进行手术修正根据临床情况决定。

不满意的吻合技术可以导致通过左房吻合口的血流不畅，血凝块、网膜或为了覆盖支气管吻合口而带向前或后的心包组织片对吻合口的压迫也可能影响同侧的肺静脉引流。受损的静脉血流导致静脉压增加和同侧肺水肿、肺动脉压力异常增高和通过移植肺脏的血流小于预计。食管超声可以早期发现左房吻合口异常。造影检查有助于显示通过左房吻合口的血流情况。偶尔需要开胸探察确定诊断，并进行适当的修复。

（四）其他

其他手术并发症包括喉返神经、膈神经、迷走神经损伤等。膈神经损伤使术后早期呼吸、咳嗽功能受影响，手术期间应尽量保护，部分病人可于术后 3～12 月左右恢复。膈肌功能不全很少恢复，但是没有长期严重的后果。

二、缺血-再灌注肺损伤/早期移植肺功能不全

肺缺血-再灌注肺损伤（LIRI）是指在移植后 72 小时内（移植后 4～6 小时就可以出现）发生的非特异性肺泡损害、肺水肿和低氧血症为特征的综合征。临床表现可以是轻度低氧血症和几乎正常的 X 线胸片，也可以是急性严重的低氧血症类似于急性呼吸窘迫综合征（acute respiratory distress syndrome，ARDS），通常需要正压机械通气，偶尔需要 ECMO。LIRI 是导致早期移植肺功能衰竭的主要原因，是移植后早期的重要并发症和死亡原因。除此之外，也增加急性排斥反应的危险，从而导致远期移植肺功能不全。

原发性移植功能衰竭最严重的损伤形式，常常导致死亡和机械通气延长超过 72 小时。尤其术后即刻出现的液体性肺水肿、严重低氧血症、持续肺动脉高压和肺顺应性降低处理起来非常困难。随着对缺血灌注肺损伤机制的认识、肺保护技术的改良和针对肺脏的肺保护液的应用，以及手术技术的改进和围术期的护理水平的提高，严重缺血-再灌注肺损伤或原发性移植肺功能衰竭的发生率已从大约 30％降到 15％左右。

诊断主要根据移植术后早期出现肺渗出水肿、胸部 X 线异常、血气分析异常。

缺血-再灌注损伤的治疗包括利尿和呼吸支持治疗。注意肺保护，限制液体入量至最低需要量，通常在术后 48 小时内保持液体负平衡。术后第一天尽量少给晶体液而给红细胞、血浆、白蛋白等。在大多数病例，再灌注损伤会在 24～48 小时吸收。吸入 NO 可以降低肺动脉高压，改善 PaO_2/FiO_2 比值，有利于严重再灌注损伤的恢复。近来研究表明吸入前列环素也有一定的作用，可以作为 NO 的替代选择。对于严重病例早期使用 ECMO 是一个适宜的治疗选择。

三、术后早期呼吸功能不全

术后早期呼吸功能不全的原因有

1. 肺缺血-再灌注肺损伤（LIRI）→早期移植肺功能不全。

2. 肺水肿　术后早期移植肺尤其容易发生肺水肿，原因如下：

①肺保护-再灌注损伤→肺毛细血管通透性增加；体外循环→肺水增加。

②围术期间液体负荷过重，心功能不全→肺水肿加重。

③单肺移植后，因为移植肺必须立刻接受全部心输出量（原发性肺动脉高压）。

④肺淋巴引流受影响→容易出现肺水肿。

⑤肺静脉阻塞：肺静脉狭窄或血栓形成→肺静脉阻塞→肺水肿。诊断依据：肺水肿，进行经食管肺静脉血流超声显示肺血管造影血流延缓。处理措施：外科纠正为主。

3. 通气灌注（V/Q）比例失衡

①原发性或继发性肺动脉高压行 SLT 后，移植肺接受肺血流灌注的大部分，而两肺的顺应性相差小，通气基本均等，通气灌注比例失衡，严重气体交换障碍。

②肺保护-灌注损伤、排异反应和肺炎导致移植肺渗出，通气倾向于固有肺，而血流则倾向于移植肺，出现严重的低氧血症和高碳酸血症。

处理：分侧肺通气和其他措施以改善氧合和通气，避免肺损伤。

四、感染

感染（包括肺部和肺外感染）一直是肺移植后早期和晚期的主要并发症和致死原因。围术期的感染是肺移植早期的主要并发症和死亡原因。常见病原体包括细菌、病毒、真菌、原虫，其中细菌性肺炎和巨细胞病毒（CMV）肺炎是最常见的重要并发症。

细菌性感染大约占感染相关性死亡的半数，移植肺是最常见的感染部位，单肺移植的固有肺也可是感染部位。

移植肺感染易患因素：由供肺传染，供体肺的定植菌感染影响受体；隐藏在受体的固有气道（近端气管和鼻窦）或固有肺的病原体可能是移植肺的感染来源；肺移植手术期间供肺和受体气道均是开放的，移植后肺与外界相通，容易受污染，导致移植后获得感染；机体和肺防御反应功能降低：抗排异反应治疗使用免疫抑制剂治疗；气道的生理屏障丧失和移植肺的纤毛运动障碍，气道分泌物的清除能力降低；移植肺的神经断裂，咳嗽反射受抑制，黏液清除功能降低；淋巴引流障碍，免疫效应细胞的移动异常。

诊断有闭塞性细支气管炎综合征（bronchiolitis obliterans syndrome，BOS）的受体下呼吸道常有绿脓假单胞菌定植，有 BOS 的受体肺部感染危险性高。囊性纤维化（CF）移植后几乎都受到移植前存在的绿脓假单胞菌和其他几种可能的病原体感染，不过移植后细菌性肺炎的发生率并不高于其他疾病移植的受者。移植前的洋葱假单胞菌（Pseudomonas cepacia）感染者，移植后同样患洋葱假单胞菌感染，而且有些病例产生了严重的或致死性并发症。同样，耐药菌的感染也是突出问题。

针对术后感染，一些措施也可能有效。首先，受体的术前准备要充分，应建立并执行严格和完善的消毒隔离制度；由于供肺去神经化，正常的咳嗽反射缺失以及来自于供肺和非移植侧肺的潜在感染源，因此应加强呼吸道管理，协助患者定期有效地除痰、雾化吸入、理疗、应用祛痰药物等，必要时用纤支镜吸痰或行肺灌洗术。患者情况稳定后，尽早拔除深静脉置管、动脉置管、心脏漂浮导管、导尿管等有创性导管，以减少感染的机会。密切连续监测血、痰、尿及体液等，及早发现和处理可能的感染。发生感染后，除联合用药外，可适当减少抗急性排斥反应的药物。怀疑有感染者一定积极抗感染治疗，如术前感染无法控制，宜作双肺移植。此外，术后用纤维支气管镜吸痰非常关键，以保证呼吸道通畅，并对痰液作细菌培养加药物敏感试验，以指导抗生素的应用，同时可对吻合口进行观察，必要时可作活检。

五、排异反应与免疫抑制治疗

（一）排异反应的分类、病理和发生机制

1. 超急性排异反应（hyperacute rejection） 已经存在的同种抗体迅速和供体器官的血管内皮结合，激活补体，迅速引起血管内血栓形成。通常发生于既往有输血史、妊娠或移植史的患者，由此接触同种抗原而产生同种抗体。移植前通过组反应性同种抗体（panel reactive antibody，PRA）常规检测受体血清的抗体存在可以避免超急性排异反应，但是超急性排异反应仍是异种异体移植的主要障碍。

2. 急性排异反应（acute rejection） T细胞介导的细胞免疫起主要作用，主要由辅助T细胞识别供体MHC（HLA），分泌细胞因子，刺激细胞毒性T细胞增殖，引起移植物损伤；B细胞介导的抗原抗体反应可能也起着一定作用。急性排异反应期间，支气管肺泡灌洗术（bronchoalveolar lavage，BAL）和经纤维支气管镜肺活检（transbronchofiberscopic lung biopsy，TBLB）显示有供体特异的同种淋巴细胞存在；BAL淋巴细胞显示出对供体Ⅱ类MHC抗原细胞的特异性。

3. 慢性排异反应（chronic rejection） 慢性排异反应仍是一个未解之谜，而且是难以控制的。固体器官移植的慢性排异反应标志是具有内皮细胞或上皮细胞构成的管腔内堵塞。移植肺的慢性排异反应病理标志是闭塞性细支气管炎。相关机制有同种抗原依赖和同种抗原非依赖两种可能性。因为闭塞性毛细支气管炎（BOS）和先前的急性排异反应具有密切的关系，因此一直认为BOS是急性排异反应的结果。也有不少资料提示免疫相关性。

（二）急性排异反应

1. 急性排异反应的临床表现与诊断 无论有无免疫抑制剂治疗，大多数受体经历过至少一次急性排异反应。尤其移植术后

前 30 天，急性排异反应常见，每个病人的平均排异反应为 1.2 次。急性排异反应可以早到移植后几天发生，也可以晚到移植后几年发生。移植后第一年是高危期，但是较低的发生率可以持续几年。第一次排斥反应常发生在术后 1 周，最早可在术后 4 天出现，术后 2～4 周发生率最高，此后发生率渐降低，低级的急性排异反应可以无症状。

临床表现：急性排异反应表现经常类似上呼吸道感染或支气管炎。临床症状无特异性，起病迅速，咳嗽，咳白色泡沫痰，伴有不同程度的呼吸困难，低热或体温升高＞0.5℃以上，胸痛，全身不适，疲乏，食欲减退等，异常呼吸音，肺部渗出，氧合和肺功能异常。

诊断可通过胸部影像学检查和通气功能检查，但是敏感性差，无特异性。而 TBLB 是区别排异反应与感染时优先考虑的手段。TBLB 在 63％～83％的病例产生了特定诊断。TBLB 对急性排异反应的敏感性为 61％～94％，特异性为 90％～100％。

2. 急性排异反应的治疗　常规治疗：大剂量糖皮质激素±免疫抑制剂±抗胸腺细胞球蛋白。

（三）慢性排异反应

1. 慢性排异反应的临床表现与诊断

肺慢性排异反应是移植体功能不全的临床病理综合征，组织病理学改变特征是 BOS，肺功能特征改变为气流阻塞。然而 BOS 也可由非免疫机制引起，气流阻塞也可由其他因素引起。BOS 已经被用来描述移植功能不全伴阻塞性通气功能障碍的术语，如果除外了其他原因引起的气流阻塞，BOS 的组织学证据并不一定需要。

BOS 的发生率为 35％～50％，最重要的危险因素是急性排异反应，其他如供体、受体情况包括基础疾病和移植术式对 BOS 的发生影响不明显。3 次以上的急性排异反应多有随后的 BOS 发生。BOS 是肺移植术后发生慢性移植排异反应的重要标志，也是导致患者远期（1 年以后）死亡的首要原因。

BOS的主要临床特征是肺移植后3个月或更长时间后发生的进行性移植肺功能不全，移植后到BOS发作或诊断的平均时间是16～20个月。表现可以为急性，类似呼吸道感染，或隐性，但是肺功能进行性降低。肺部体检可以听见基底部爆裂音。胸片正常或轻微，非特异性病变。高分辨率CT显示异常如支气管扩张、周围血管影不清或呈现马赛克征象。

BOS的诊断最终依赖于活检和肺功能。虽然BOS的组织学证据不一定需要，但是排除引起移植肺功能不全的其他原因如急性排异反应、感染或气道并发症需要活检。TBLB对BOS的敏感性相当低，每次活检的敏感性为15%～59%，累积诊断率为38%～87%。因为TBLB可以排除其他因素，一般不需要外科肺活检。

2. 早期预防和治疗　BOS的预防是关键，目前的对策不令人满意。急性排异反应和CMV感染被认为是BOS的危险因素，因此应该积极预防和治疗这些疾病。Tacrolimus为基础的维持治疗可以降低急性排异反应和BOS，实际存活率也增高。预防CMV感染也可以改善存活。

治疗用药：硫唑嘌呤，糖皮质激素，抗淋巴细胞抗体（抗胸腺细胞球蛋白，OKT3），甲氨蝶呤，全身淋巴组织放疗和环孢素A的雾化吸入。硫唑嘌呤作为维持治疗的常规用药。

六、其他胸部并发症

1. 胸水和其他胸膜并发症　胸水是移植后的常见现象。主要机制是肺泡毛细血管通透性增加和肺淋巴引流紊乱，另外移植排异也可能造成胸水。

2. 肺栓塞（pulmonary embolism，PE）　肺或心肺移植的深静脉血栓（deep venous thrombosis，DVT）或PE的发生率为12%，DVT涉及上下肢，前者与留置深静脉导管有关。肺移植受体增加血栓形成的危险性。移植后常规预防方法还没有得到证实。

七、移植后淋巴组织增生性疾病

移植后淋巴组织增生性疾病（posttransplant lymphoproliferative disorders，PTLDs）是一种肿瘤性疾病，包括多种类型，如淋巴瘤、皮肤癌、腹腔恶性肿瘤、宫颈癌，以及 Kaposi 肉瘤等，在肺移植术后的发生率要高于其他实质器官移植。PTLDs 的最常见形式是 B 细胞型非霍奇金淋巴肉瘤。其发病与 Epstein-Barr 病毒（EB 病毒）感染密切相关。同种异体肺移植体是最常受累部位，表现为多灶病变。治疗 PTLDs 的措施主要包括减少免疫抑制剂用量，抗病毒治疗，放、化疗等。应注意 PTLDs 本身及其治疗措施均可导致肺移植患者术后呼吸衰竭。

（张雪娜　吴安石）

参考文献

1. Kreider1 Ml，Robert M. Kotloff. Selection of Candidates for Lung Transplantation. Proc Am Thorac Soc，2009，6：20-27.
2. 钟南山，王辰. 呼吸内科学. 北京：人民卫生出版社，2008：24-34.
3. Barr ML，Baker CJ，Schenkel FA，et al. Living donor lung transplantation：selection，technique，and outcome. Transplant Proc，2008，33：3527-3532.
4. Ross DJ，Belperio JA，Schäfers HJ，et al. Unilateral lung transplantation-a new perspective in the treatment of pulmonary fibrosis. Pneumologie，1990（44）：943-949.
5. Patterson GA，Cooper JD，Goldman B，et al. Technique of successful clinical double-lung transplantation. Ann Thorac Surg，1988，45（6）：626-633.
6. Pasque MK，Cooper JD，Kaiser LR，et al. Improved

technique for bilateral Lung transplantations: rationale and initial clinical experience. Ann Thorac Surg, 1990, 49 (5): 785-791.

7. Bavaria JE, Kotloff R, Palevsky H, et al. Bilateral versus single lung transplantation for chronic obstructive pulmonary disease. J Thorac Cardiovasc Surg, 1997, 113 (3): 520-527.
8. Arcasoy S M. current state of lung transplantation. Current Opinion in Organ Transplantation, 2009, 14: 463-465.
9. O'Blenes SB, Fischer S, McIntyre B, et al. Hemodynamic unloading leads to regression of pulmonary vascular disease in rats. J Thorac Cardiovasc Surg, 2001, 121 (2): 279-289.
10. 翁心植，王辰. 呼吸内科专题讲座. 河南：郑州大学出版社，2005，178-181.
11. Tsang KW, Tipoe GL. Bronchiectasis: not an orphan disease in the East. Int J Tuberc Lung Dis, 2008, 8 (6): 691-702.
12. Angrill J, Agusti IC, de Celis R, et al. Bacterial colonisation in patients with bronchiectasis: microbiological pattern and risk factors [J]. Thorax, 2002, 57 (1): 15-19.
13. Zheng L, Lam WK, Tipoe GL, et al. Overexpression of matrix metalloproteinase 28 and 29 in bronchiectatic airways in vivo [J]. Eur Respir J, 2002, 20 (1): 170-176.
14. Malhotra SP, Riemer RK, Thelitz S, et al. Superior cavopulmonary anastomosis suppresses pulmonary angiotensin-converting enzyme activity and expression. J Thorac Cardiovasc Surg, 2001, 122: 464-469.
15. RytersW, Kim HP, HoetzlalL, et al. Mechanisms of Cell Death in Oxidative Stress. Antioxidants & Redox Singaling, 2007, 9 (1): 50-76.

16. 王迪浔，金惠铭. 人体病理生理学. 2版. 北京：人民卫生出版社，2002.
17. Struber M，Hohlfeld JM，Kofidis T，et al. Surfactant function in lung transplantation after 24 hours of ischemia：advantage of retrograde flush perfusion for preservation. J Thorac Cardiovasc Surg，2002，123（1）：98-103.
18. Roe DW，Fehrenbacher JW，Niemeier MR，et al. Lung preservation：pulmonary flush route affects bronchial mucosal temperature and expression of IFN-gamma and Groin regional lymphnodes. Am J Transplant，2005，5（5）：995-1001.
19. Okaday，kondo T. impact of lung preservation solutions，Euro-Collins solution vs low-potassium dextran on early graft function：a review of five clinical studies. Ann thorac Cardiovasc Surg，2006，12：10-14.
20. De Perrot M，Fischer S，Liu M，et al. Prostaglandin E1 protects lung transplants from ischemia-reperfusion injury：a shift from pro-to anti-inflammatory cytokines. Transplantation，2001，72：1505-1512.
21. Yamashita H，Akamine S，Sumida Y，et al. Inhaled Nitric Oxide Attenuates Apoptosis in Ischemia-Reperfusion Injury of the Rabbit Lung. Ann Thorac Surg，2004，78：292-297.
22. Varfolomeev EE，Ashkenazi A. Tumour necrosis factor：an apoptosis JuNKie? Cell，2004，116（4）：491-497.
23. Zhang X，Bedard EL，Potter R，et al. Mitogen-activated protein kinases regulate HO-1 gene transcription after ischemia-reperfusion lung injury. Am J Physiol Lung CellMol Physiol，2002，283（4）：815-829.
24. Frederic A，Heasley JR，Dorald E，et al. A practical

approach to cardiac anesthesia. Third edition，2003，18：675-684.

25. Hofer CK，Zollinger A，Rak M，et al. Therapeutic impact of intra-operative transesophageal echocardiography during noncardiac surgery. Anaesthesia，2004，59：3-9.
26. Rosenberg A，FRCAa MR，Benedict PE. Anesthetic implications for lung transplantation. Anesthesiology Clin N Am，2004，22：767-788.
27. Hartigan P，Pedoto A. Anesthetic considerations for volume reduction surgery and lung transplantation. Thorac Surg Clin，2005，15：143-157.
28. MylesaP S，Snell G I and Westall G P. Lung transplantation. Current Opinion in Anaesthesiology，2007，20：21-26.
29. Eturk M. New concepts of the management of one-lung ventilation. Current Opinion in Anaesthesiology，2006，19：1-4.
30. AfifiS，Shayan S，QamariA A. Pulmonary Hypertension and Right Ventricular Function：Interdependence in Pathophysiology and Management. International Anesthesiology Clinics，2009，47（1）：97-120.
31. Ichinose F，Jesse D，Jr R R，et al. Inhaled nitric oxide a selective pulmonary vasodilator current uses and therapeutic potential. Circulation，2004，109：3106-3111.
32. Perrot M，Liu M，Waddell T，et al. Ischemia-reperfusion-induced lung injury. Am J Respir Crit Care Med，2003，167：490-511.
33. Dalibon N，Geffroy A，Moutafis M，et al. Use of Cardiopulmonary Bypass for Lung Transplantation：A 10-Year Experience. J Cardiothor Vasc Anesth，2006，20（5）：668-672.

34. Bermudez CA, Adusumilli PS, McCurry KR, et al. Extracorporeal Membrane Oxygenation for Primary Graft Dysfunction After Lung Transplantation: Long-Term Survival. Ann Thorac Surg, 2009, 87: 854-860.
35. Grossman EJ and Shilling RA. Bronchiolitis obliterans in lung transplantation: the good, the bad, and the future. Translational Research, 2009, 153: 153-165.
35. Lee J C. Christie J D. Primary Graft Dysfunction. Proc Am Thorac Soc, 2009, 6: 39-46.

第 3 章 肝移植麻醉

第一节 概　　述

自 1963 年 Starzl 施行全球首例肝移植以来，历经 40 多年的发展，肝移植已经被世界医学界公认为救治终末期肝脏疾病唯一有效的方法。在西方发达国家，肝移植总体 1 年生存率为85%～90%，5 年生存率达到 80%，肝移植后最长存活超过 30 年。

我国统计了从 2003 年至 2006 年 4979 名接受肝移植的患者，1 年生存率为 84%，3 年生存率从 37%升至 75%。

一、肝移植的适应证

原则上，当各种急性或慢性肝病用其他内、外科方法无法治愈，预计在短期内（6～12 个月）无法避免死亡者，均可考虑进行移植术。

1. 各种原因引起的晚期肝硬化　乙型肝炎肝硬化、丙型肝炎肝硬化、酒精性肝硬化、布加综合征等。

2. 胆汁淤积性疾病　硬化性胆管炎、原发性胆汁性肝硬化、继发性胆汁性肝硬化、先天性胆道闭锁等。

3. 肝脏肿瘤　原发性肝癌（早期，无血管浸润及其他部位的转移）、巨大肝血管瘤等。

4. 先天性代谢障碍性疾病　肝糖原贮积症、肝豆状核变性病等。

5. 急性或亚急性肝功能衰竭。

二、肝移植的绝对禁忌证

1. 肝外存在难以根治的恶性肿瘤。

2. 存在难以控制的感染（包括细菌、真菌、病毒感染）。

3. 难以戒断的酗酒者或吸毒者。

4. 患有严重心、肺、脑、肾等重要脏器器质性病变患者。

5. 艾滋病病毒（HIV）感染者。

6. 有难以控制的心理变态或精神病。

以往多数移植中心不考虑为大于 65 岁和小于 1 岁的患者实施肝移植手术，此年龄段被列为相对禁忌证。但随着手术与麻醉技术的进步，手术年龄在放宽。天津市第一中心医院实施肝移植手术的最大年龄为 80 岁，最小为 6 个月。

三、肝移植手术分类

（一）按供体肝来源

分为同种异体肝移植和异种肝移植，同种异体肝移植是指肝的供体和受体均为人，异种肝移植是指供体是动物，而受体是人。

（二）按供肝植入位置

同种异体肝移植的术式可分为原位肝移植和异位肝移植。

1. 原位肝移植　是将受体病肝全部切除，用同种异体健康的肝脏移植于原病肝位置上，按照正常解剖关系吻合肝脏的血管与胆管系统，恢复肝的血循环和胆汁引流，以移植肝完全取代病肝功能。是目前国内外常用的方法。

2. 异位肝移植　保留病肝，将新的肝脏植入体腔内另一位置，两肝并存。其优点是避免施行技术上较为困难的整个病肝切除术，又能利用原肝的剩余功能，移植肝存活不良或无功能时可以随时切除。但因为腹腔内空间有限，植入肝后迫使横膈上升，易致呼吸衰竭。又因新肝的移植位置限制，主要来自门静脉的肝营养因子不能进入移植肝，移植肝难以良好生长，术后逐渐萎缩。所以，异位全肝移植效果不佳。

（三）按供肝的体积和植入方式

原位肝移植又可分为原位全肝移植、减体积肝移植、活体部分肝移植、劈离式肝移植、原位辅助性肝移植。

1. 原位全肝移植（orthotopic liver transplantation，OLT）是指完整切取供体的肝脏及肝后下腔静脉，再将供肝移植到受体肝脏的解剖位置。需要作肝上下腔静脉、肝下下腔静脉、门静脉、肝动脉和胆管吻合。

2. 背驮式肝移植（piggy back orthotopic liver transplantation，PBOLT）是指完整切取供体的肝脏及肝后下腔静脉，经过0～4℃的UW液灌洗、修整，然后保存。受体的病肝切除时保留下腔静脉和肝静脉根部，植入供肝时结扎供肝肝下下腔静脉，将供肝的肝上下腔静脉与受体的肝静脉根部作端-端吻合，再依次作门静脉、肝动脉和胆道重建。

3. 劈离式肝移植（splitting liver transplantation，SLT）是指将一个完整的成人供体以手术的方式分割成两部分，并同时移植给两个不同的受体。

4. 减体积肝移植（reduced-size liver transplantation，RLT）指将体积较大的供肝切除一部分，使其体积适合于受体的腹腔容积，再作原位肝移植。

5. 活体部分肝移植（live donor liver transplantation，LDLT）是指以健康成人作为供体，将其一部分肝脏移植给受体的手术方式。这种手术方式要求供体保留的肝脏体积不小于30%，而捐出的肝脏体积不小于估计受体标准体积（ESLM）的40%。

6. 原位辅助性肝移植　是指切除部分病肝，并在病肝切除部位植入减体积的健康肝脏。它又称为辅助性部分原位肝移植（auxiliary partial orthotopic liver transplantation，APOLT）。切除的病肝可以是左外叶、左半肝或右半肝，植入的健康肝脏可以是供肝相应的左外叶、左半肝或右半肝。

（四）供肝来源

尸体肝移植、脑死亡供体肝移植和活体肝移植。

第二节 病 理 生 理

一、中枢神经系统

终末期肝硬化患者常引起中枢神经系统损害，脑病分级与肝硬化程度相关。大约 84％的慢性肝硬化患者伴有轻度脑病。肝性脑病的发病机制至今未完全明确，一般认为是门腔静脉间有侧支循环存在，使来自肠道的许多有毒代谢产物未被肝脏解毒和清除，经侧支循环进入体循环，透过血脑屏障至脑部引起大脑功能紊乱。

其中氨代谢紊乱引起的血氨增加是肝性脑病重要的发病机制。另一种学说认为与脑内 γ-氨基丁酸（GABA）浓度增加有关，苯二氮草类药物如地西泮可以加强这种 GABA 神经递质的作用，因此应避免给伴有脑病的患者使用这类药物。苯二氮草类拮抗药氟马西尼可以拮抗内源性苯二氮草所致的神经抑制，对于Ⅲ～Ⅳ期患者具有促醒作用。脑电图（EEG）分析可以为评估亚临床脑病提供可靠的定量信息。术中应用脑电图分析有助于麻醉深度的判断。

暴发性肝衰竭的患者可出现深度昏迷、严重的脑水肿和颅内压升高。值得注意的是，暴发性肝衰竭的患者近 50％有脑水肿的发生。

脑灌注压低于 40 mmHg 者显示病情危急，持续 1 小时以上者可能产生严重的永久性神经损伤和（或）脑死亡。

二、心血管系统

（一）终末期肝病心血管系统的变化

几乎所有终末期肝病患者的循环系统均表现为高排低阻，即心输出量增加而体循环阻力及动脉血压降低，其原因可能与血管活性物质的增加有关。内源性血管扩张因子主要包括胰高血糖素、组胺、血管活性肠肽、内皮素-1 等，近年则更注重一氧化氮、内毒素、肿瘤坏死因子等介质的作用。另外 Schrier 提出的"外周动脉血管扩张学说"（peripheral arterial vasodilation hypothesis），也与其有一定关系，外周血管扩张，主要是肝窦门脉高压所致的内脏血管扩张。后负荷降低对心脏有利，但这种情况对心室功能的评估会产生一定影响。肝硬化患者多种因素可导致血容量不足，如消化道出血、大量放腹水、强利尿等。术前心指数降低的最常见原因是血容量不足。

肝硬化患者对各种心肌抑制因子（如内毒素、白介素、一氧化氮、肿瘤坏死因子等）的灭活能力减低，这些抑制因子或未经灭活直接通过侧支循环，作用于心肌，产生心脏损害。高胆红素血症可引起心肌收缩无力、心排血量减少、血压下降和心率减慢。

肝硬化可造成肝硬化性心肌病（progresses of cirrhotic cardiomyopathy），其有以下特点：心脏收缩和舒张功能不全、心脏结构异常、心电生理异常、心脏自主神经功能异常、对正性肌力药物的反应异常。肝硬化患者对 β 受体激动剂的正性肌力和增加心率的反应均下降。许多研究提示，肝硬化心肌病的心功能不全与肝硬化的病因无关，而与其 Child 分级和体内交感神经兴奋的程度有关。

酒精性肝硬化可以重叠有酒精性心肌病。酒精性心肌病是指发病与长期大量的酒精摄入有密切关系，具有典型扩张型心肌病的血流动力学变化、症状、体征及影像学所见，戒酒后病情可自行缓解或痊愈的一种心肌疾患。病理改变为心肌细胞及间质水肿和纤维化，线粒体变性。乙醇抑制心肌细胞的能量代谢，使心肌细胞变性、肿胀，进而影响心脏的功能。酒精性心肌病多伴有高脂血症及高铁血红蛋白血症，易致血栓形成。

肝移植患者可同时合并冠心病，随着年龄的增加冠状动脉疾病（coronary artery disease，CAD）也随之增多。以前往往认为肝硬化患者较少发生CAD，但目前数据表明在超过50岁准备接受肝移植的患者中大约16%有CAD。肝移植患者患CAD时死亡率比普通患者增加50%～80%。如果怀疑心肌缺血应做冠状动脉造影。冠状动脉阻塞的部位扩张和疏通后再做肝移植手术为佳。

冠状动脉搭桥和肝移植究竟先做哪一个，还是两个同时做？这种情况需要心内科、麻醉科和外科医生的共同会诊。不论哪个先做都有极高的风险和可能出现严重的并发症。高危患者应做多巴酚丁胺超声心动图以评估CAD、心室和瓣膜的功能以及有无肺动脉高压。在评估即将做手术患者的心脏危险因素时Plotkin等描述的多巴酚丁胺超声心动图的敏感性为100%、特异性90%，阳性预测值100%，阴性预测值100%。这些数据肯定了多巴酚丁胺负荷的超声心动图是评估CAD的有力工具。

多巴酚丁胺应激试验（快速输入1L液体，同时静注多巴酚丁胺，观察超声心动图的前后变化），以判断心功能是否可以耐受手术。

（二）肺动脉高压

1. 肺高压定义　肺动脉高压为静息状态下肺动脉平均压（mean pulmonary arterial pressure，mPAP）高于25mmHg，肺动脉楔压小于15mmHg，和肺血管阻力（PVR）大于240 dyn。分为轻度肺高压（mPAP 25～35mmHg）、中度肺高压（mPAP 35～45mmHg）和重度肺高压（mPAP大于45mmHg）。同时伴有门静脉高压时被称作门肺高压（portopulmonary hypertension，POPH）。大约20%的肝硬化患者存在肺高压，通常是由高心输出量、低体循环阻力、高血容量和高PAOP（肺动脉阻塞压）导致。3.1%～4.7%的肝硬化患者存在真正的POPH，若不治疗，死亡率较高。

2. 门肺高压患者的病理改变　包括细菌性动脉病变，动脉中膜增生，血栓形成和最终形成肺小动脉纤维化。

3. 麻醉处理

（1）如果 mPAP 小于 35 mmHg，PVR 小于 240 dyn，表明心功能良好，可以继续进行肝移植。

（2）如果 mPAP 为 35～45 mmHg，PVR 小于 240 dyn，TEE 显示心功能良好，那么尝试使 mPAP 降到 35 mmHg 以下，PVR 小于 240 dyn，则可以继续进行肝移植。如果没有做到，但右心功能良好（多巴酚丁胺和液体激发），也可以继续进行肝移植。如果右心功能低下则推迟手术。

（3）如果 mPAP 大于 40 mmHg，PVR 大于 240 dyn，推迟移植并开始血管扩张剂治疗。

中度和重度肺高压使肝移植患者围术期死亡率增加。现有资料显示如果实施肝移植时 mPAP 达到 45 mmHg 或更高，死亡率大于 70%。如果 mPAP 在 35 mmHg 以下，不会增加死亡率。对于 mPAP＞35 mmHg 的患者需要认真评估。外科手术前期可用肺血管扩张剂，如前列腺素来治疗，使 mPAP 降到 35 mmHg 或以下。对于 mPAP 高于 45 mmHg 的患者可以应用肺血管扩张剂如吸入一氧化氮、前列环素（PGI_2）或者其他治疗。静脉应用前列腺素降低或稳定肺动脉压的治疗方法需要几个月的时间。可以口服给予另外一种有效的肺血管扩张剂-内皮缩血管素受体拮抗剂，同时需联合提升肝药酶水平。并且反复进行超声心动检查，评估治疗后患者右心室病情进展情况。

如果患者在进入手术室后肺高压才被诊断，就要决定是否继续手术或推迟手术。手术是否继续进行取决于 mPAP 和 SVR 水平、mPAP 和 SVR 是否可逆及用 TEE 评估右心室条件。进行仔细的血流动力学检查确保排除其他的诊断，如容量超负荷、心肌病和呼吸性酸中毒。可以通过吸入一氧化氮或应用其他肺血管扩张剂来迅速检验 mPAP 的可逆性。可以在 TEE 监护下进行多巴酚丁胺应激试验来评估右心室的功能。如果 mPAP 减少到 40 mmHg以下，PVR 小于 240 dyn，提示右心功能没有严重减退，可以预期进行外科手术，移植器官再灌注后出现肺动脉压短时间急剧升高可以通过吸入一氧化氮进行治疗。中重度肺高压的患者继续进行肝移植的风险包括右心功能紊乱所导致的新肝充血和移植新肝急性无功能、右心衰竭和高死亡率。右室功能好坏是肝移植手术成功的关键因素之一，因为右室功能不全或衰竭将导致中心静脉压增加，继而传递至肝静脉引起新肝淤血，引起肝脏衰竭。对于患有严重 POPH 的患者，可考虑心-肺-肝联合移植或肺-肝联合移植。

移植器官再灌注后经常发生心输出量增高（5%～18%的患者），偶尔心输出量会升高超过基础值的 100%（3.7%的患者），根据物理学的定律，肺部压力就一定会升高。

肺动脉压力升高发展成为肺高压，会导致右心功能衰竭。因为心输出量增高程度是不可预知的，所以在肝移植开始之前将肺高压降到一个适度水平（35 mmHg）是明智的。手术后，前列腺素静脉输注治疗需要持续 18 个月直至肺高压完全逆转。如果没有继续前列腺素治疗，多数患者肺血管系统的病理改变会继续发展，最终因为右心功能衰竭而死亡。

三、呼吸系统

（一）终末期肝病呼吸系统变化

晚期肝病患者常出现低氧血症，可由肺实质病变引起，包括肺间质性疾病、肺阻塞性疾病、胸膜渗出和肺血管疾病等。但在无原发性肺疾病时，低氧血症的主要原因有肺通气/血流比例失调、肺泡-毛细血管弥散功能障碍、氧和血红蛋白亲和能力失常，如合并成人型呼吸窘迫综合征死亡率极高。此外，术中可能损伤膈神经，引起右侧膈肌麻痹加上患者原有的胸水都可能加重肺不张。如果运用增强对照的超声心动描记法，可发现 47%的肝病患者存在肝肺综合征，大约 17%的患者有组织缺氧。

（二）肝肺综合征

1. 概念　肝肺综合征（hepatopulmonary syndrome，HPS）是在慢性肝病和（或）门脉高压的基础上出现肺内血管异常扩张，气体交换障碍，动脉血氧合作用异常导致的低氧血症及一系列病理生理变化和临床表现。这类患者肝移植后肺功能大多会逐渐恢复。但术前肺内动静脉分流严重的患者，移植成功后呼吸功能难以改善。肺血管扩张是肝脏对扩血管物质的灭活能力减低及炎性细胞因子诱发的一氧化氮（NO）过度释放造成全身血管扩张的结果。

2. 发生机制　肺通气/血流比例失调：肺血管扩张是 HPS 的重要生理基础。肺血管扩张和肺血流增加对小气道造成机械压迫使肺通气/血流比例失调，产生低氧血症。肺内血管扩张被认为是由于血管扩张因子生成过多，肝细胞对血管扩张物质灭活能力减低所致，其中重要的血管扩张因子是 NO。这种说法基于肝硬化患者呼出 NO 水平的检测，肝硬化患者呼出 NO 水平升高，而肝移植后由于 HPS 消失，呼出 NO 也恢复正常。HPS 患者使用一氧化氮合酶（NOS）抑制剂亚甲蓝，患者的低氧血症可能得到迅速纠正。其他与肺血管扩张有关的因素包括 CO、肺血管内巨噬细胞聚集、雌激素等。另外肝硬化患者可并发肺动-静脉瘘和（或）肺动静脉之间存在着扩张的交通支，可使血液未经气体交换，致使患者产生明显低氧血症。

肺泡-毛细血管弥散功能障碍：肝硬化患者可发生肺间质纤维化、肺间质水肿及肺血管扩张、心排血量增加等，从而增加了呼吸膜的厚度和氧与还原血红蛋白的距离。

氧和血红蛋白亲和能力失常：肝硬化患者的氧-血红蛋白解离曲线向右侧偏移，与红细胞内 2,3-二磷酸糖苷的增加有关。

另外与大量腹水和两侧胸膜渗出压迫横膈产生的限制性通气障碍有关。

3. 诊断标准　目前肝肺综合征还无统一的诊断标准，2000 年由 Krowka 提出的 HPS 诊断标准为：①慢性肝脏疾病；②动脉血氧分压＜70 mmHg，肺泡-动脉氧分压差＞20 mmHg；③经影像学证实有肺内血管扩张。

肝肺综合征分为Ⅰ型和Ⅱ型，肺血管造影不仅能确定肺血管是否有扩张，还能对 HPS 做出具体分型。Ⅰ型——弥漫性前毛细血管扩张，吸 100%氧气可以使 PaO_2 升高。Ⅱ型——（罕见）有血管畸形的动静脉分流，吸 100%氧气对 PaO_2 无影响。

4. 术中处理　理论上讲肝肺综合征的低氧血症是由于肺血管扩张和肺血流增加压迫小气道所致，因此维持合适的呼气末正压（PEEP），促使小气道开放，能使低氧血症得到改善。PEEP 从 5 cm H_2O 开始，每次增加 2～3 cm H_2O，20 分钟后测血气并计算氧合指数（PaO_2/FiO_2），氧合指数超过 400 mmHg 时的 PEEP 为最佳。

5. 预后　肝肺综合征确诊无治疗的情况下，1 年死亡率为 18%，2 年半死亡率为 41%，肝移植术后 15 个月内Ⅰ型 HPS 可以得到改善，Ⅱ型 HPS 需要更进一步的干预。肝移植合并 HPS 患者的死亡率和外科手术时的 PaO_2 相关联，如果手术后 90 天内患者的 PaO_2 低于 50 mmHg，其死亡率为 29%；如果移植时 PaO_2 高于 50 mmHg，其死亡率小于 4%。HPS 是进行肝移植的指征，移植成功后 HPS 将会逆转。

四、肾功能

Gunning T 在 1991 年的 *Transplantation* 杂志上发表的文章中统计，术前肾功能正常的患者，经历肝移植手术后肾小球滤过率平均下降 43%。早期急性肾功能衰竭发生率可高达 12%，患者术后 3 个月内死亡率可高达 46.67%。因此无论是术前肾功能正常的患者或术前合并肝肾综合征的患者，肾功能的保护都显得尤为重要。

（一）肝移植患者引起肾功能损害的因素

1. 术前因素　晚期肝病失代偿期多种原因可导致肾功能受损，由于外周血管阻力降低，出血、大量放腹水、大量利尿等使循环血量不足，导致交感神经系统及肾素-血管紧张素-醛固酮系统的活性增加，肾血管收缩，肾血流量减少，肾小球滤过率降低。术前的高胆红素血症，可同时造成肾小球和肾小管的损害，胆红素在肾小球血管形成微胆红素栓，导致肾小球缺血性坏死。另外术前患者合并高血压、糖尿病等也可造成不同程度的肾功能损害。

2. 术中因素　术中循环的波动，腔静脉部分或完全阻断，大量血管收缩药的应用，门静脉的阻断后再开放。

3. 术后因素　肝脏原发性无功能、容量不足、大量血管收缩药的应用、氨基糖苷类抗生素、造影剂、免疫抑制剂的应用。术后免疫抑制剂选用 FK506 替代肾脏毒性相对较大的环孢素 A（CsA），定期监测其血药浓度及肾脏功能，尽可能降低药物性肾功能损害。CsA 中毒时可出现从急性肾小球滤过率降低到慢性进行性瘢痕形成等一系列病理变化，研究表明，内皮素活性增高在其中起重要作用。

值得注意的是造影剂可以与红细胞结合，阻塞肾的微血管，并可致肾小管直接受损，特别在严重糖尿病、低血容量、慢性肝功能不全的患者更容易发生。另外造影剂为高渗液，易出现渗透性利尿而造成假象，实际是低血容量和肾损害加重。首次接触造影剂后 24～48 小时出现氮质血症，3～5 天达峰值，如果恰好在此期间手术，围术期肾功能不全的发生率显著增高。预防方法：推迟择期手术，适量输液，应用甘露醇，直至造影剂全部排出。

右旋糖酐 40 和羟乙基淀粉能和肾小球滤过的白蛋白一起形成管型阻塞肾小管，并且其高渗作用导致肾小管上皮细胞变性坏死而诱发急性肾衰竭，应引起注意。

维持适当的尿量对纠正凝血状态、维持电解质和酸碱的动态平衡、避免容量超负荷都至关重要。尤其是新肝开放以后对于使肾脏得到最佳灌注和预防移植新肝充血是必需的。天津市第一中心医院统计的从 2004 年 8 月～2005 年 3 月的 100 例术前肾功能正常的患者，行经典非转流术式，术后发生肾功能损害，发生率为 40%。在这 40 例患者中，1 例因移植物原发性无功能而行二次肝移植术，1 例术后死于多脏器衰竭。其余患者肾功能于术后 12 小时～14 天逐渐恢复正常。

（二）肝肾综合征（hepatorenal syndrome，HRS）

确切发病机制及原因仍未阐明，是各种晚期肝硬化患者的常见并发症，占 15%～84%。

1. 概念 肝肾综合征：失代偿期肝硬化出现大量腹水时，由于有效循环血量不足及肾内血流重分布等因素，可发生肝肾综合征，又称功能性肾衰竭。其特征为自发性少尿或无尿、氮质血症、稀释性低血钠和低尿钠，但肾脏无重要的病理改变。

术后随着移植肝功能的恢复，肾功能也会逐渐恢复。将此类患者的肾脏移植给其他人，肾脏能很好地存活。但术前如存在有组织学改变的肾功能不全的患者，移植后效果差，可行肝肾联合移植。

2. 发生机制 病因不明，大量的研究表明，可能与以下因素有关。

（1）肝肾直接关系学说：肝血窦内压力升高可通过肝肾反射导致肾血管收缩，引起肾小球滤过率下降。阻滞肾脏的交感神经可使肝肾综合征患者的肾功能得到暂时改善。

（2）外周动脉扩张学说：Shrier 等认为肝肾综合征是全身血流动力学障碍的极端表现和最严重后果。引起肝肾综合征的关键环节是继发全身血管扩张后的肾血管收缩，导致肾皮质血流量和肾小球滤过率持续降低。是由于内源性血管活性物质的异常而引起的。肝硬化门静脉高压使内脏血管扩张性物质如一氧化氮等含量增加，进而使内脏动脉广泛扩张，引起体循环低灌注，后者反射性地刺激血管收缩系统，肾上腺系统参与这些功能性改变的因素很多，主要包括以下几个方面：

①交感神经兴奋性增高，去甲肾上腺素分泌增加；内脏和全身血管扩张、有效循环血量不足，导致交感神经兴奋性增加，肾血管收缩。

②肾素-血管紧张素系统活性增加，致使肾血流量及肾小球滤过率降低。

③肾前列腺素（PGs）合成减少，血栓素 A_2（TXA_2）增加。前者有扩张肾血管和增加肾血流量的作用，后者作用相反。

肝硬化患者使用非甾体类抗炎药时由于 PGs 受到抑制可诱发肝肾综合征。

④失代偿期肝硬化常有内毒素血症，内毒素有增加肾血管阻力的作用。

⑤白三烯产生增加，其有强烈的收缩血管作用，在局部引起肾血管收缩。

终末期肝病患者内源性肌酐生成量减少，所以此时血清肌酐含量不能反映肾功能障碍的严重性。因为长期使用利尿剂可导致血浆容量减少，必须仔细评估 HRS 患者肾前灌注状况。为了维持一个有效血管内容量以及避免肾脏低灌注，大量补液是必要的。患者围术期少尿的初始治疗应从解决肾前灌注压出发，予以大量液体冲击治疗。

如果患者对上述疗法不敏感，应考虑手术及时行静脉-静脉连续血液透析术。这种治疗在手术室十分容易实现并且可以维持液体和电解质平衡。如果无法行血液透析，术中所有输注的血液事先都得经过洗涤，以降低其中的钾含量。血细胞回收机可在手术室内直接完成这项工作，血细胞回收机也可以当作血液透析机用，通过中心静脉导管从患者体内将血液抽出来，在细胞回收机器内洗涤，然后重新输到患者体内。这样，既可以减少血管内多余的容量负荷、降低血钾浓度，又可以实现血液浓缩。

五、凝血紊乱

（一）正常的止血过程

正常的止血步骤可分为两个阶段。首先是初步止血，指在微血管和小血管破裂后立即发生的止血。包括血管的反应性收缩，血小板在 vWF（血管性假血友病因子）存在下黏附于血管内皮下暴露的胶原组织，形成白色血栓；第二步止血是凝血机制参与，以凝血酶形成为中心，以纤维蛋白形成而告终的过程，最后产物是牢固的红色血栓堵住伤口达到止血目的。另外抗凝和纤溶成分的存在又有助于防止凝血酶和纤维蛋白形成的范围扩大，它能使止血局限于血管破损部位。

1. 血管因素　当创伤时，血管收缩，使血流减慢，有利于凝血物质局部积聚及血小板黏附、聚集增加，故有利于止血。

①血管内皮细胞能合成内皮下一些黏附蛋白，这些黏附蛋白，不仅为血管内皮细胞提供了一个适宜附着面，同时可和血小板表面受体结合，诱导血小板黏附、聚集，形成止血栓。如vWF就是一个大分子糖蛋白，存在于血浆及内皮下组织，它是血小板黏附于内皮下组织的桥梁；②内皮素（ET）是一种内皮细胞因子，是迄今发现的最强缩血管物质，对血管的收缩作用是血管紧张素Ⅱ的10倍，近来还发现它有3种亚型，对许多组织都有生物学效应；③表达并释放组织因子（TF），启动外源性凝血途径；④激活因子Ⅻ，启动内源性凝血途径，表达并释放血栓调节蛋白，启动蛋白C系统。

2. 血小板因素　血小板的止血功能包括血小板黏附、聚集、释放及促凝活性等。

血小板在止血过程中的作用如下：①形成血小板血栓，机械修复受损血管；②形成血栓素 A_2（TXA_2），其有强烈缩血管作用，并诱导血小板聚集，释放血小板第3因子（PF_3）；③直接激活因子Ⅻ和因子Ⅺ，启动内源性凝血途径。

3. 凝血机制　凝血过程反应仍以瀑布学说为骨架，即一个凝血因子以另一个凝血因子为底物的连锁反应（图3-1）。

下面分别叙述凝血的启动和凝血反应。

（1）凝血的启动

1）外源性凝血途径：当损伤的组织或被刺激细胞所含的组织因子暴露于血浆时，因子Ⅶ激活它两个底物因子Ⅹ和因子Ⅸ。因子Ⅶ在非活化状态下就有某些内源酶活性，在钙离子存在下，组织因子和因子Ⅶa结合，形成复合物。且因子Ⅶa起着加速和放大因子Ⅹa和因子Ⅸa生成的作用。

2）内源性凝血途径：血管内皮完整性损伤，胶原暴露，因子Ⅻ激活为因子Ⅻa。因子Ⅻa激活因子Ⅺ。在 Ca^{2+} 存在的条件

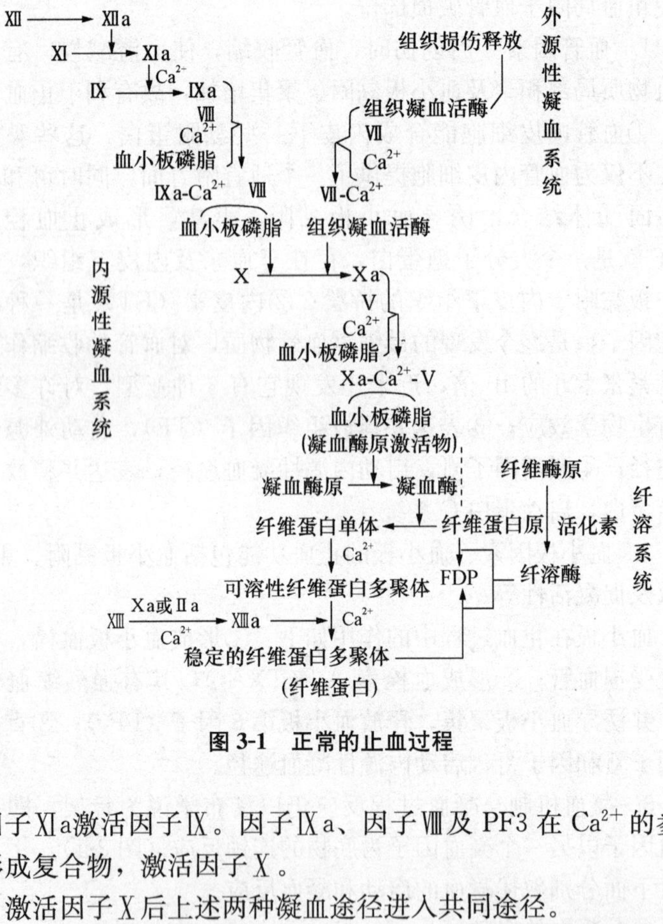

图 3-1　正常的止血过程

下因子Ⅺa激活因子Ⅸ。因子Ⅸa、因子Ⅷ及 PF3 在 Ca^{2+} 的参与下形成复合物，激活因子Ⅹ。

激活因子Ⅹ后上述两种凝血途径进入共同途径。

（2）凝血酶原活化：凝血酶原至少可通过两条途径转变成凝血酶。一条是凝血酶原作为凝血酶的底物被激活；另一条是凝血酶原被因子Ⅹa 激活后，生成中间产物前凝血酶 2（pre-2），pre-2 需要被因子Ⅹa 进一步水解而成为凝血酶。

（3）凝血酶生成：凝血酶是凝血瀑布中心反应的产物，在凝血酶原酶催化下，凝血酶原转变成凝血酶。一旦生成后其作用广泛：①使纤维蛋白原转变成纤维蛋白。②反馈激活因子Ⅴ、Ⅷ。

③刺激血小板促凝活性。④加速放大瀑布反应等。

（4）纤维蛋白的形成：分三步合成：①首先是纤维蛋白单体的形成，纤维蛋白原释放纤维蛋白肽 A 和纤维蛋白肽 B 后转变成纤维蛋白单体。②纤维蛋白单体的集合及间质结构形成。③交联纤维蛋白凝块的形成。上述第二步产物是可溶性纤维蛋白凝块，在因子Ⅷ作用下加入钙离子后成为坚固的交联纤维蛋白凝块。

上述凝血反应的每阶段都受到相应抑制物制约而达到反馈调节作用。主要分为四个体系：①丝氨酸蛋白酶抑制物。包括抗凝血酶Ⅲ（AT-Ⅲ），是人体最主要的抗凝物质，肝素可促进上述抑制作用；②蛋白 C/蛋白 S 抗凝体系；③组织因子通路抑制剂（TFPI）对外源凝血途径起着重要调节作用；④肝素。

（5）纤维蛋白溶解系统：主要功能是降解沉积在血管壁的纤维蛋白，清除已形成的血栓，维持血流通畅。

（二）终末期肝病的凝血变化

1. 凝血因子减少　晚期肝病患者多存在复杂的凝血功能障碍，表现为凝血酶原时间（PT）、活化部分凝血激酶时间（APTT）延长，纤维蛋白原和血小板数降低等。这是由于多种凝血因子均在肝脏合成，肝功能受损时凝血因子的合成降低，特别是凝血因子Ⅱ、Ⅴ、Ⅶ、Ⅸ、Ⅹ。抗凝血因子如 C 蛋白、S 蛋白、抗凝血酶原Ⅲ水平下降，并且其下降程度与肝脏受损程度密切相关。

2. 血小板数量减少　血液稀释及脾功能亢进可使血小板数量减少，纤溶亢进也使血小板的功能受到影响。

3. 纤溶亢进　纤维蛋白溶酶原、α_2-抗纤维蛋白溶酶和Ⅷ因子水平降低，而组织型纤维蛋白溶酶激活物水平增加。

4. 影响钙离子　血液或血液制品中的枸橼酸盐可能导致游离钙离子水平严重降低，而钙离子参与凝血的多个环节。

5. 肝素的影响　肝脏清除外源性肝素的能力降低而内源性肝素的生成增加，影响凝血。并且术中血液回收机和供肝保存液的肝素也会对凝血产生影响。

6. 体温影响 正常的体温是维持凝血系统功能正常的必要条件，而晚期肝硬化患者由于肝脏产热能力降低，大量出血、放腹水等，体温往往低于正常。

虽然终末期肝脏疾病会增加出血的风险，但是这类患者也可出现血栓形成，如门静脉血栓、腔静脉血栓或肺循环系统出现血栓。血栓形成常常发生在使用抗纤溶药后，例如抑肽酶或氨基己酸。抗纤溶药物导致血栓形成因缺乏充分的资料和对照研究来证明，因此并不具有结论性意义。

凝血病的严重程度取决于肝病病程的长短，因此凝血酶原时间的延长程度可用来指导评价肝功能的状态。当病情进一步恶化，可出现异常纤维蛋白血症，且纤溶系统被激活。被激活的蛋白例如组织纤维蛋白溶酶原激活物质（t-PA）不易被病肝清除。实验室表现为，纤维蛋白裂解产物及D-二聚体升高、优球蛋白溶解时间缩短。血栓弹性描记图（TEG）描记出纤溶亢进的典型纺锤体形轨迹。

六、酸碱及电解质平衡紊乱

（一）酸中毒

终末期肝病患者可发生呼吸性酸中毒和（或）代谢性酸中毒。呼吸性酸中毒通常是脑病或脑水肿导致意识水平改变的结果，应尽早对患者行气管切开，机械通气，以避免脑水肿加重。肾脏功能障碍或低灌注压时，细胞缺血、缺氧，可引起代谢性酸中毒。术中代谢性酸中毒是常见的，特别是在新肝期，酸血症的产生是由于输入大量酸性血液，钳夹大血管后乳酸物质释放，肝脏对枸橼酸、乳酸及其他酸性物质的代谢能力减低，组织低灌注所致。代谢性酸中毒可以通过输注碳酸氢钠纠正，碳酸氢钠只给最小剂量或当碱剩余超过－10 mmol/L 时给予，过量的碳酸氢钠可加重细胞内酸中毒，增加血乳酸浓度，导致高钠血症及术后的碱中毒。如果是由于乳酸堆积造成，尤其是暴发性肝衰竭的患者，很难通过输注碳酸氢钠纠正，功能良好的移植肝脏将有力改善乳酸代谢情况和促进酸中毒的矫正。适当酸中毒纠正对维持循环状态的稳定至关重要。

（二）钾代谢紊乱

晚期肝病患者肝脏灭活醛固酮的能力下降，并且由于有效循环血量的减少，导致醛固酮分泌增多，使钾排出增加，造成低钾。新肝开放后低钾与新肝功能的恢复、糖摄取增加、新肝以及肌肉组织对钾离子摄取增加及大量利尿有关。

由于肾功能衰竭、使用保钾利尿剂或存在代谢性酸中毒也可导致患者血钾过高。在手术中使用钾离子浓度很高的血液及血制品可导致高钾血症，特别是陈旧的血液或血制品。在开放移植肝脏的瞬间，大量的钾离子进入循环系统，高钾血症可能导致后果十分严重的心搏骤停。处理高钾血症的方法包括：维持良好的尿量，适当应用氯化钙、碳酸氢钠以及胰岛素和葡萄糖。如果以上措施降低血钾效果不确切，可以考虑行连续性静脉-静脉血液透析。术前必须制订计划以处理患者肾功能不全造成的潜在液体过剩和高钾血症。

（三）钠代谢紊乱

终末期肝病患者常常出现低钠血症，其原因是多因素的，如冲击性利尿疗法特别是应用螺内酯进行利尿，加上患者肾脏丧失排水功能。轻度低钠血症（血清 Na^+ 浓度＞125mEq/L）无须纠正，术中可由于输注大量含钠液体而使血钠随手术时间增高。但对于术前重度低钠患者，避免血钠纠正过快，术中血钠迅速增高产生的渗透压改变可引发中心性脑桥脱髓鞘而导致昏迷。

重度低钠患者使得血钠波动在原有的基础范围，正负小于5 mmol/L。可使用相应量的静脉用蒸馏水稀释晶体或胶体液。需要给予碳酸氢钠时可给予 1.25％ $NaHCO_3$（静脉用蒸馏水将5％$NaHCO_3$ 稀释四倍），必要时可使用三羟甲基氨基甲烷代替碳酸氢钠。

（四）钙代谢紊乱

终末期肝病患者离子钙水平经常明显降低，特别在切肝期和无肝期，是由于成分输血后体内大量枸橼酸盐蓄积，而病肝代谢枸橼酸盐的能力下降。围术期应注意补充 $CaCl_2$ 使血 $Ca^{2+}>1.0$ mmol/L。

血清钙浓度减低到 0.56 mmol/L 时左室射血分数降低、右房压降低而体循环阻力不变。心电图的 QT 时间延长。血浆钙离子的减少不仅能造成心肌收缩力的减弱，并且钙离子参与凝血的多种步骤。因此术中需经常给予钙剂，常用的有氯化钙或葡萄糖酸钙。急性酸血症时，由于蛋白结合钙减少，钙离子即增多，反之，当急性碱血症时，由于蛋白结合钙增加，钙离子即减少。一般认为血清白蛋白每改变 10 g/L，血清钙浓度相应改变 0.2 mmol/L。在新肝再灌注期，随着肝功能的恢复，钙离子紊乱通常可得到纠正。

（五）糖代谢紊乱

重症肝病患者多数出现葡萄糖-胰岛素代谢紊乱，病情严重患者在移植手术前可出现血糖过低症状。在移植手术过程中，患者血糖水平有增高趋势，原因是输注的库存血液含有葡萄糖以及移植肝的肝糖原进一步分解，糖利用少及胰岛素抵抗，移植肝脏的糖异生作用使血糖水平显著提高。大量出血的患者应警惕血糖过低的发生。

第三节　术前访视和用药

影响术后并发症和死亡率的主要因素涉及肝病的程度、术前重要器官的功能、全身情况以及移植前患者的活动状况等，所以术前的麻醉访视对术中和术后风险的评估十分重要，要详细了解病史和治疗过程，明确诊断肝功能不全的基础疾病，有助于估计预后，如相对肝炎后肝硬化和肝癌，代谢性疾病患者肝移植术后的成活率较高。

终末期肝病患者常合并贫血、低蛋白、电解质紊乱、肝性脑病、肝肺综合征、肝肾综合征等，应全面分析患者各脏器的功能变化。

一、术前评估

（一）年龄

年龄越大，合并症越多，肝移植并发症的发生率越高。过去认为年龄大于 50 岁接受肝移植的患者手术成功率较低。S Rudich 等调查发现大于 70 岁与 35 岁以下的患者相比肝移植后的并发症和死亡率没有显著差别，并指出年龄本身不应该成为肝移植的禁忌。然而老年患者在 ICU 滞留的时间较长，并可因非肝脏因素的并发症（感染、心脏病和神经系统疾病等）使存活率下降，我们的研究也发现年龄与术后肺部并发症相关。术前对高龄患者应更加重视治疗各种并发症。

（二）肝病的程度

肝硬化患者的病情多采用 Child-Turcotte-Pugh（CTP）评分或分级模式（表 3-1），术前低蛋白、腹水及黄疸的程度越重，术中风险越大。Snowden 等发现 Child C 级患者术后发生肺水肿的几率增加。我们的调查发现，CTP 分级 C 级（>9 分）者术后肺部并发症的发生率增加。但是 CTP 分级标准的缺陷也日渐暴露。在 CTP 指标中，参数均是范围性，对病情严重程度无法细分，如腹水量、肝性脑病程度缺乏量化，没有考虑具体的原发肝病因素。有报道认为终末期肝病模型（the model for end-stage liver disease，MELD）评分优于 Child-TP 分级，并指出 MELD 评分≥14 分时可以取代 Child-TP C 级。MELD 是根据患者的血清肌酐（Cr）、总胆红素（TB）、凝血酶原时间国际标准化比值（INR）和原发病因以数理模式进行量化运用数学公式来计算获得分值，进而可以得出不同阶段的预计生存率数据，较好地预测了严重肝病患者术后短期内的死亡率，对短期或长期生存率具有良好预测价值。其计算公式为 9.6×ln（血清肌酐 mg/dl）＋3.8×ln（血清总胆红素 mg/dl）＋11.2×ln（INR）＋6.4×（0 或 1），原发病为酒精性或胆汁淤积性肝硬化为 0，其他原因为 1。

表 3-1 Child-TP 分级

项目	分数		
	1	2	3
肝性脑病（期）	无	Ⅰ～Ⅱ	Ⅲ～Ⅳ
腹水	无	易消退	难消退
胆红素（μmol/L）	＜34	34～51	＞51
白蛋白（g/L）	＞35	28～35	＜28
凝血酶原时间（秒）	≤14	15～17	≥18

注：根据 5 项总分判断分级，A 级 5～8 分，B 级 9～11 分，C 级 12～15 分。

腹水的程度能反映出肝病的程度，我们的调查发现术前腹水程度与术后肺部并发症有关。腹部叩诊有移动性浊音者，腹水量大于 1000 ml，B 超能对腹水程度作出诊断。轻度：仅盆腔有；中度：盆腔、肠间、肝或脾下有；重度：肠浮于水中。

（三）全身情况

可以依据患者的活动状况来判断，依次为：在家自理、住院依赖、ICU 依赖以及呼吸机依赖，次序靠后者肝移植后的并发症和死亡率增高。营养不良的患者术后抵抗感染的能力下降，易发生难以控制的感染。因此，术前应给予支持疗法，尽量改善患者的肝功能及全身情况。

（四）重要器官功能

术前合并有肝性脑病、低氧血症、肾功能不全以及缺血性心脏病的患者围术期并发症和死亡率会显著上升。故术前应了解患者重要脏器功能情况及其主要合并症，改善患者的心、肺、肾、脑及凝血功能。

二、术前检查

术前实验室检查包括血、尿、便常规，DIC 及生化全项，血氨、乳酸、渗透压，血气分析，肝炎全项，术前应对心功能作出全面的评估。ECG、超声心动图是必需的检查，心律失常、瓣膜病变以及心力衰竭能显著增加手术的风险。怀疑有冠心病的患者必要时应行冠状动脉造影检查，严重的冠状血管病变可首先考虑做经皮冠状动脉腔内成形术（PTCA）或冠状动脉旁路移植术（CABG）。肝癌患者应作全身骨扫描，以发现是否有远处转移，另外术前应具备腹部B超、磁共振、血管造影等与肝手术有关的影像学检查。

三、术前用药

除一般情况好的患者，术前药可于手术室静脉给予。过度紧张患者术前口服苯二氮䓬类药物，对于术前凝血功能较差的患者，避免肌内注射。对于饱腹患者术前应给予H_2受体拮抗剂，提高胃液的pH值及给予止吐剂如恩丹西酮等。

第四节　麻醉处理的一般原则

一、麻醉前准备

（一）专用设备

除了恶性肿瘤患者，大多数情况应当在手术前安装好红细胞回收仪，能减少输入异体血的机会和量，从而降低输血相关并发症的发生。有条件的移植中心应该准备快速输血输液装置，最低应该具备简易快速加压输血输液装置。静脉-静脉转流泵可以处于备用状态，当下腔静脉阻断试验阳性时能够随时启动。血气生化分析仪应当在手术室内，便于即时检测。对于规模开展肝移植的医院，麻醉科应当准备床边的血凝监测仪，如血栓弹性描记图（TEG）或Sonoclot分析仪（SCA），以连续实时地监测血凝状态，指导成分输血和抗凝治疗，防止血制品滥用造成的并发症。输液加温器、暖风机、保温垫都应在患者入室前准备完毕，保温垫应提前一小时打开预热。除常规监测仪器外，三导有创血压监测用于连续的动脉压、中心静脉压和肺动脉压。还应准备连续心排血量（CCO）或脉波指数连续心排血量（pulse indicator continous cardiac output，PiCCO）等能够提供连续心排量、外周阻力和容量指标的监测仪器。术前超声心动图提示有肺动脉高压者，必须在手术开始前完成肺动脉漂浮导管的监测，以判断肺动脉的压力和阻力，如果 MPAP＞50 mmHg 或 PVR＞240 dynes·s/cm^5，应当通知外科医师，会诊决定停止手术。患者术前或者偶尔在肝移植期间出现无法控制的上消化道大出血，需要准备一个 Minnesota 或 Sengstaken-Blakemore 导管。另外需准备除颤仪和 3～4 个输液泵。

（二）血制品的准备

目前我国肝移植的外科水平显著提高，大出血的几率明显降低，但还应在术前对常用的血液制品做好准备，如浓缩红细胞（2000 ml）、新鲜冷冻血浆（fresh-frozen plasma，FFP）（2000 ml）、单采血小板（1～2 袋）、纤维蛋白原（法布莱士）和凝血酶原复合物等。

浓缩红细胞：400 ml 全血分离出 2U 红细胞，血细胞比容±70％，能使 60 kg 患者血红蛋白提高 1 g。

新鲜冷冻血浆：采血后 6 小时内制备，每单位 100 ml，富含全部凝血因子，特别是 V 因子和Ⅷ因子，凝血因子较全血高 1 倍。

单采血小板：为一个献血者提供，相对浓缩血小板而言，减少血液传染病传播的机会，能提供至少 2.5×10^{11} 以上的血小板数量。

纤维蛋白原：用于补充纤维蛋白原缺乏。

凝血酶原复合物：含有维生素 K 依赖的在肝脏合成的四种凝血因子Ⅱ、Ⅶ、Ⅸ、Ⅹ。

冷沉淀物：主要含凝血因子Ⅷ、ⅩⅢ、vWF 及纤维蛋白原等，但Ⅷ因子浓度较血浆提高 5～10 倍。

（三）麻醉治疗用药

去甲肾上腺素、去氧肾上腺素、肾上腺素、硝酸甘油、呋塞米、甘露醇、多巴胺、胰岛素、碳酸氢钠、氯化钙等药物应当常规准备。乳酸林格液或复方电解质注射液（商品名：勃脉力 A）、人血白蛋白溶液、氯化钠＋明胶（佳乐施）或羟乙基淀粉 130/0.4 氯化钠注射液（商品名：万汶）等胶体液也应备用。

（四）患者的安置

术前一至两小时将患者转运至手术间，入室后平卧于放置胶垫的手术床上，头及足跟放置胶圈，防止压疮的发生；面罩吸氧，连接无创监测；双肘各开一路 G16～14 静脉通道，确保输液的畅通，连接加温器；右桡动脉置入 G20 套管针，连续监测动脉内血压；可以先开放一路静脉，待麻醉诱导后再完成其他有创操作；放置 Foley 尿管和肛温表；患者双臂避免过度外展，防止臂丛神经损伤；左腋窝备皮，做好转流准备。

（五）患者的保温

各种保温措施应当在手术开始前安置完毕。室温调节在22～25℃；手术台面铺保温垫，四肢用棉垫裹好，下肢覆盖防水层以防止台上的冰水溢洒浸入棉垫而影响保温，体表覆盖下半身的热风毯，输血输液的管道连接输血加温仪；如加温毯上有胶垫应在手术前 2 小时开启加温毯。连续监测鼻咽温和血温，维持体温Ⅰ期末 36.5～37℃，在Ⅱ期末 35.5～36℃，至少不低于 35℃。

二、麻醉方法

全身麻醉加硬膜外阻滞虽有利于术后镇痛和减少全麻药用量，但因为肝脏移植患者手术复杂性和整个围术期都可能存在明显的凝血功能紊乱，因此术前不建议置入硬膜外导管。肝脏移植术后伤口疼痛强度不如其他外科手术术后疼痛强烈，可能与术中镇痛药种类和剂量、切口性质、大量免疫抑制剂的应用等有关，多数不需要术后镇痛。药物选择原则上不加重肝脏功能损害的所有吸入和静脉麻醉药物均可应用于肝脏移植麻醉诱导和维持。术后早期拔管不应成为常规，依各移植中心的水平及患者术前的一般状况而定。

诱导：麻醉药物的选择主要考虑肝脏移植患者病理生理改变

的严重程度。多采用快速诱导插管，肝移植手术由于其特殊性均应视其为急诊手术，术前饱腹的患者麻醉诱导误吸的风险较大，尤其有腹水的患者，可采用清醒插管。麻醉用药量相对减少，可选择咪达唑仑、芬太尼、丙泊酚、依托咪酯、阿曲库铵、罗库溴铵等分次给药。影响诱导药物应用的主要病理生理改变包括心血管功能状态、内环境、肝肾功能状态。肌松药和血浆中的球蛋白结合，肝病晚期球蛋白含量增加，相同剂量下可以导致游离的肌松药含量降低，肌松作用减弱，应适当加大肌松药用量。肝脏功能异常可以导致肌松药作用时间延长。

肝硬化患者白蛋白降低，使很多诱导药物在相同剂量下游离状态的药物浓度增加，诱导剂量应适当降低以减轻药物对心血管功能的抑制作用。无凝血功能障碍和门脉高压患者可术前清醒放置胃管。凝血功能异常或者严重门脉高压患者诱导后或者插管后直视下放置胃管，既可避免黏膜或者曲张静脉破裂出血，又可减少因意外出血导致误吸等严重并发症。

麻醉维持可以吸入氧、空气和异氟醚，异氟醚的吸入浓度应小于2%，有利于肝脏的血流灌注和氧合。也可持续泵入丙泊酚，静脉间断按需给予芬太尼。肌松药定时或持续静脉输注。一些研究提示舒芬太尼和丙泊酚等药物存在某种程度的肝外代谢，使得这些药物能更安全地应用于肝移植患者，丙泊酚肝外代谢的途径可能为肺、肾、小肠等。理论上讲，肝移植术中肌肉松弛药选用苯磺酸顺式阿曲库铵或阿曲库铵比选择维库溴铵更合适，肝移植患者维库溴铵的PK/PD发生了很大的改变，而苯磺酸顺式阿曲库铵或阿曲库铵的消除不受肝功能的影响，但其主要代谢产物N-甲基罂粟碱（一种中枢神经系统兴奋剂）依赖肝脏清除。

但使用维库溴铵时可以通过肌松恢复情况来判断术中移植肝的功能状况。如果肝移植术中有合适的肌松监测，那么所有的非去极化肌松药都可以放心地使用。暴发性肝衰竭的患者因存在颅内高压的可能，应避免使用强效吸入麻醉剂。吸入氧化亚氮可以导致肠道积气扩张，增加关腹的困难并可加重静脉气栓，应避免使用。

研究发现肝移植围术期心肌酶呈进行性增加，新肝期和术毕时达到高峰。血清肌钙蛋白在术后 24 小时达到高峰，提示心肌在肝移植围术期损害明显。因此我们于手术开始时静脉给予环磷腺苷 200 mg，术中持续泵入硝酸甘油，以增加心肌氧供。

环磷腺苷为蛋白激酶致活剂，系核苷酸的衍生物。它是在人体内广泛存在的一种具有生理活性的重要物质，由三磷酸腺苷在腺苷环化酶催化下生成，能调节细胞的多种功能活动。作为激素的第二信使，在细胞内发挥激素调节生理机能和物质代谢作用，能改变细胞膜的功能，促使网织肌浆质内的钙离子进入肌纤维，从而增强心肌收缩，并可促进呼吸链氧化酶的活性，改善心肌缺氧，缓解冠心病症状及改善心电图。此外，对糖、脂肪代谢，核酸、蛋白质的合成调节等起着重要的作用。

三、麻醉监测

肝移植的麻醉关键在于对患者病情的变化及时发现、及时处理，发现和处理的前提是必要的监测，应根据各医院的条件，尽可能做到监测全面。

（一）循环监测

心血管系统监测应包括有创动脉压和中心静脉压。肺动脉导管的应用尚有争议，但确实能够发现尚未确诊的肺动脉高压和心肌病，并且在低血压时可以指导血管升压药的使用和输液量，鉴别血容量减少、体循环阻力（SVR）降低及心室功能低下。经食管超声心动图（TEE）可以评估左右心室的功能，对于合并肺动脉高压的移植手术患者，TEE 可以提供必要的右室功能信息，出现肺动脉栓塞时，TEE 对于早期的诊断和处理是非常必要的。TEE 在国外肝脏移植中心已经广泛应用于肝脏移植的围术期，在我国尚不普及。TEE 对判断肝脏移植围术期心肌缺血、心肌收缩力、容量状态等具有重要的参考价值。TEE 在肝脏移植围术期的应用主要是评估心脏功能状态、指导循环功能的调控、指导用药和评估用药的效果、发现气栓和血栓等，提供血流动力学监测不能提供的参数。有文献报道 TEE 比漂浮导管和心电图更早发现心肌缺血和心脏收缩功能降低。

危重患者麻醉前建立有创动脉压力监测，有利于麻醉诱导平稳。一般情况较好的患者可以在麻醉诱导后建立有创动脉压力和中心静脉压力监测以及肺动脉漂浮导管监测，以便于进行实时的多系统的监测。

凝血功能较好的患者可采用颈内静脉或锁骨下静脉穿刺，置入三腔中心静脉导管。凝血功能较差的患者经颈内静脉置入中心静脉导管。凝血功能极差的患者可先纠正凝血，再行中心静脉穿刺。

原则上经颈内静脉置入肺动脉漂浮导管已不再被强调作为必须的血流动力学监测项目。但患者存在以下特殊情况仍需要置入漂浮导管做全面的血流动力学监测：①肺功能不全；②肺动脉高压；③心功能Ⅲ级；④明确的心肌缺血；⑤凝血功能极差；⑥手术复杂可能引起大量出血而需要大量输血输液患者；⑦临床科研需要。

连续心输出量（CCO）及混合静脉血氧饱和度（S_VO_2）监测：终末期肝病的患者，循环系统的病理生理改变表现为高排低阻的高动力循环状态。手术早期其心输出量常增加，无肝期需要完全或部分阻断下腔静脉时，回心血量急剧减少，心输出量下降。而再灌注期，门静脉及下腔静脉开放以后，由于肠道和下肢的血液突然回到体循环，高钾、酸性物质及血管活性物质释放均使体循环阻力降低，此时虽然有一个低血压的过程但心输出量显著上升。变化最明显的是在新肝开放后的 10～15 分钟。变化过程中 CCO 与 SvO_2 保持正相关，并且 SvO_2 变化先于心输出量时更具参考价值。如果无肝期使用静-静脉转流术（VVB）时，CCO/SvO_2 可指导转流量，当转流量低于心输出量的 20%时即应及时调整转流量。转流术同时能提供体循环与肺循环的阻力、氧供、氧耗等数据，便于及时发现病情的变化并指导血管活性药的使用。

有创穿刺应当由有经验的高年资医师操作，必要时在超声引导下进行。以确保一次成功，如穿刺不慎易出血不止，形成血肿后使建立监测出现困难。

必须正确管理和分析监测项目，确保监测参数的准确。对监测参数的分析应包括各种监测参数的数值、波形，动态观察，综合分析发挥各种监测的最大价值。

（二）呼吸监测

呼吸监测包括潮气量、气道压、PEEP、$ETCO_2$ 图形，以及 SaO_2 和血气结果。

（三）体温监测

术中体温的监测包括鼻温、肛温和血温。血温监测比鼻温和肛温更具有实际意义。

（四）肾功能监测

采用精密尿袋测量每小时尿量、尿的颜色和比重。以指导容量治疗和利尿剂的使用。

有条件的肝脏移植中心可酌情监测晶体和胶体渗透压、颅内压、麻醉深度、肌松监测指标。重度晚期肝硬化患者原则上监测晶、胶体渗透压；有肝性脑病患者应监测颅内压。

四、血管通路的分工

两上肢的肘正中静脉（G16～14）和漂浮导管的侧鞘管接三路液体，其中侧鞘管用于单次静脉给药和抽血样。肺动脉漂浮导管连续监测 CVP、PAP、CCO、EF 及其计算值供氧量（DO_2）、耗氧量（VO_2）、舒张末期容积（EDV）。三腔静脉导管可以连接多个注射泵持续静脉给药。桡动脉置管连续监测动脉压，也可间断采血样。推荐的采血样时间点：术前对照、Ⅰ期 60 分钟、Ⅱ期前 5 分钟、Ⅱ期 30 分钟、Ⅲ期前 10 分钟、Ⅲ期 10 分钟、30 分钟、60 分钟、120 分钟、180 分钟和手术结束。血气和生化指标包括：pH、剩余碱（BE）、PaO_2、$PaCO_2$、Hct、Na^+、K^+、Ca^{2+}、血糖、乳酸、Cr、BUN 等。出、凝血常规监测：PT（INR）、

APTT、纤维蛋白原（Fbg）、D-二聚体（D-Dimer）。凝血功能监测常用Sonoclot分析仪（SCA）或血栓弹性描记图监测。

五、术中液体治疗

（一）计算补液量

1. 术前评估　根据患者以下状况初步估计容量状况：神志、皮肤、颈静脉充盈、循环、尿量等。

2. 术中补液目的　维持组织的有效灌注压、维持氧运输、体液电解质浓度和血糖水平在正常范围。

（二）液体的种类及选择

以胶体为主，5%的白蛋白或人造血浆代用品。胶体液应按照血容量的需求补充，严格以CVP和PAWP的变化指导输液，也可以按照舒张末期容量（EDV）、胸腔内血容量（ITBV）和血管外肺水（EVLW）等容量指标指导输入。

胶体液中以5%白蛋白为主，若患者凝血功能及肾功能较好，可适量使用人造血浆代用品。白蛋白是机体内生理状态下即存在的蛋白质。大量使用不影响凝血系统（或者轻度促进凝血），扩容时效较长，对肾功能没有损害作用或者具有轻微的肾脏保护作用，是肝移植手术中比较理想的胶体溶液。但是白蛋白价格昂贵，而且存在传播血液源性疾病的可能。

晶体液选择醋酸林格液，其pH为7.4，与人体血浆相同，渗透浓度为294 mmol/L，与血浆更为接近，Na^+/Cl^-比值140/98，更接近生理比值，其所含Cl^-浓度为98 mmol/L，低于生理盐水与乳酸林格液，大量应用不会引起高氯性酸中毒。另外由于不含乳酸，大剂量输入不会造成乳酸升高，并且其不含Ca^{2+}，同一管路输注不会与血制品发生反应造成凝集。可以恒速输入，在补充尿量的基础上恒速输入1～2 ml/（kg·h）。

容量治疗选用何种胶体液是关注的焦点。胶体液的补充不仅要满足血流动力学的需要，而且能改善组织氧合。不仅不影响肾功能和凝血系统，而且可提高患者机体的免疫和抗炎功能。

常用的血浆代用品：

1. 右旋糖酐　是一种由葡萄糖聚合成的多糖高分子物。有中分子量（MW 7 万）、低分子量（MW 4 万）和小分子量（MW 2 万左右）三种。临床上常用的是右旋糖酐 40，它可用于扩充血容量，造成血液稀释，降低血液黏滞性，改善微循环。缺点是大量使用可抑制血小板功能，出血时间延长，抑制手术创伤所致血小板黏附和聚集力的增加，还可减少血小板第 3 因子的释放。肝移植术中很少选用。

2. 羟乙基淀粉　近年来国内临床上使用最广泛的是新一代的羟乙基淀粉 130/0.4 氯化钠注射液（商品名：万汶），它分子量较羟乙基淀粉 200/0.5 氯化钠注射液（商品名：贺斯）小，取代级更小，扩容时间长，大剂量长时间使用蓄积少，且对凝血功能影响小。其电解质与血浆相近，含有钠、钾、氯和镁离子，并含有 HCO_3^-，能提供碱储备，是一种较好的血浆增量剂，它不仅具有补充血容量，维持胶体渗透压的作用，尚能补充功能性细胞外液的电解质成分，预防及纠正大量失血和血液稀释后可能产生的酸中毒。对组织灌注及组织氧合也有一定优势，其还具有一定程度的毛细血管封堵作用，对于血管通透性增加的患者可能更适合。但大剂量使用可能会对肾功能造成影响，应综合患者情况选择。

羟乙基淀粉对凝血功能的影响主要表现在：①降低Ⅷ因子和 vWF 水平和活性；②抑制Ⅷ/vWF 复合物；③降低血小板糖蛋白Ⅰb 和Ⅱb/Ⅲa 的表达；④抑制纤维蛋白原和激活的血小板的结合从而抑制内源性凝血及血小板的黏附和聚集。

3. 明胶　是将动物皮胶、骨骼、肌腱的胶原经水解后提取的一种蛋白质，其中含有大量羟脯氨酸，近年来临床常用的有聚明胶肽和琥珀明胶两种溶液。其胶体渗透压与人血浆白蛋白相近。但其扩容作用较右旋糖酐和羟乙基淀粉弱。由于明胶类血浆代用品对凝血的影响较小，肝移植术中多采用此类人工胶体。天津市第一中心医院统计输注最大剂量 8000 ml，患者术后恢复良好。

六、麻醉管理

（一）无肝前期的麻醉管理

无肝前期是指从手术开始至阻断上下腔静脉。此期的主要变化是手术出血和体液的大量再分布。失血的程度主要与肝周围组织粘连的程度、门脉高压及患者的凝血机制有关。体液的丢失可由于腹水快速减压和第三间隙再分布引起。

无肝前期（preanhepatic stage）的麻醉处理除了调控基本的血流动力学平稳和出入平衡外，更主要的工作是为手术进入无肝期做好充分准备，包括评估和分析无肝期可能出现的问题以及为这些可能出现的问题作预防性干预。根据患者的心肺功能、肾脏功能、内环境、血红蛋白含量以及门脉高压导致的侧支循环状态等输入合理的液体为无肝期做基本的“容量储备”。尽可能了解患者对各种血管活性药物的敏感性和个体差异，以便无肝期可以做到及时、有效、合理地应用血管活性药物，顺利渡过无肝期。

监测血流动力学改变，对于腹水量较大的患者，在放腹水时应高度重视循环的稳定，在容量监测指导下准备快速补充血容量以维持一定基础的有效循环血量，缩血管药（去甲肾上腺素）和正性肌力药（小剂量的多巴胺）持续泵入。对于年龄大或合并心肌缺血的患者应持续泵入硝酸甘油。同时与手术医师密切沟通，减慢放腹水的速度，以防止突然的腹腔内脏血流再分布导致的低血容量性休克。注意纠正电解质紊乱及酸碱失衡，预防性应用抗纤溶药物，加强自体血回收，或给予成分输血。预防性应用抗生素，维持尿量在 1 ml/（kg・h）以上。呼吸管理：50％O_2，气道压＜30 cm H_2O，若气道压＞30 cm H_2O 或氧合指数＜300 时则采用保护性通气策略，即小潮气量，较高的频率和适当的 PEEP。手术早期就应该利尿，这样有利于术中液体管理，并且对无肝期相对缺血的肾脏有一定程度的保护作用，利尿剂可用输液泵连续输入。

（二）无肝期的麻醉管理

无肝期（anhepatic stage）从阻断上下腔静脉、门静脉、肝动脉切除病肝至移植肝与受体上下腔静脉、门静脉吻合完毕血流开放止。此期的主要变化是下腔静脉阻断后回心血量骤降而导致的低血压，及肠道和下肢静脉淤血。

静-静脉转流（venovenous bypass，VVBP）：传统肝移植为解决下腔静脉阻断后对血流动力学、肠道淤血和肾功能的影响而采用。将股静脉和门静脉的血经转流泵至腋静脉。保证下肢和消化道的基本正常血运，减少下肢和消化道淤血时间，亦可间接减轻消化道黏膜屏障损伤，减少术后肠源性感染的发生率。此方法可对凝血产生影响，使体温降低，增加手术创伤、增加栓塞的危险等。有文献报道VVBP与术后并发症有一定的相关性。VVBP不改变心率及心脏充盈压，但使心脏指数降低、体循环阻力增加。体温降低及肝脏的切除也可使心指数降低及携氧能力下降。当VVBP的转流量低于心输出量的20%时，即应通知外科医生放弃阻断。当VVBP的流量低于800 ml/min时，将激活凝血系统，流量应控制在1 L/min以上避免血栓的形成。麻醉医生应检测体外转流量并且作好静脉流量突然减少的准备。满意的体外转流是使生理干扰降到最低并且使无肝期维持平稳。

以下情况VVBP仍有一定的临床价值：①估计无肝期时间较长的复杂手术；②肿瘤较大，预防操作可能引起的肿瘤转移；③心功能差或者严重心肌缺血患者；④侧支循环丰富或者粘连严重，无肝前期需要阻断腔静脉和门静脉情况下游离肝脏的患者；⑤其他特殊情况。

背驼式肝移植：下腔静脉部分阻断，将供体的肝下下腔结扎，肝上下腔与受体腔静脉作吻合，供、受体门静脉吻合。背驼式肝移植部分阻断下腔静脉可以减少血流动力学的波动，但该手术方法比标准术式的难度要大，手术操作相关的并发症可能会更多，而且有文献报道该术式术后流出道梗阻的发生率明显增加。

经典非转流：由于外科技术和麻醉技术的提高，经典非转流术式越来越被外科医生和麻醉医生所接受。阻闭腔静脉后可以导致明显的血流动力学波动。

无肝期麻醉维持和处理主要包括保持合适的麻醉深度、维持血流动力学相对平稳、保护肾脏功能、纠正内环境，为新肝开放血流做好准备。预防性干预新肝期再灌注综合征的发生率和严重程度。无肝期适当补充液体容量，配合合理使用强心药和血管收缩药，能避免新肝早期容量负荷过重，预防全身炎性反应，降低术中及术后肺水肿的发生率。此时血流动力学的波动是否需要处理和如何处理需要结合心排量、氧供和氧耗以及混合静脉血氧饱和度等组织氧代谢指标和心脏功能综合评估和分析进行合理处理。根据监测指标合理应用肾上腺素、去甲肾上腺素、去氧肾上腺素、阿托品和多巴胺等心血管活性药物。为维持需要的动脉血压，无肝期过量、过快的输液可能会造成危及心肺功能的液体超负荷和明显的肝脏和肠道水肿。充血水肿的肝脏和肠道在再灌注期对外科手术操作来说是非常棘手的，特别是实施 Roux-en-Y 胆总管空肠吻合时。

夹闭下腔静脉和门静脉前首先进行阻断试验。阻断下腔静脉 5 min 内 MAP 下降大于 30%、CI 下降大于 50%，收缩压（SBP）＜80 mmHg 者，为阻断试验阳性。此时应松开阻断钳，给予头低位、适量补液及增加去甲肾上腺素用量等调整措施并观察十几分钟后，再次阻断试验仍为阳性表现者应考虑采用 V-V 转流或行背驮式肝移植。进入无肝期后应当减少通气量，通过泵入去甲肾上腺素提高体循环阻力（SVR），同时维持适当的血容量来维持血流动力学稳定。本期尽量避免输库存血或血浆，以防止枸橼酸堆积加重代谢性酸中毒。可以输入自体回收的红细胞，仍贫血严重的应输入洗涤红细胞（来自于血库或床边经红细胞回收仪清洗）。无肝期要加强保温措施，如提高室温、提高保温垫的温度、使用输液加温器，力争开放前体温维持在 36℃以上。在血管吻合完毕准备开放前，应用温盐水冲洗腹腔和肝脏可以有效地防止低温对循环的影响。

无肝期对肾功能的影响显著。凡是阻断试验阳性的患者应当采用V-V转流或背驮式手术，经典非转流的方式只能用于术前肾功能正常的患者。术中要精确监测尿量和尿颜色，补足血容量，维持适当体温，对尿量较少者应使用甘露醇和呋塞米（速尿），小剂量多巴胺，前列腺素 E_1（PGE_1）等。血管加压素（可立新）适合于合并肝肾综合征的患者，也有利于维持循环稳定。

（三）新肝期的麻醉管理

新肝期是指从开放下腔静脉及门静脉使移植肝供血开始至手术结束。新肝期麻醉处理主要包括：①再灌注综合征的预防和处理；②内环境调控；③凝血功能调控；④肾功能调控；⑤保护新肝功能和促进新肝功能恢复。此期的主要问题是再灌注综合征和凝血障碍。首选是再灌注综合征的处理。

1. 再灌注后综合征（postreperfusion syndrome，PRS） 是肝脏移植围术期最常见并发症之一。再灌注综合征可以导致各系统和器官的一系列变化，严重的再灌注综合征可以导致肝脏再灌注不良，严重影响肝脏功能的恢复，也可以导致循环和呼吸功能衰竭甚至死亡，直接影响肝脏移植手术的成败。

(1) 概念：肝脏移植PRS是特指原位全肝移植（OLT）新肝再灌注后多种因素引起的以血压降低、心率减慢、心律失常、心搏骤停、肺动脉压力以及中心静脉压力增高等血流动力学波动剧烈为主要特征的一系列症候群。目前国内外还没有一个准确PRS界定标准。也有人提出PRS量化标准是：在新肝（供肝）开始再灌注后的第一个5分钟内，患者平均动脉压较基础值降低30%并持续时间超过1分钟即可认为发生了PRS。

PRS发生率文献报道不一。综合文献报道PRS发生率在7%～75%。按这一标准，天津市东方器官移植中心统计：2001年PRS发生率为31.2%，2006年PRS发生率为6.7%。PRS发生率和严重程度与患者的基础状态和肝脏移植术式有重要关系，也与各肝脏移植中心的处理方式有关。

(2) PRS的发生机制：引起和影响PRS的因素非常多，直接引起PRS的因素视为PRS发生机制的直接原因，加重或者减轻PRS的因素视为PRS的影响因素。

PRS发生的机制涉及面广，文献关于PRS机制几乎没有肯定的结论。

导致再灌注综合征的外部主要因素有：①肝脏内的冷灌注液（低温）；②电解质紊乱（高钾）；③酸中毒；④炎性介质；⑤容量的突然增加；⑥内毒素释放。随着对肝脏移植手术和麻醉的认识提高以及围术期有关处理的改进，目前导致再灌注综合征的最主要因素是低温的回心血液快速回流到心脏对心血管系统的抑制作用，而传统理论上的高血钾已不是导致再灌注综合征的主要原因。很多的严重再灌注综合征并未发现高血钾的存在。

PRS影响因素：

1）患者因素：①心脏功能状态是PRS的影响因素，不应该是PRS机制；②患者术前一般情况；③肺功能状态；④肝硬化的严重程度和侧支循环情况。

患者术前一般情况以及循环和呼吸功能状态可以影响患者再灌注时对各种因素的抵抗能力和调节能力。良好的基础情况可以明显减轻再灌注综合征的发生和发展。患者一般情况的好坏，尤其是心脏、肺功能状态直接影响再灌注综合征的发生率和严重程度。很多肝脏移植患者都有不同程度的肝硬化伴有不同程度的内环境紊乱和各器官脏器功能的改变，在预防再灌注综合征的过程中要特别注意患者各器官功能状态评估。

侧支循环形成是终末期肝病患者的病理生理变化之一。分流多少不仅影响阻闭时血流动力学的变化，同时亦是影响再灌注综合征的一个主要因素。我们临床发现阻闭时血流动力学的变化程度对预见再灌注综合征具有一定的指导作用。如患者能很好地耐受阻断则开放时再灌注综合征的发生率降低。

2）外科因素：①不同术式；②血管吻合技巧；③外科开放技巧；④供体处理；⑤手术时间长短。

肝脏移植手术不管哪一类术式，其共性是在无肝期存在不同程度的回心血量不足，消化道和下肢有不同程度的淤血，产生代谢性酸中毒等内环境变化。开放后回心血量突然增多，回心的血液温度低，同时含有大量的酸性物质和炎性介质等，这是肝脏移植手术发生再灌注综合征的主要因素。不同术式对再灌注综合征的发生起着关键的作用。背驮式（piggyback）肝脏移植手术和经典原位肝脏移植手术（VVBP）由于无肝期胃肠道和下肢、肾脏的血液可以正常或者大部分回到右心，整个无肝期没有明显的酸性物质产生，开放时右心亦无突然的血流量剧增，同时回流的血液温度比经典非转流血温高，对心脏的抑制较轻，对血流动力学影响较小。

经典非转流肝脏移植手术由于腔静脉完全阻断，使得开放后回心血量突然增多、血液温度低、酸性物质多、炎性介质多，对血流动力学影响较大，容易发生再灌注综合征，而且再灌注综合征的严重程度要明显大于前两种术式。虽然经典非转流肝脏移植增加了麻醉医生围术期的处理难度，但因为其他术式的各自缺点，目前经典非转流肝脏移植的比例越来越多。

另外手术时间长短对再灌注综合征也具有很大影响。手术时间越长对内环境的影响越大，可以影响再灌注综合征。

外科手术技巧、开放顺序和熟练程度亦可影响再灌注综合征的发生和严重程度。

3）麻醉因素：①容量；②心脏兴奋性；③预防性用药。

麻醉医生对再灌注综合征的了解和判断以及是否积极预防再灌注综合征可以直接影响再灌注综合征的发生以及严重程度。麻醉医生围术期主要是针对外科手术术式、患者术前评估和术中的具体情况做出积极主动的预防措施，可以减少再灌注综合征的发生率，更可以大大减轻再灌注综合征的严重程度和持续时间。

为预防再灌注综合征，在无肝期开放前麻醉医生应该正确处理容量、麻醉深度、心血管功能状态。如：开放前心率在 80 次/分以下者可以根据外周血管阻力的情况应用阿托品、肾上腺素或者多巴胺等把心脏的兴奋性和收缩性适当提高，以抵抗随后的各种因素对心脏功能的抑制。容量控制一定考虑开放后总的有效循环血量，无肝期切忌盲目用容量来维持无肝期的血流动力学稳定。预防再灌注综合征的主要指导思想是尽可能降低诱发再灌注综合征的各种因素的强度，尽可能避免各种因素同时作用于心血管系统。

（3）处理：在无肝期末维持体温在36℃以上，无肝期每30分钟查血气一次，开放前10分钟查血气一次。根据血气指标预先调整血钾在3.5 mmol/L左右，以防止门静脉开放时发生高血钾。Ca^{2+} ＞1.0 mmol/L，输入碳酸氢钠纠正酸血症，维持pH 7.40～7.44，BE在0～3范围。维持一定的有效循环血量，充分冲洗供肝（也可使用室温的冲洗液）及门脉放血300 ml（红细胞回收洗涤）。准备好急救药物：肾上腺素（10～30 μg分次）、氯化钙、去甲肾上腺素等。若患者情况较重应与外科医师沟通，分次开放下腔静脉和门静脉。门静脉开放前给予免疫抑制剂，如甲泼尼龙500 mg。

若是经典非转流方式，开放后回心血量会突然增加，可调整头高脚低位，控制输液，预防急性右心功能不全。若是背驮式应及时补充血容量。若是V-V转流方式，可以将管道内的余血（400 ml左右）输给患者即可。治疗用药是在泵入多巴胺1～3 μg/（kg·min）和去甲肾上腺素0.01～0.2 μg/（kg·min）的基础上，首选肾上腺素10 μg/次静注，或去氧肾上腺素100 μg/次静注，必需时推入氯化钙0.25～0.5 g/次，或碳酸氢钠（1.25%），或阿托品等。给鱼精蛋白拮抗肝素。鱼精蛋白易引起过敏反应，过敏性体质如对鱼、海生动物及碘过敏者，给药时宜缓慢或先给20～30 mg稀释后，一旦出现低血压或高血压，心率减慢或右室胀满、心肌收缩无力应立即停止给药，对症处理。

保护新肝功能和促进新肝功能恢复是新肝期的主要任务之一。主要是：①适当合理降低CVP，避免新肝淤血。CVP达到10～12 mmHg临床可见明显的肝脏淤血水肿；②增加新肝氧供，提高动脉压力和门静脉血流量。患者情况良好，外科技术好可以在开放前吻合肝动脉，减少开放后胆道的热缺血损伤；③保持正常体温；④预防性应用抗再灌注损伤药物。

临床即刻可以根据胆汁分泌的时间和胆汁的黏稠度、肝脏的颜色和软硬度、血流动力学指标、体温、凝血功能的改善、乳酸变化趋势、肾功能等综合评估新肝功能的恢复情况。新肝功能状态对凝血功能调控具有重要的指导意义。凝血功能由人为调控状态顺利过渡到新肝功能恢复满足临床凝血需要。防止低凝状态导致的出血和预防新肝功能恢复后导致的高凝状态都是凝血功能调控的目标。

第五节　肝移植术中特殊问题的处理

一、凝血功能的监测、治疗

（一）监测

传统监测包括血小板计数（PLT）、血浆凝血酶原时间（PT）、活化部分凝血酶原时间（APTT）、国际标准比值（INR）、纤维蛋白原（FIB）、D-二聚体（D-Dimer）等。

除此之外我国大约 56％的移植中心在肝移植术中使用了血栓弹力图监测，89％监测了激活凝血时间。

1. 血栓弹性描记图（thromboelastogram，TEG）主要用于对凝血和纤溶全过程及血小板功能进行全面检测，并准确指导成分输血。

原理是承载血标本的测试杯以 4°45′的角度和每 9 秒一周的速度匀速转动，一旦血栓形成，置于血标本检测杯中的金属探针受到标本形成的切应力作用，随之出现左右旋动，金属针在旋动过程中由于切割磁力线而产生电流，经电脑软件处理后，便形成 TEG 曲线（图 3-2）。

血栓弹性描记图（TEG）参数解析：

（1）R 时间：从血样开始检测至描记图幅度达 2 mm 所需的

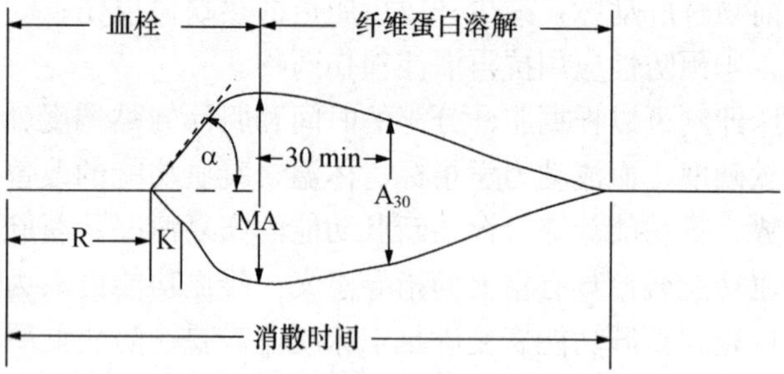

图 3-2　正常的血栓弹性描记图

时间，正常值 6～8 min。

①R 时间是血样放在 TEG 分析仪内到第一块纤维蛋白凝块形成之间的一段潜伏期；

②R 时间因使用抗凝剂或凝血因子缺乏而延长，因血液呈高凝状态而缩短；

③R 延长能通过输注新鲜的冰冻血浆（FFP）而纠正。

（2）K 时间：从 R 时间终点至描记图幅度达 20 mm 所需的时间，正常值 3～6 min。

①评估血凝块强度达到某一水平的速率（20 mm 幅度）；

②它受内源性凝血因子活性、纤维蛋白原水平和血小板功能的影响。通过高纤维蛋白原水平和较小程度的通过血小板功能来缩短 K，而影响血小板功能及纤维蛋白原的抗凝剂能延长 K；

③K 时间延长通过注射冷沉淀与 FFP 来纠正。

（3）Alpha（α）角度：从血凝块形成点至描记图最大曲线弧度作切线与水平线的夹角，正常值 50°～60°。

①表示固态血栓形成的速度；

②该值减小见于低纤维蛋白原血症和血小板减少症；

③6 个单位的冷沉淀使 α 增加 9.4°。

（4）最大幅度（MA）：描记图上的最大幅度，即最大切应力系数，正常值 50～60 mm。

①MA 反映了正在形成的血凝块的最大强度或硬度及血凝块形成的稳定性；

②MA 主要受纤维蛋白原及血小板两个因素的影响，其中血小板的作用要比纤维蛋白原大，血小板质量或数量的异常都会影响 MA 值；

③10 个单位血小板可使血小板计数增加 40 200±31 400/ mm^3，MA 增加了 13. 2 mm。

2. Sonoclot 血凝仪　由美国 SIENCO 公司研制。其基本工作原理是检测血液标本发生的机械性变化。一个垂直振荡的管形探针悬吊于标本中，振荡探针可以发出振幅低于 1 μm、频率低于 200Hz 的次声波，并且电振荡驱动和探测电路元件以及电机械传感器相连。测量时血标本保温 37℃，当血凝发生时血液黏滞度产生变化，分析仪通过传感器感受血凝对振荡探针低频振荡波的机械阻抗变化并转化为电信号，最后经微机处理，保存并显示结果。其参量为活化凝血时间（activated clotting time，ACT）和凝结速率（Clot Rate，CR）。

Sonoclot 参数解析（图 3-3）：

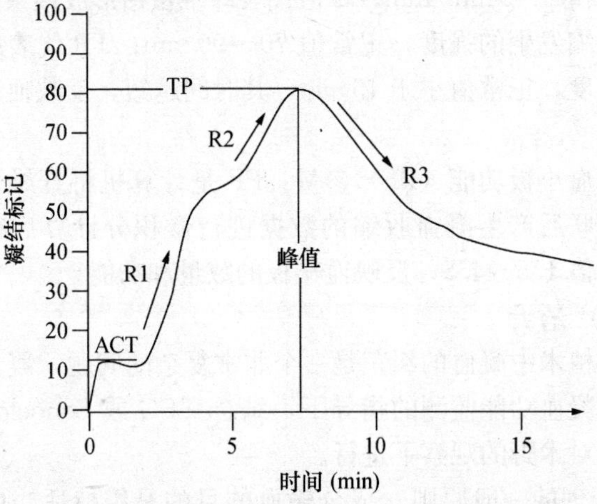

图 3-3　正常的 Sonoclot 标记曲线

(1) ACT 参量：ACT 值反映的是凝血瀑布激活过程直到纤维蛋白开始形成而导致其黏弹性开始增加的液相阶段，标本被混合后为该时间开始，标本呈现液态的时间即为 ACT 时间，此参数对确定抗凝治疗中药效剂量，反映及评价凝血瀑布反应极为重要。以硅藻土作为激活剂，ACT 正常值 85～145 s。如延长可用鱼精蛋白中和肝素或输注 FFP。

(2) Clot Rate 参量：当 ACT 时间结束，标本从液态逐步演变成凝胶（纤维蛋白单体快速聚合形成不可溶多聚体最终形成凝胶）反映的是纤维蛋白凝胶快速形成的过程，计算其斜率作为纤维蛋白形成速度的指标即血块凝结速率——Clot Rate。其主要的影响因素包括凝血酶的生成速率，凝血酶被中和速率以及纤维蛋白原的含量，该指标不仅进一步反映肝素抗凝效果，同时也是确认患者高、低凝血状态的重要指标。正常值 15～45 mm/min。缩短可补充纤维蛋白原或 FFP。

R1 为凝结速率，是曲线上升的第一个斜率，代表纤维蛋白凝胶的形成，与纤维蛋白原水平有关；R2 反映纤维蛋白原与血小板之间交联后产生凝血收缩；R3 表示进一步凝血收缩直至完成，正常值 2～8 mm/min；峰值代表纤维蛋白形成结束，高度代表凝血收缩发生的强度，正常值 70～90 mm；TP 代表凝血收缩的快慢程度，正常值小于 15 min，其时间越短，反映血小板功能越强。

(3) 血小板功能（PF）参量：PF 是计算机将纤维蛋白原与血小板交联后产生凝血收缩的数据进行微积分计算后得出的数值，正常值 1.5～4.5，反映血小板的数量和功能。

(二) 治疗

肝移植术中凝血的纠正是一个非常复杂的问题，凝血紊乱的处理应在凝血功能监测的指导下，结合 TEG 或 Sonoclot 图形的改变和在对术野的观察下进行。

1. 处理的一般原则　成分输血的目的是维持适当的血细胞比容、凝血因子浓度和血小板数量，以及血浆白蛋白浓度。

2. 纤溶亢进的处理　肝移植切除病肝的过程可明显导致组织型纤溶酶原激活剂（tissue plasminogen activator，t-PA）的聚积而无肝期对其消除减少，可导致纤溶亢进。实验室检测发现D-二聚体可明显增高。如果纤溶亢进持续存在可用氨甲环酸（tranexamic acid）或抑肽酶进行抗纤溶治疗。抑肽酶应当在切皮前开始给药，切皮前输入200万单位抑肽酶，给药时间大于20分钟，然后50万单位/h持续输入以抑制全身性炎症反应的发生。抑肽酶能抑制多种酶的活性，抑制胰蛋白酶及糜蛋白酶，阻止胰腺中其他活性蛋白酶原的激活及胰蛋白酶原的自身激活，抑制纤维蛋白溶酶和纤维蛋白溶酶原的激活因子，阻止纤维蛋白溶酶原的活化，用于治疗和预防各种纤维蛋白溶解所引起的急性出血。大剂量的抑肽酶不但能通过抗纤溶作用抑制纤溶形成也能间接改善血小板的功能。使用时应警惕过敏反应的发生。手术输注血液或血制品不应该是常规性的，相比较而言使用抑肽酶是一种更经济有效的治疗方法，但是如果患者处于高凝状态或发生DIC时不可避免地存在着血栓形成的风险。鉴别重度纤溶亢进和DIC并不容易，有个案报道：肝移植手术中使用抑肽酶曾发生过巨大血栓形成以及血栓栓塞于静脉、动脉和心内。这种凝血状态应该通过实验室检查和TEG两种方法监测。为了排除血栓的顾虑，止血环酸可在纤溶状态形成后治疗性给药。

3. 基因重组活化Ⅶ因子（actived recombinant factor Ⅶ，rFⅦa）的使用　rFⅦa的作用机制：rFⅦa的作用局限于血管损伤部位，与局部组织因子（TF）结合形成Ⅶa/TF复合物，再进一步激活共同凝血通路上的Ⅹ因子和内源性通路上的Ⅸ因子，药理剂量的rFⅦa在局部使凝血酶生成，进而纤维蛋白凝胶形成，同时还通过不同机制增强血小板功能，在严重出血和其他治疗手段失败时，Ⅶa能有效减少出血。由于它不激活全身的凝血系统，很少发生高凝和血栓事件。由于价格昂贵，使用时应充分考虑到性价比。低温、酸中毒、纤维蛋白原含量低、血小板低均会影响其作用的发挥。

无肝期和再灌注早期少量肝素可能入血，如果肝素作用持续，可用鱼精蛋白 20～50 mg 拮抗。

肝移植术中有时出血很凶险，来不及等待检测结果指导成分输血和血制品的应用。在这种情况下，只能依靠临床观察和分析来决定输入的成分，TEG 或 Sonoclot 图形能提供及时有效的帮助。然而，术中没有必要强调将凝血功能纠正到“正常”，轻度的低凝状态对预防血管吻合口的血栓形成是有益的，避免矫枉过正，出现高凝状态。随着移植肝功能的恢复，代谢改善和血流动力学稳定。经过特殊的替代疗法加之移植肝的生成作用，凝血的指标逐渐恢复。

当未出现大出血时最佳疗法是通过给予氧化钙矫正降低了的离子钙水平，如果监测到血块溶解就应用抗纤维蛋白溶解因子以及给予鱼精蛋白拮抗肝素。维持体温对正常的凝血功能也是必要的。其他的凝血因子减少导致的凝血酶原时间延长和血小板减少在术中出血不再构成威胁时不需要处理。当移植物发挥正常功能时上述各参数逐步恢复正常，脾动脉高压也将趋于缓解。没有正确的临床判断而仅依靠实验室数据应用血液制品治疗是不合理的。

二、成分输血

白蛋白浓度明显降低时应输入人体血白蛋白制剂，以提高血浆胶体渗透压，维持循环血容量并减少渗出。新鲜冰冻血浆(FFP) 只能用于补充凝血因子的缺乏，不用于纠正低血容量，只有当凝血因子和血容量同时不足时才可使用 FFP 来补充血容量。各种凝血因子的浓度不应低于正常值的 30%。INR 增加提示凝血因子的缺乏，应当输入 FFP（或凝血酶原复合物）使 INR 小于 2.5。在凝血功能监测指导下输入 FFP，防止盲目滥用，能减少术后并发症的发生，如 INR<2.5，或 Clot Rate>7 signal/min 时不必输入 FFP。悬浮红细胞溶液：术中控制红细胞的输入量，参照患者原先的基础将血细胞比容控制在 21%～30%，以确保组织的氧供。避免盲目过量输血，以减少相关并发症的发生，包括输血相关性急性肺损伤（transfusion-related acute lung injury，TRALI）。当纤维蛋白原浓度（Fbg）＞1 g/L 时，不需要输入纤维蛋白原制剂。当纤维蛋白原浓度超过 2 g/L 时的大出血应考虑其他因素。血小板低于 15×10^9/L 时有自发性出血的可能，应输入血小板。术中尽可能维持血小板计数在 30×10^9/L 以上或 Sonoclot 测定的血小板功能（platelet function）＞1。当血小板计数大于 50×10^9/L 时，如果仍有明显的出血可能存在纤溶亢进而抑制了血小板的功能，首先考虑抗纤溶治疗。考虑到预防输血相关的病毒感染，建议使用各种血液成分的去白细胞滤器。白细胞滤器的使用能预防非溶血性发热反应、免疫性血小板功能抑制和巨细胞病毒感染。对于降低术后感染，肿瘤复发，移植体对抗宿主疾病，输血性急性肺损伤，缺血-再灌注损伤，降低库血中细菌数量有一定积极意义。

三、体温的维护

低温可以影响所有器官的功能，导致可逆的血小板功能障碍，并最终引起凝血紊乱。也可导致心脏传导系统减慢，降低心室纤颤的阈值。这些对心脏的影响在再灌注时尤为重要，再灌注期常见心动过缓和心室异位节律。已经发现将冷的移植物放在接近心脏的膈肌下可以引起冠状血管痉挛。肝移植手术血温监测比鼻温和肛温更重要。血温监测的意义在于：①动态监测体温：血温监测更可靠，更灵敏，瞬间反映温度变化，受干扰和影响的因素少；②指导再灌注综合征：新肝开放后回流的低温度灌注液（或血液）是再灌注综合征发生的主要原因，瞬间的低血温与再灌注综合征的发生和严重程度有直接相关的关系，血温变化略提前于血流动力学变化。血温越低再灌注综合征越严重，需要积极处理并提示可能需要一段长时间的心血管功能支持；③指导再灌注期应用血管活性药物的时机：血温降低的阶段使用血管活性药物很难发挥该剂量药物的心血管调控作用，血温开始回升后是应用血管活性药物的有利时机，血温开始回升接近开放前的血温，结合开放后此时间段内血流动力学变化趋势，可以指导最恰当使用血管活性药物种类及其剂量；④评估外科开放效果，探讨更合理的开放方式。如何避免回心血流的低温度是减少再灌注综合征发生率和减轻再灌注综合征（PRS）严重程度的主要措施，外科采取了不同的开放方式和通过不同途径放血的办法以期达到目的，监测血温可以有效评估各措施的效果。

四、代谢的监测治疗

术中血糖有增高的倾向，但再灌注前有发生低血糖的可能，可适量输入葡萄糖。再灌注后都会发生高血糖，可能来源于移植肝脏的糖异生作用。此在第Ⅲ期常常需要输注胰岛素（1～5U/h）。新肝期随着肝功能的恢复应注意防止体温过高，增加通气量，防止低血钾和纠正酸中毒。肝脏是糖代谢的重要器官，由于终末期肝病糖原储存及异生能力降低，因此如无肝期不输糖可发生致命的低血糖，但无肝期失去葡萄糖转化为糖原的唯一场所，如输入过多可产生高血糖。因此应严格控制糖的输入，并合理使用胰岛素。

五、肺动脉高压的处理

（一）一氧化氮治疗肝肺综合征和门肺高压征的研究

虽然肝肺综合征和门肺高压征的发病机制还不是十分明确，但近几年研究显示细胞因子在肝肺综合征和门肺高压征的发病过程中具有重要作用。一氧化氮（nitric oxide，NO）作为一种信使因子，具有多种生物学作用，NO被证实为内皮细胞舒张因子（EDRF），具有选择性肺血管舒张作用，能改善肺内通气/血流比，减少肺血管的液体静力，改善氧合。但在肝肺综合征和门肺高压征的病理生理过程中NO的作用是复杂的、多方面的，现有的研究对外源性地吸入NO是否存在继发肺损害及NO的治疗是否只有短期效应等方面均存在争议。NO治疗肝肺综合征和门肺高压征仍较多地停留在实验阶段，因此对治疗肝肺综合征和门肺高压征还需进一步临床论证。

（二）经颈静脉肝内门脉系统分流术（TIPS 术）在治疗肝肺综合征和门肺高压征中的应用

虽然肝移植手术是治疗肝肺综合征和门肺高压征的唯一有效方法，但是由于术中、术后早期的应激反应和炎性介质的释放等都会使肝肺综合征和门肺高压征加重，从而造成术后机械通气时间延长，大大增加术后感染机会。因此应注意围术期的防治。对于肝肺综合征患者目前主张术前实施 TIPS 术，有多项研究显示 TIPS 术能通过降低门脉压力而使肝窦压力和内脏血管压力降低，通过神经内分泌机制减少肺内分流并且提高氧供，从而缩短术后机械通气时间，减少肺部和全身的感染机会。但 TIPS 术也有一定的副作用。

（三）前列腺素 E_1（PGE_1）治疗门肺高压征

PGE_1 是有效的血管扩张剂，松弛支气管平滑肌。由于肺脏是其主要的代谢场所，PGE_1 首次经过肺循环时，约 60%～90% 被代谢，应用 PGE_1 此种药物特点，于肝移植术中和术后持续从 Swan-Ganz 漂浮导管的肺动脉管给予小剂量的 PGE_1，起始剂量为 3～5 ng/（kg・min）。多项研究显示 PGE_1 可明显降低 PAP，改善氧输送能力，并且在小剂量时不引起体循环血压下降，但由于 PGE_1 具有抑制血小板的作用，因此对于血小板明显减少的患者，使用时要较为慎重。由于肝肺综合征的病理学特点是肺内毛细血管床的扩张，肺内分流增加，PGE_1 对此病理特点是否有影响还不明确，因此 PGE_1 对肝肺综合征是否有治疗作用还待进一步临床研究。

六、血液保护

肝移植手术是血制品使用量极大的手术。随着手术技术的提高，已经能做到一部分肝移植手术术中不输血。但对于术前凝血功能极差或有手术史的患者，血制品的使用量还是很惊人的。因此，此类手术血液保护至关重要。一方面能减轻临床用血的压力，另一方面可减少患者大量输血的并发症。

（一）严格执行输血指征

2000年卫生部制定的《临床输血规范》是我国输血指征的第一部法规，该规范指出：血红蛋白（Hb）＞100 g/L不必输血；Hb＜70 g/L应考虑输入浓缩红细胞；Hb＜70～100 g/L，则根据患者的代偿能力、一般情况和病情决定。肝移植术中我们将血细胞比容控制在25％～30％之间，过高的血细胞比容将增加术后门静脉和肝动脉发生血栓的几率。

（二）血液稀释

血液稀释是血液保护的重要途径，血液稀释不仅可以增加血容量，还可以使患者术中出血为稀释后的“贫血”之血。待出血部位止住后，再按需输注血制品。另外，血液稀释还有助于改善患者的微循环。

（三）控制性降压

术中大出血时，如患者情况许可，可适当减少血管活性药的使用，控制血压，减少出血。

（四）自体血回收

是肝移植患者血液保护应用最广泛的技术。血液回收机将术野血回收后经离心、清洗、浓缩为洗涤红细胞，回输给患者，能提供60％以上的血细胞比容，除肿瘤及有腹腔感染患者均可以使用。自体输血不但节约血源，减少因输异体血造成输血性疾病感染的机会，降低输注异体血并发症，对免疫功能抑制轻，而且血细胞内ATP和2,3二磷酸甘油酸酯（2,3-DPG）含量高于库血，携氧能力强。但因其含有肝素，会对凝血造成一定影响，可用鱼精蛋白拮抗。

（五）药物

预防性用药：抗纤溶药6-氨基己酸、氨甲环酸或抑肽酶。

治疗性用药：重组的Ⅶ因子激活物。

人工血浆代用品包括：①右旋糖酐；②羟乙基淀粉；③明胶

（聚明胶肽、琥珀明胶）。

第六节 术后管理

一、移植肝功能的判断

移植肝的功能可以从分泌、代谢、合成等几个方面判断：胆汁的分泌，蛋白质的代谢，糖的代谢，凝血因子的合成。移植肝脏功能较好的标志是：良好的肝动脉血流，较早的产生胆汁，体温的增加，凝血功能的改善，酸中毒的纠正，血钾水平的降低和二氧化碳生成量的增加。

1. 胆汁的质和量　是衡量肝功能的一个重要指标，24 小时胆汁量应大于 100 ml，颜色为金黄色或褐色，质黏稠，否则预示肝功能不良。

2. 麻醉药的代谢　肝功能良好，麻醉药物能很快地代谢，患者术后能很快苏醒，但它并不是一个敏感的指标，术后患者苏醒延迟可与多种因素有关。患者从无肝期开始由于肝脏合成糖原的能力减低，及新肝期糖异生的增加，有一个高血糖的过程，随着肝功能的恢复血糖逐渐下降，并且血糖对胰岛素的敏感程度也是衡量肝功能的一个重要指标。

3. 凝血功能的恢复　肝功能良好时随着肝脏合成凝血因子能力的恢复，术后两天患者的凝血功能可接近正常。在无外源性蛋白输入的情况下，随着肝脏合成蛋白能力的恢复，血清白蛋白的指标也逐渐升高。

4. 肾功能的恢复　对于术前合并肝肾综合征的患者，良好的移植肝功能是肾功能恢复的唯一希望。总之随着移植肝功能的恢复，患者肝硬化失代偿期的一系列症状将得到明显改善。

二、术后管理

患者回 ICU 以后除常规监护外，术中的全套化验检查依情况每6小时或24小时送检一次，并且根据结果进行调整。气管插管保留至术后48小时，动脉插管3天之内拔除，中心静脉插管依情况而定。术后循环情况是否稳定与患者术前情况和术中维持情况有关，如术后循环不稳定可使用多巴胺、去甲肾上腺素、肾上腺素等维持。术后尿量应维持在20 ml/h，如尿量不足应调整液体量并适当使用利尿剂，应警惕使用环孢素造成的肾毒性。虽然肝移植是创伤较大的手术，但多无需术后镇痛。研究表明肝移植患者体内参与疼痛调节的神经肽——甲硫啡肽（metenkephalin）明显升高，但确切的机制不明，可能与给予大剂量的皮质激素有关，另外与术中大剂量芬太尼的使用有关。随着移植肝功能的恢复，包括乳酸在内的代谢酸性物质被清除，术后早期可以导致代谢性碱中毒。肝脏合成的凝血因子在1～3天逐步恢复，但抑制凝血的物质（蛋白S、蛋白C和抗凝血酶Ⅲ）恢复相对较慢。这种不平衡会导致术后的高凝状态，必要时可用小量肝素治疗，以防发生严重的血栓性并发症（如肝动脉血栓形成）。

三、并发症

术后即期并发症是指移植术后48小时以内出现的并发症。

（一）腹腔内渗血与大出血

肝移植术后腹腔内有不同程度的渗血，可从腹部引流液中观察到。肝移植由于手术游离病肝、分离粘连，创面甚大，以致常发生渗血，加之手术中大量输血和受者原有肝病伴有的凝血功能紊乱，可以加重渗血程度。一般认为，凝血酶原时间延长在15～20秒以内、血小板计数不低于30×10^9/L者，则不需要纠正，因为不适当的纠正反而可为血栓形成创造条件。但如血小板计数低于20×10^9/L，则可适当输入血小板。大量输血时还需注意钙的补充，应保持血钙水平在1.2～1.3 mmol/L。术后24小时以内，如伤口渗血、渗液总量在500 ml以内，不影响患者的血压、脉率，则可以不必进行手术干预。

但由于肝移植某个手术操作环节有失误，则可引起活动性大出血，则需立即进行紧急剖腹探查，取净血块，清洗腹腔积血，并采取相应措施。

（二）呼吸道并发症

最早容易出现的呼吸道并发症是右肺上叶或中叶的肺不张，原因可能是在肝移植术中钳夹肝上下腔静脉时无意中损伤膈神经，或者是气管插管位置不正，使右支气管口有所堵塞。往往不需特殊治疗，能自行恢复。

其次是支气管炎症，气管内有稠痰堵塞，难以排出，以致呼吸困难，此时需经支气管镜不断抽吸，并给氧。如无好转，FiO_2 ＞50%，PaO_2＜60 mmHg，$PaCO_2$＞50 mmHg，呼吸不通畅，痰难以抽净，甚至有发绀时，则需作气管切开，防止发展为成人型呼吸窘迫综合征。

第三是肺水肿，这是由于肝移植后患者常有第三间隙液体潴留过量所致。大多数患者在术后 24～48 小时内出现少尿，此时，要限制晶体溶液输入，而进行利尿和补充胶体溶液，以防止发生肺水肿。

（三）少尿

可能与术中出血、低血压、补液不足和药物副作用有关。补液量应在有明确的血流动力学参数指导下进行，以便维持一个满意的肺动脉楔压。合理使用血管活性药，维持满意的灌注压。出现少尿时，先给呋塞米，必要时可静脉连续给药。在确信没有心衰因素时，可给予 20%甘露醇。也可使用前列腺素 E，如仍不能纠正，可考虑作暂时性血液透析。

（四）植入肝无活力

移植肝原发无功能可能是损伤或是急性排斥的结果，造成植入肝无活力的主要原因是：①供肝切取时，热缺血时间过久；②供肝灌注和保存损伤，保存时间超过保存液的限度；③植入时大血管栓塞，主要是肝动脉栓塞等。表现为胆汁量减少，以至停止。患者神志不清、昏迷、凝血功能紊乱不能恢复，有渗血不止、继发于脑病的肝脏各项酶指标的明显升高、钾离子增高、低血糖、代谢性酸中毒等。B超、肝动脉超声、CT、发射计算机断层（ECT）都有相应的变化。肝细针穿刺活检可以确诊。用多普勒超声检查肝动脉，证明它的血流状态。如果检测时没有血流，患者必须马上开腹探查，并重建肝动脉。早期发现并处理能挽救移植的肝脏。如植入肝功能在48小时不能恢复，应考虑尽早进行第二次肝移植。

其他并发症包括感染，是肝移植术后主要的死亡原因，术后应立即应用特异性预防细菌和真菌感染的药物。肝移植术后18%～40%患者发生巨细胞病毒感染，多在移植术后3～9周出现。

远期并发症：小儿肝移植术后淋巴组织增生紊乱（PTLD）可高达5.4%，而PTLD有可能转变成恶性淋巴瘤。肝移植术后恶性肿瘤的发生率可高达3.83%，其中最多见为淋巴瘤（占32%），皮肤癌次之（24.39%），各种内脏实体肿瘤占41.4%，包括上皮样癌、腺癌、肾癌及膀胱癌等，此外尚有血液系统肿瘤及各种肉瘤。

移植术后大于50%的患者发生高血压，可能与免疫抑制剂的使用有关，需要用α-肾上腺素能神经阻断药、钙通道阻滞剂、血管紧张素转换酶抑制剂和利尿剂来治疗。因为存在着某些出血倾向，脑血管意外的风险在肝移植术后的早期是较高的。

第七节　肝移植后再手术的问题

一、非器官移植手术

随着器官移植水平的提高，患者远期生存率的上升，涉及移植后再手术的问题也越来越重要。再手术时应考虑到以下几个问题：

（一）移植器官的保护问题

术中尽量避免使用对移植器官有损害的药物。

（二）感染的预防

此类患者均使用免疫抑制剂，抗外来入侵物感染的能力减低，操作应注意无菌。

（三）药物的相互作用

移植后常用的免疫抑制剂环孢素可引起电解质紊乱（如血钾升高）、糖代谢失衡、高血压和高血脂。应用钙通道阻滞剂时要减少环孢素的剂量。钙通道阻滞剂能竞争性地抑制肝脏 P450 酶系统，减少环孢素的降解与排泄，使环孢素的血药浓度增加，特别是地尔硫䓬。

FK506 是真菌的大环内酯类代谢产物，其结构与红霉素类似。FK506 不但可以预防排异反应，而且也可以用于排异反应的治疗，其主要为影响白介素-2（IL-2）的合成而减少急性排斥反应的发生，通过干扰转化生长因子 β_1（$TGF\beta_1$）的表达而逆转慢性排斥反应。FK506 的主要副作用是肾毒性，也会引起糖尿病，但不会引起高血压和高胆固醇血症，同样钙通道阻滞剂通过影响 P450 的产生，增加其血药浓度。另外 FK506 有显著的血管毒性，可使血管对肾上腺素的敏感性上升，降低对乙酰胆碱和硝普钠的敏感性。

硫唑嘌呤可损伤肝脏并且干扰多种麻醉药的活性及代谢。

移植术后还可发生脑的脱髓鞘病变。使用免疫抑制剂后可使 β 激动剂作用更为敏感。应用硝酸甘油可引起显著的低血压。另有报道阿托品可引起窦性停搏。

（四）肾功能的保护

环孢素能引起血管内皮细胞的损伤，从而导致肾小管及肾血管结构和功能的改变，导致一过性的肾血管收缩，而应用钙通道阻滞剂能明显预防和缓解肾血管的收缩，有效地保护肾功能。另外某些药物能加重环孢素的肾损害，如氨基苷类抗生素、西咪替丁等术中应避免应用。肾功能不全主要发生在肝移植术后 2～4 个月间，以后则少见。

（五）术中输血

应使用白细胞滤器。

（六）移植术后高血压和骨质疏松

移植术后高血压和骨质疏松发生的原因是多因素的，其机制可能是移植增加了循环系统的血管性抵抗。治疗的一线药物为钙通道阻滞剂如伊拉地平或硝苯地平。维拉帕米、地尔硫䓬或尼卡地平的应用可影响环孢素的药物效应。当服用这些药物时要经常检测环孢素的血液浓度。β-受体阻滞剂为二线用药。由于在这类患者群中肾素-血管紧张素系统处于潜在性的抑制状态，血管紧张素转化酶抑制剂对其治疗效果不明显，而且可以导致高钾血症，所以当以上治疗药物无效时可采用利尿类制剂。

肝移植术后常出现骨质疏松及其并发症，可发生外伤性骨折，尤其酒精性肝病和胆汁淤积性肝病肝移植患者术后多发。肝移植术后发生骨性疾病最好的预测指标为与移植前相比骨量减少的严重程度，肝移植术后 6 个月内骨总量持续减少而随后却逐渐改善。对这类患者的治疗，激素的用量应尽可能小，而钙元素和维生素 D 的及时补充却是非常必要的，尤其是患有胆汁淤积症的患者。另外，对绝经期后的肝移植患者来说，激素替代疗法是合理的而且是安全有效的。

（七）肝移植后对呼吸和循环影响

右侧膈肌功能失调影响呼吸，移植后缺乏神经支配，呈高动力循环状态，肺内分流逆转，因此心输出量稍高于正常，增加的量相当于肝血流量。

二、再次肝移植需要注意的问题

肝移植后由于多种原因导致肝脏急慢性功能丧失，再次肝移植是挽救这类患者唯一的手段。此类患者术后均使用免疫抑制剂，因此预防感染显得至关重要，如情况许可，可不放置漂浮导管，以避免心内膜炎的发生。再次肝移植患者输血时应使用白细胞滤器。再次肝移植术由于病因不同围术期处理的重点明显不同，更强调个体化的围麻醉期处理。

（一）再次肝移植患者特点

1. 手术难易程度　再次肝脏移植术的时间长短和难易取决于上一次肝脏移植术距此次肝脏移植术的时间长短。时间长的则游离、切取肝脏困难，出血多，应做好大量输血的准备，并备好相应量的新鲜冰冻血浆，以调整凝血功能。时间短的则手术相对容易，无肝前期很短，对全身各系统功能影响小。

2. 凝血功能　据本院统计因胆道并发症需要进行再次肝移植术的占 91%，患者术前凝血功能一般均强于第一次肝移植术前。而因原发性无功能，需要再次肝移植术的患者凝血功能均极差。凝血功能的调节以新鲜冰冻血浆为主，必要时可根据出凝血检查和凝血弹性描记仪检测结果补充凝血酶原复合物和纤维蛋白原。

3. 再次肝移植术患者心肺功能一般良好，基本可以耐受手术和麻醉。

4. 原发无功能肝移植患者均伴有明显的肾功能损害和内环境紊乱，应给予呋塞米。肾功能严重损害的无尿患者不宜大量应用呋塞米，以免加重肾功能损害，应进行血液透析治疗。胆道并发症患者肾功能和内环境基本正常。

5. 伴有感染的患者围术期均有不同程度的中毒性休克症状，术中应间断应用抗生素。

6. 接受再次肝移植术的患者腹腔粘连程度比单纯行脾切除术或部分肝切除术后腹腔粘连程度要轻，容易分离，出血相对较少，可能与服用免疫抑制剂有关。

（二）再次肝移植术围术期麻醉处理要点

1. 充分进行术前评估，主要了解手术史、再移植术的原因，对术中可能遇到的困难要有充分准备，如血液制品、血管活性药和促凝血药的准备等。

2. 原发无功能肝移植患者要准备自体血回收设备和足够的纠正凝血功能的药品和血液制品，如浓缩红细胞、新鲜冰冻血浆、血小板、凝血酶原复合物、纤维蛋白原、基因重组凝血因子rFⅦa等。

3. 抑肽酶应用问题：因过敏发生率较高，再次肝移植术中应慎用抑肽酶。再次肝移植术需常规做抑肽酶皮试，严格控制初始输入速率，并严密观察全身反应，一旦出现过敏症状应停用抑肽酶并对症处理。

4. 输血、输液：围术期要根据实验室检查严格控制输血、输液的种类和数量。

5. 酸碱、水电解质平衡的调控：原发无功能肝移植患者内环境紊乱严重，常伴有严重乳酸性酸中毒，各种代谢产物明显增高。对内环境的调控要高度重视，需要定期评估，针对性调控，必要时围麻醉期及时进行分子吸附再循环系统人工肝脏支持和血液透析治疗，确保内环境稳定和清除各种代谢产物。

6. 原发无功能肝移植患者围麻醉期必须采取肾功能保护措施，如应用多巴胺、前列腺素、硝酸甘油等，必要时进行血浆超滤和血浆替换治疗。胆道并发症患者肾功能不必做特殊处理。

7. 只要内环境处理得当，无需针对再次肝移植术患者的心肺功能进行处理，伴有感染的患者需要合理使用血管活性药物维持血流动力学平稳。

第八节　活体肝移植

由于供体的短缺，近年来活体肝移植得到迅猛发展。活体肝移植的效果是值得肯定的，并且有着尸肝移植无法比拟的优点，如供体来源广泛、质量好、缺血时间短使再灌注损伤的发生率低、手术从容。由于是择期手术，术前可以充分了解供受体的全面情况，并且可以调整受体的全身情况，以使其更好地渡过围术期，利于术后受体和移植器官的存活。由于供受体多为亲属关系，因此组织相容性好，移植物发生排异反应的发生率低，远期效果要优于尸肝供体。此外，手术费用低。

一、活体肝移植的历史和现状

活体肝移植的出现基于供体的短缺，最早用于儿童受者，由于受体所需肝脏体积小，因此供体相对成人受者并发症较少。早期随着受体手术的成功及供体低的并发症发病率，医生及患者对活体肝移植的期望值在升高，而使活体肝移植得到了迅猛的发展，特别是成人间活体肝移植（adult-to-adult living donor liver transplantation，ALDLT），原因是成人受者远远多于儿童受者。现 80%的活体肝移植为 ALDLT。

世界上第一例活体肝移植是在 1988 年 12 月 8 日由巴西圣保罗医科大学的 Raia 医生完成。患者为一个 4 岁半的女童。供体为患儿 23 岁的母亲，受体于术后第 6 日死于肾功能衰竭，供体恢复良好。第二年 7 月 21 日 Raia 医生又实施世界上第 2 例活体肝部分移植术，受体为 19 个月的女性患儿，供体为 42 岁的男性志愿者，受体术后不久死于肝功能衰竭。与此同时，1989 年 7 月澳大利亚 Strong 开展了全球第 3 例活体肝部分移植术，接受手术者为一对日本的母子，并获得成功。目前活体肝移植患者 1 年和 5 年的存活率分别为 92%和 89%。

目前活体肝移植已经在全世界数十个国家相继开展，主要包括日本、德国、美国、英国、澳大利亚、西班牙以及中国的台湾、香港等。其中日本发展最快，截止到 2009 年统计，京都大学 Tanaka 教授个人就完成一千多例，无论在数量上还是质量上都处于领先地位。

二、活体肝移植供体手术

（一）供体的选择

首先供体应身体健康，主要脏器功能良好，无重大器质性疾病。肝脏及其主要血管、胆管形态结构正常，肝脏储备功能良好，即使术前检查符合捐肝的要求，术中也有可能因胆道或血管的变异而放弃移植手术。

其次测量身高、体重等，并进行一般的术前检查，评估供肝大小及与受者是否匹配。切除的肝脏既要保证供体的绝对安全，又要满足受体的需要。如切除体积过大，可导致供体急性肝功能衰竭，切除过小，可致受者小肝综合征。日本京都大学的标准为移植肝重量与受体体重比（graft recipient weight ratio，GRWR），通常认为GRWR必须大于1%，若<0.8%则易发生小肝综合征。提出活体肝移植患者的1年生存率显著依赖于GRWR。比例介于1%～3%的生存率为91.8%，介于0.8%～1%的生存率为79.5%，小于0.8%的生存率仅为59.7%。术前受体具有正常肝合成功能或肝功能属Child A级者，小肝组（GRWR≤0.85%）和大肝组（GRWR>0.85%）的移植物存活率无显著性差异。而术前受体肝功能为Child B级或C级者，大肝组的移植物存活率显著高于小肝组（74% *vs.* 33%）。由此可见，移植肝的功能和存活不仅取决于移植肝的大小，还与受体术前肝功能状态相关。GRWR≤0.85%的供肝，仍可安全用于肝功能Child A级及代谢性肝病不伴肝硬化的患者。而对于肝功能为Child B级或C级的肝硬化患者，则GRWR>0.85%的供肝才能预防小肝综合征及其他相关并发症。

另外术前对肝脏脂肪变性的筛选相当重要，它直接关系到供肝的质量。尤其在美国，超重及肥胖的比例占65%。如体质指数（BMI）超过30 kg/m^2 要高度警惕肝脏脂肪变，术前进一步进行磁共振检查。磁共振检查可精确分析肝脏体积，提供优秀的血管结构影像，并更好地发现肝脂肪变。同时酌情对供体进行肝脏活检，如镜下脂肪变超过40%者，不宜作为供体。术前正确判断肝脂肪变的程度，也有利于减少切肝给供体带来的相关并发症。如何减少切肝相关并发症，关键问题有两点：一是供体肝脏脂肪变程度如何，二是供体残余肝量有多少。

对于正常的肝脏来说，切除70%肝脏后供者仍可耐受，但对于肝脏有轻微病损，或老年供者来说就不同了。一般来讲，供体年龄越小，肝脏的再生能力越强，反之，不仅能力弱，并且伴随的肝脏隐性疾病也越多，因此要求供体的年龄 18～60 岁。有资料表明，供者术后的肝功能改变与供体的年龄、肝脏脂肪变的严重程度和残余的肝脏体积有关。供者如年龄大于 50 岁，术后并发症的发病率明显增加。

对术前有吸烟史的供体应提起注意，因为吸烟不仅能增加术后肺部并发症，而且有报道的两例发生肺栓塞的儿童受体供者，术前均有吸烟史。

（二）供体并发症的发病率及死亡率

虽然供体的短缺是世界问题，但亚洲国家由于宗教信仰等问题，供体短缺的矛盾更加突出，为亚洲开展活体肝移植提供了丰富的土壤。据统计世界范围内活体肝移植的数量现已超过 6000 例，其中右半肝移植的有 2000 例。有 19 例供体死亡的报道。我国 1995 年由王学浩教授率先开展活体肝移植手术。现全国累计已施行活体肝移植两百余例，无供体死亡。

作为肝移植的第一大国美国，在选择活体肝移植上却显得格外慎重。2001 年美国活体肝移植的数量超过 400 例，2002 年由于一例供体死亡，使得这一数量降到 280 例。在第二届全国人工肝及血液净化学术年会应邀作报告的苏启深教授介绍说 2004 年全美实施了约 6000 例肝移植手术，但同期仍有超过 17 000 人在等待供肝，而至少有 1800 人在等待中死亡。尽管供肝非常紧张，但作为一种能够增加供肝来源的可选择方案，活体肝移植在美国却并未大行其道。2004 年全美仅实施了不足 300 例的成人活体肝移植和约 50 例的儿童活体肝移植，占肝移植总数的 5%左右。

并发症包括近期并发症和远期可能造成的对生活质量、心理影响和经济上的负担等。

如何将供体的并发症的发病率和死亡率降到最低是各移植中心必须考虑的问题。特别是供受体间多为亲属关系，如供体死亡将给家属心理上造成严重的打击。近期并发症从理论上讲，一类是肝切除可能引起的并发症，如术中出血、胆瘘、栓塞、肝功能衰竭、胆碱酯酶代谢异常引起的低磷血症等。一类是与开腹相关的并发症，如腹腔感染、切口疝、肠粘连、肠梗阻等。还有与麻醉相关的并发症。

香港玛丽皇后医院统计了亚洲 5 个移植中心的 1508 个病例，受者包括 766 名成人和 742 名儿童。移植类型包括左后或扩大左后段的 605 例，左半肝 334 例，右半肝及右后段的 561 例，未分型的 8 例。供体 94.1%的失血量在 1000 ml 以下，0.53%的患者输入库存血。全部供体并发症的发病率为 15.8%，1.1%的供体再手术。右半肝供体并发症的发病率（28%），高于左后段（9.3%）或左半肝（7.5%）供者，可见右半肝供者更易发生并发症。但基于右半肝体积较大，能满足成人受体的代谢需求，现国际上 ALDLT 多采用右半肝移植。并发症包括：胆汁淤积（7.3%），胆瘘（6.1%），胆道狭窄（1.1%），门脉栓塞（0.5%），腹腔出血（0.5%）及肺栓塞（0.5%）。统计的所有病例无院内死亡，但一供体于术后 3 年死亡，死亡原因不详。统计病例中多于 3 个月的长期随访仅占供体的 15.1%。

日本京都大学统计了 470 例活体肝移植病例，发现术中出血及手术时间为左后段切除相对较高，而右半肝供者住院时间明显延长，胆瘘的发病率明显增高。其中两例患者由于粘连性肠梗阻而再次手术，一例供体死亡。

国际上统计并发症的发病率在 10%～30%，而死亡率在 0.1%～0.3%。由于各移植中心的统计数据之间无可比性，因此数值仅供参考。并发症的发病率与死亡率与各中心的技术水平有密切关系。

供体死亡是一种极为少见的并发症，力争供体的零死亡率是医务人员努力的目标，Trotter 统计了 1989 年到 2006 年 2 月世界范围内已知供体死亡病例共 19 例。另外有 3 例供体因并发症正在准备进行肝移植手术，还有 1 例因为术后并发症正处在持续植物人状态。有确切资料统计的死亡患者 14 例（2 例肝段切除，12 例肝叶切除），死亡患者中有 3 例发生在美国，5 例在欧洲，巴西 2 例，发生 1 例以下几个国家有：日本、埃及、印度、中国香港。Renz 等报道，活体献肝给小儿肝移植时，供体死亡率为 0.13%（2/1539 例），而献给成人时则为 0.2%（1/500），这与成人需切取右肝叶作供肝有关。导致供体死亡的主要原因为供体残余肝量不足、麻醉意外、手术大出血和肺栓塞。另有一些是罕见原因，如德国汉堡大学报道 1 例供体死于肌萎缩性侧索硬化，巴西 Wiederkehr 报道 1 例死于脑出血，一例供者死于术后心律失常导致的心跳骤停，美国 Miller 报道 1 例因供肝术后梭菌属细菌感染、暴发性胃气性坏疽、中毒性休克而死亡，日本 1 例供体死于残余肝体积过小（标准肝重量的 28%）伴有非酒精性脂肪性肝炎。

捐肝手术后对供者会有一定的心理影响，亚洲统计，术后供者会得到社会、朋友、亲属的认可，100%的供者认为捐肝会对其产生积极的影响。而德国统计了 30 例供体术后的心理状况，其中 20%的供者会有消极情绪，来源于受体的死亡或没有得到预期的感激，因此，围术期对供体进行适当的心理辅导和治疗是必需的。

（三）麻醉方法

多数医院选择全身麻醉，如选择硬膜外麻醉加全麻，应警惕硬膜外出血，因此类患者术后需常规抗凝。

首先麻醉药物的选择应避免对肝脏有毒性，并且对肝脏血流影响最小。在整个手术期间都要注意肝脏功能的保护，维持术中呼吸、循环功能正常、稳定，以保证肝脏充分的血流供应。术中呼吸管理吸入氧浓度 40%～60%，维持血气氧分压在正常范围内。应避免使用 N_2O，它能增加气栓的发生率，并且使肠胀气，增加关腹的难度。肝脏部分切除以后可能会对麻醉药的代谢产生一定影响，应调整麻醉药的剂量，确保血流动力学稳定。

术中液体维持：晶体液选用醋酸林格液，其 pH 和渗透压与血浆相同，且不含乳酸，大量输入不会导致乳酸蓄积、增加肝脏负担，所含醋酸可由肌肉代谢。由于肝脏切除后乳酸的清除能力降低，研究发现手术结束时乳酸水平增高，术后第一天明显下降，说明术后第一天肝脏清除乳酸的能力即恢复。明胶类血浆代用品对凝血的影响较小，因此选用聚明胶肽为胶体扩容。此类患者由于术后高凝状态，可增加栓塞的发生率，尤其是门静脉血栓和致命的肺栓塞，如无大出血等特殊情况不需输新鲜冰冻血浆。术毕这类患者应尽早拔管，能减低术后肺部并发症的发生率，并降低住院费用。拔管必须符合以下标准：循环呼吸功能正常稳定、清醒合作、血气电解质水平正常、凝血功能正常、术中无大量血液丢失和大量输血。术后常规带静脉镇痛泵。

药物选择：与其他肝脏手术药物选择无明显不同，常用药物有咪达唑仑、芬太尼或舒芬太尼、丙泊酚、维库溴铵或顺式阿曲库铵，吸入药可选择七氟烷或异氟烷。

术中监护：除常规无创监护 ECG、SPO_2、$ETCO_2$、体温、尿量、麻醉深度监护、肌松监护外，有创监护包括动脉压和中心静脉压（CVP）。

CVP 控制：肝脏手术术后死亡率和并发症发生率与术中失血密切相关，阻断肝脏血管和控制性低中心静脉压是减少术中失血常用和有效的手段，静脉压控制在 5 mmHg 以内。

术中控制性低 CVP 技术是供肝麻醉管理的重点，不仅有利于减少术中的出血量，而且能减低门静脉和肝静脉的压力便于手术操作。如 CVP 过高，可使肝静脉回流受阻，肝体积肿大，肝细胞缺氧，影响供肝的质量，但低中心静脉压应警惕分离腔静脉和肝静脉时气栓的发生。控制性低 CVP 可通过加深麻醉、头高脚低位或使用硝酸甘油 0.5～2.0 μg/（kg・min），呋塞米 5～20 mg来实现，不能单纯依靠控制输液量，因供体手术术中常规使用造影剂，造影剂可以与红细胞结合，阻塞肾的微血管，并可致肾小管直接受损，因此维持适当的尿量是必需的，尿量应维持 1～2 ml/（kg・h）。供体的肝脏切除后应逐渐提高 CVP，目的是补充先前控制低 CVP 所欠容量，同时有利于创面彻底止血。

（四）术后管理

根据 Pomfret 的经验，大多数供体术后 5 天内不耐受肠内营养的摄入，所以应提供全肠外营养支持。术后早期肝脏再生速度很快，如果能提供充足的热量和蛋白，既可以避免骨骼肌的损失，又可以加快恢复速度。术后早期可以出现严重的碱性磷酸酶降低，而这又和潜在的神经系统、心和肺的并发症有关，应积极加大磷的摄入。

常规使用预防深静脉血栓和肺部并发症的措施是所有活体移植术后患者的主要治疗方案。包括刺激恢复肺活量和早期下床活动。

三、活体肝移植受体手术

活体肝移植受体手术与尸体供肝在麻醉管理上基本相同，有几点需要注意：①因供肝是部分肝脏，在空间位置以及与受体血管在大小上的差异使血管重建比全肝移植更复杂，大多数情况下需要做肝动脉或门静脉血管移植搭桥或延长，或者是二者均要移植搭桥或延长。重建血管或胆道时往往需要显微外科手术，因此无肝期和整个手术的时间相对全肝移植较长。②供肝的断面在肝脏恢复血供后是一潜在的出血点，术中需要更多的时间止血。③因供肝是部分肝脏，创面较大，凝血功能异常时可造成创面大量渗血。但活体供肝由于缺血时间较短，肝功能恢复较快，加上血管搭桥使栓塞几率增加，如凝血矫枉过正容易造成肝动脉栓塞致手术失败，术中需仔细调整凝血功能。

第九节　肝移植术中重要器官的保护

一、肝移植围术期脑保护

肝移植术后神经并发症约为 7%～40%，因此围术期脑保护至关重要。

（一）肝移植患者脑损害的原因

1. 术前因素　急性肝功能衰竭伴颅内压升高的患者，脑血流增加。脑血流增加的机制主要为谷氨酸在脑组织内的积聚，以及一氧化氮合成酶活性的增强。慢性肝功能衰竭时，脑血流基本维持正常。但是终末期肝病及合并肝性脑病的患者，其脑血流的自身调节机制被削弱。

术前血氨的增高与脑水肿有密切关系。氨在星形细胞中被解毒为谷氨酸盐，谷氨酸盐在星形细胞的积聚使细胞内渗透压升高，导致脑水肿。如抑制谷氨酸合成酶，可以减轻星形细胞的水肿，防止颅内压的升高。

2. 术中因素　术中循环的剧烈波动尤其是再灌注期，新肝再灌注时大量酸性物质和扩血管物质进入循环，同时伴有心输出量的增加，这些情况可能导致颅内压急剧升高。

3. 术后因素　约有3％的移植后患者死于脑出血，可能与此类患者凝血功能相对较差及术后高血压有关。但有研究表明术前Child分级、术中出血量是肝移植术后脑出血的独立危险因素。

（二）术中脑保护措施

1. 合理使用有创颅内压监测　对术前昏迷或疑有颅内压增高的患者，可使用有创颅内压监测，通过腰穿蛛网膜下腔置管或颅骨钻孔侧脑室内置管，与压力传感器连接持续测压。可能出现的并发症有颅内出血、感染、脑脊液漏，由于这类患者有出血的风险，在安置颅内压监测设备之前往往要先进行凝血功能的检查。麻醉处理使颅内压低于20 mmHg、脑灌注压大于50 mmHg、平均动脉压大于60 mmHg。术中很小的血流动力学改变都可能引起脑灌注压的变化。研究表明有创颅内压监测便于术中及时发现颅内高压，及时处理，大大提高患者的成活率。

此外可应用颈静脉导管连续测定静脉氧饱和度，帮助制订最合适的治疗颅内压增高的方案。

连续简单脑电图分析，可及时发现癫痫，及时治疗，以减少继发性脑水肿。

2. 防止脑血流的增加　渗透性利尿剂甘露醇可降低颅压。

对容量负荷过重和中心静脉压高的患者可使用血液透析。

头高脚低位：研究表明最合适的角度为抬高床头30°，如过高会减少脑灌注压。

过度通气：不推荐为常规疗法，过度通气造成的低碳酸血症使脑血管收缩，从而降低颅压，但是使用这种方法尚有争议。有对照的研究结果显示过度通气并不减少颅内高压的发生率或发作次数，反而会减少脑血流和脑氧摄取。

3. 降低脑代谢的措施　浅低温（32～33℃）可明显降低颅内压和减少脑血流；并且使脑血流的自身调节缺陷和对 CO_2 的反应缺乏得到恢复；使血氨浓度降低，减低脑组织对氨的摄取；降低脑氧代谢率，减少某些毒性产物的生成。浅低温对减轻脑水肿有显著的益处。在临床应用方面可选择头部局部降温。在10～37.5℃范围内，体温下降1℃，脑组织耗氧量与脑血流量平均下降6.7％。

巴比妥类静脉麻醉药：能产生剂量相关的脑血流与脑代谢降低，常用硫喷妥钠。

丙泊酚：脑保护作用与巴比妥类静脉麻醉药相似，除此之外能与自由基作用形成苯氧化合物而清除自由基，另外还可阻滞电压依从性 Ca^{2+} 通道，减少缺氧时 Ca^{2+} 内流，从而减轻脑细胞损伤。有实验表明丙泊酚应用于再灌注期，有减轻脑缺血后再灌注损伤的作用。

4. 减少血氨的产生　游离氨浓度的升高是导致肝性脑病最主要的因素。

预防应激性溃疡的发生，术前常规使用奥美拉唑或法莫替丁，减少气管插管和置入胃管时损伤黏膜引起的出血。一旦发生破裂出血，则大量的血液蛋白质进入肠道，每100 ml血液含蛋白质15～20 g，这些蛋白质分解后，会产生比一般蛋白质更高的氨量。

维持术中满意的尿量，氨的生成大部分是由尿素经肠道细菌产生的尿素酶分解产生。

保持轻度的酸中毒有助于减少血氨的吸收。

5. 血钠的纠正　对于术前低钠血症的患者禁忌血钠纠正过快，因其可导致中心性脑桥髓鞘破坏，并可影响中枢其他部分，造成患者昏迷，并且这种损伤可能是永久性的。

6. 乌司他丁的脑保护作用　乌司他丁通过以下几个方面实现脑保护作用：①清除氧自由基；②抑制内皮素（ET）的产生和释放；③减少肿瘤坏死因子α（TNF-α）含量；④对C-反应蛋白的干预作用。

二、肝移植围术期心肌保护

研究表明，肝移植术后早期死亡患者中，心血管事件高达20％以上。我们统计表明，肝移植早期再灌注期心搏骤停的发生率为0.5％。随着手术和麻醉技术的提高再灌注期心搏骤停已属罕见并发症，但低血压和心律失常的发生率还是较高的。

（一）心肌损伤的原因

1. 患者术前合并心脏病　最常见的是冠心病，随着患者年龄的增加，发病率增加。

2. 终末期肝病对心脏的影响　终末期肝病造成心肌缺血、缺氧；内毒素对心肌的损害；肝硬化患者代谢障碍，引起心肌肿胀变性；高胆红素血症、酒精性心脏病的影响等。

3. 术中损伤因素　我们通过对肝移植围术期肌钙蛋白I（TNI）和肌酸磷酸激酶同工酶（CK-MB）变化的研究发现，新肝期 TNI 及 CK-MB 均增高，说明围术期存在心肌细胞的损伤。

另外，肝移植术中低氧血症、水电解质平衡紊乱、术后高凝、缺血-再灌注损伤、围术期血流动力学的剧烈波动以及血管活性药使用不恰当等均可导致心肌损害。

术中对 TNI 进行检测可作为心肌损伤和各种心肌保护措施的评价指标。围术期及时监测心肌细胞损伤，早期干预，以预防心肌梗死发生。其中 TNI 检测的意义更大，TNI 仅存在于心肌细胞中，心肌损伤约 1 h 可出现增高。而 CK-MB 存在于心肌、骨骼肌和肠道，心肌细胞受损后 24～48 小时增高。当术中阻断门静脉时，产生肠道缺氧水肿，使该指标测值增高，使心肌损伤时准确率降低。

（二）术中心肌保护

1. 充分的术前准备　对于术前怀疑有冠心病的患者，应做冠脉造影。高危患者应做多巴酚丁胺超声心动图以评估缺血性心脏病、心室和瓣膜的功能以及有无肺动脉高压。严格手术适应证，尽可能调整患者至最佳状态。

2. 术中处理　维持血流动力学稳定，条件许可的情况下，尽量全面监测心血管功能状态，如 PAP、PAWP、CCO、SVO_2、右室舒张末容量及食管超声等。根据监测数据指导输血、输液和血管活性药的合理应用，保证心肌的有效灌注。

纠正水电解质紊乱：术前及新肝期低钾，能使心肌兴奋性增高，引起心律失常。再灌注期，可引起一过性高钾，是心跳骤停的原因之一，应注意纠正。

术中低钙常见，会导致心肌收缩力下降。高钙是矫枉过正的表现。

代谢性酸中毒：酸中毒时心肌收缩力减低，搏出量减少，同时严重酸中毒时会影响血管活性药作用的发挥。

代谢性碱中毒：氧离曲线左移，组织缺氧。

维持体温：新肝开放时，低体温是导致心搏骤停的重要原因。围术期体温过低可增加严重心血管事件的发生几率，应保持中心体温大于 35.5℃。

纠正凝血：高凝增加冠脉栓塞的几率。

3. 手术方式的选择和技术的提高　缩短无肝期时间，减少毒性物质的产生，从而减少对心肌造成的损害。减少出血量，减少血制品和血管活性药的使用。

4. 合理应用血管活性药　减少心肌氧耗，增加氧供。

5. 药物性心肌保护　硝酸甘油：术中持续泵入可扩张冠状动脉，增加心肌氧供。

β受体阻滞剂：降低心率，尤其是无肝期，可减少心肌氧耗。

环磷腺苷：改善心肌缺氧，缓解冠心病症状及改善心电图。

乌司他丁：能多途径抑制炎性反应，保护心肌。

抑肽酶：预防和治疗因纤溶亢进引起的出血，同时有一定的抑制炎性反应的作用。

三、肝移植围术期肺保护

围麻醉期肺功能保护主要包括三方面：一是改善和纠正原有的肺部各种疾患和影响肺功能的各种因素。二是避免围麻醉期各种因素对肺功能的进一步损害。三是预防术后肺部并发症。肺保护贯穿于围肝移植期全过程，目的是改善肺功能和避免肺损伤，改善肝脏移植患者预后。

肺部常见的合并症和并发症主要有：肺不张、胸腔积液、肺水肿、呼吸衰竭以及感染性肺炎。

肺不张是肝脏移植术后早期常见并发症，发生率在47.8%～73.6%，常累及一个或多个肺段，主要累及右侧，具有自限性。术前有些患者亦可合并肺不张。术后肺不张主要原因有外科操作损伤膈神经致膈肌运动障碍，容量过载导致肺顺应性下降和胸腔积液对肺的挤压，少数肺不张由于感染引起。很多晚期肝硬化患者术前合并胸腔积液，主要是由于低蛋白血症、肾功能障碍和感染等因素造成。术后胸腔积液主要发生在术后一周左右，多为漏出液，可能与术中破坏了淋巴系统导致淋巴回流障碍以及局部的创伤性炎症有关。肺水肿可分为心源性肺水肿和非心源性肺水肿，按病理又分为间质性肺水肿和肺泡性肺水肿。术后肺水肿多见，以间质性肺水肿为主，主要是术中大量输血输液导致容量超负荷或者相对超负荷所致，也可能与输血相关的急性肺损伤和再灌注损伤有关，一部分与再灌注综合征循环血量剧增导致的瞬间肺高压有关。急性呼吸衰竭主要是指急性肺损伤（acute lung injury，ALI）或急性呼吸窘迫综合征（acute respiratory distress syndrome，ARDS)，是原位全肝移植（OLT）术后患者死亡的最主要原因。造成死亡的主要原因有脓毒血症、大量输血输液、感染、输血相关的急性肺损伤、再灌注损伤、误吸、肺水肿等。肺感染是 OLT 术后常见并发症，最后可发展为 ARDS 导致患者死亡，病原体包括细菌、病毒和真菌。

肝移植肺保护的一般原则：术前积极治疗肺部原发病和各种合并症，进行针对性治疗和对症处理，积极改善肺功能；术中积极调控凝血功能、纠正酸碱电解质紊乱、补充白蛋白和输血、维持合适的胶体渗透压，尽可能减少术中短时间内大量快速输血输液，预防不必要的术中肺损伤。

术中肺保护主要包括调整肺功能和预防肺进一步损伤。

1. 呼吸道管理　术前或者诱导前可给予东莨菪碱抑制呼吸道分泌物，诱导时避免胃内容物反流误吸，术中加强呼吸道管理。

2. 小潮气量合适的 PEEP　PEEP 主要用于改善肝肺综合征和术前肺部合并症所致的低氧血症。PEEP 还可以防止由于肺血管内皮通透性增加和肺血管静水压增高导致的潜在的肺水肿所致的低氧血症。

3. 容量和血流动力学管理　血流动力学管理和容量治疗密不可分。肝移植围术期容量变化和血流动力学波动剧烈，既要预防容量丢失和外科操作引起的低灌注，又要防止容量的相对过剩。氧供和氧耗监测比血流动力学监测更有临床指导意义，尤其是在无肝期可以判断外周氧供和氧耗情况，必要时应用适当的血管活性药物改善组织氧供。切忌盲目用增加容量的办法改善无肝期开始后和新肝开放后短时间内的低血流动力学状态。

4. 预防类过敏反应　预防性应用地塞米松和苯海拉明等预防因为术中输入血液制品和人工胶体等引起的类过敏反应。血液制品和人工胶体等异源性物质可导致嗜碱性粒细胞和肥大细胞释放 5-羟色胺和组胺等物质，导致血管通透性增加，引起体液向组织内异常流动，最终导致体内液体相对过剩，是术中和术后肺水肿和肺感染的原因之一。预防类过敏反应有助于围术期血流动力学稳定和减少容量的输入，从而降低术后肺部并发症。

5. 预防炎性反应　肝移植围术期多种因素可以诱发全身炎症性反应，最终促使肺血管内皮细胞通透性增加，进一步损害肺功能。预防性应用抑肽酶和乌司他丁可有效预防这种全身性炎症性反应或降低炎症反应的程度，从而起到肺保护的作用。

6. 抗生素的应用　肝移植手术时间长，及时应用各种抗生素可以预防术后感染的发生，也是有效预防术后肺部并发症的措施之一。

7. 血液和血液制品的应用　及早纠正凝血功能，尽可能减少术中血液的丢失，严格控制血液和血液制品的输入量，尽可能降低输血相关的急性肺损伤。

8. 防治肺动脉高压　诱导后如明确存在肺动脉高压，积极应用前列腺素 E_1、硝酸甘油等治疗肺动脉高压，进入新肝期前后积极预防和治疗肺动脉高压，有效减少肺水肿的发生率和程度。

9. 防止呼吸机相关肺损伤　有条件患者尽早拔除气管插管，缩短通气时间。间歇正压通气期间以氧合指数为参考依据调整潮气量和呼吸频率，设置适当 PEEP 和 FiO_2，可有利于防止肺部并发症。

四、肝移植围术期肾保护

围术期应尽一切努力避免或减少肾功能的损害。术中应避免使用有肾损害的药物，避免循环波动，维持肾脏满意的灌注压。对于术前已知肾功能损害的患者，术式应选择静-静脉转流或背驼术式。对于计划行经典非转流术式的患者，于手术开始时就应该注意肾功能的保护。新肝开放后应积极促进肾功能恢复，主要方法有提高肾灌注压力、利尿剂、纠正酸中毒、调控容量、保持体温等。总之良好的移植肝功能是恢复肾功能的根本因素。

（一）小剂量的多巴胺 1～3 μg/（kg · min）

对于肾功能的保护虽然有争议，但在临床仍在应用。体内有 DA_1、DA_2 两类受体，DA_1 受体存在于肾、内脏血管、近曲小管，兴奋使血管扩张，肾血流和肾小球滤过率增加，排钠、利尿。DA_2 受体存在于节后交感神经突触前末梢，兴奋时抑制 α_2 受体，阻止去甲肾上腺素的释放。另外多巴胺还有与剂量相关的激动 β_1 肾上腺素受体及 α 肾上腺素受体的作用，使用时注意剂量的掌握。Bellono 研究认为，早期给予小剂量多巴胺 2～5 μg/（kg · min）对肝肾综合征（HRS）急性肾功能减退无效，而大剂量的多巴胺则通过增加内脏血流及门脉压使高动力循环状态恶化。可见，单独使用多巴胺，效果不佳。但是，当小剂量多巴胺与外周缩血管药物如鸟氨酸加压素（orpressin）合用时，却能明显改善肾功能。Gulberg 等用该方法治疗 7 例 HRS 患者，其中 4 例病情好转，1 例顺利接受肝移植。菲诺多泮作为选择性多巴胺 1 型受体兴奋剂是一种相当有前途的药物，不仅能保护肾脏，而且可以改善肠系膜灌注和移植物血管灌注。

（二）利尿剂

呋塞米为袢利尿剂，作用于髓袢升支粗段，抑制 Na^+、K^+、Cl^- 的重吸收而产生利尿作用，同时能扩张肾血管，降低肾血管阻力，增加肾血流量，首量 20～40 mg 静脉注射，效果不好时剂量增倍给药，如一次剂量增至 400 mg 效果不明显时应考虑换药。可试用托拉塞米。

甘露醇，为渗透性利尿剂，静脉注射后使血浆渗透压迅速提高，将组织间液的水分吸收到血管内而产生利尿作用，甘露醇还促使心房容量扩张而释放心钠素（ANP），从而抑制肾素活性。低灌期间肾脏内层髓质血管内有红细胞聚集和内皮细胞肿胀，可诱发肾脏缺血，甘露醇的血液稀释作用对缺血肾可产生保护功效。成人 1～2 g/kg，于 15～20 分钟内静脉注射，无尿及心功能不好的患者禁用。渗透性利尿剂后加用袢利尿剂可明显增加利尿效果。

（三）前列腺素 E_1（PGE_1）

通过扩张肾血管，增加肾血流量，对改善早期的肾功能损害有一定帮助，常用剂量 0.2～0.8 μg/（kg・min）。

（四）无肝期静-静脉转流

理论上讲无肝期静-静脉转流由于不对下腔静脉造成梗阻，因此有肾功能的保护作用。但同时由于它可造成肾静脉的空气或血栓形成，凝血功能障碍及体温降低，虽然术中无肝期循环平稳，尿量满意，但总体并没有降低术后肾功能损害的发生率，因此在使用上应权衡利弊。

（五）血管加压素类似物（vasopressin analogue）

代表药物特利加压素（terlipressin）、鸟氨酸加压素垂体后叶素类似物。作用于血管平滑肌 V_1 受体，可选择性收缩内脏动脉血管，减少内脏淤血，同时降低肾素-血管紧张素-醛固酮系统的活性，增加肾脏血流灌注量，提高肾小球滤过率。小样本研究表明治疗 HRS 有效。鸟氨酸加压素由于作用时间短，需连续给药，有明显不良反应，如缺血性结肠炎、无症状性室性早搏等，临床上不推荐常规使用。研究较多的是特利加压素。据加拿大安大略湖多伦多大学的 Wong F 学者报道，对于 1 型 HRS 患者，特利加压素可以改善其肾功能，从而提高患者存活率。他选择了 99 例接受特利加压素治疗的 1 型 HRS 患者进行回顾性研究，如特利加压素治疗后血清肌酐水平至少下降 20%，则认为特利加压素可改善肾功能，结果发现 58 例患者的肾功能得到了改善。

（六）去甲肾上腺素

α 受体激动剂，通过内脏血管收缩，改善肾灌注，增加肾小球滤过率。从理论上讲正好对抗 HRS 的外周血管扩张。Duvoux 等临床应用去甲肾上腺素与白蛋白、呋塞米治疗Ⅰ型 HRS。根据临床平均动脉压和尿量改变，去甲肾上腺素由 0.5 mg/h 逐渐增加至最大剂量 3 mg/h，用至 HRS 恢复或至 15 天，而后 3 天内逐渐停药，结果 HRS 恢复的平均时间为 7 天，83%的患者恢复。

（七）肾替代疗法

对于移植后发生肾功能损害的患者，据统计有 8%～18%需要肾脏替代疗法。早使用替代治疗，支持患者机体内环境和生命体征的稳定直到肾脏功能恢复，对于积极治疗后肾功能仍不能恢复的患者可考虑行肾脏移植。此方法在保证血流动力学稳定情况下达到脱水、去除水负荷，排除体内毒素及炎性介质作用，以减轻对心、脑等重要脏器的损害，改善心肺功能。

（八）分子吸收再循环系统（molecular absorbent recirculating system，MARS）的应用

它能持续清除水溶性及与白蛋白结合的毒素（如胆红素、胆汁酸、肌酐、尿素氮等），并且具有维持血流动力学稳定及纠正电解质紊乱的优点。Mars 对与白蛋白结合的毒素清除效果好，可部分替代肝脏功能，因此对 HRS 具有较好的治疗效果。

（九）乌司他丁

是从新鲜尿液中提取精制而成的一种糖蛋白，是一种高效广谱的酶抑制剂，对于多种糖类及脂类水解酶都有抑制作用，其部分降解产物仍保留酶抑制的活性。乌司他丁另具有稳定溶酶体膜、抑制溶酶体酶的释放、清除氧自由基、抑制过量超氧化物的生成及消除产生的超氧化物的作用。手术侵袭引起肾血流量减少及肾小管功能障碍，而肾缺血时氧自由基增加，流入肾小管内皮的钙离子增加，促使细胞内的 ATP 含量降低，从而进一步加重肾脏的损伤。乌司他丁可通过防止肾血流量减少的作用，产生利尿作用，从而达到保护术后肾功能的目的。

心钠素（心房利尿钠肽）：是由心房肌细胞合成和释放的一类多肽。使血管舒张，外周阻力降低，使每搏输出量减少，心率减慢，肾排水排钠增多，导致体内细胞外液量减少。

除上述治疗外，目前一些新的实验性药物治疗也在研究中，包括：挥发性麻醉剂、促红细胞生成素、腺苷受体兴奋剂及拮抗剂、干细胞治疗等。促红细胞生成素受体在多种组织中表达，包括人体肾脏。在缺血-再灌注损伤动物模型中，促红细胞生成素

在内皮水平及小管水平可减轻肾损伤。在缺血-再灌注损伤的体内模型中发现促红细胞生成素可明显抑制细胞凋亡，改善肾功能。ARF 干细胞的研究表明，干细胞治疗可以帮助损伤的肾小管细胞再生。

随着手术技术的进步，肝移植手术面临越来越多的挑战。天津市第一中心医院东方器官移植中心日前成功利用部分活体供肝及 1 个异体肝脏，同时挽救了 3 名重症肝病患者，术中同时采用了多项移植技术。手术除应用了异体肝移植、活体肝移植、劈裂式肝移植、减体积肝移植、“多米诺”肝移植等技术外，同时还突破了双供肝移植技术。

（齐学梅　杜洪印）

参考文献

1. Ciancio A，Marchet A，Saracco G，et al. Spectral electroencephalogram analysis in hepatic encephalopathy and liver transplantation. Liver Transpl，2002，8：630-635.
2. Bakti G，Fisch HU，Karlaaganis G，et al. Mechanics of the excessive sedative response of cirrhosis to benzodiazepines：Model experiments with triazolam. Hepatology，1987，7：629-638.
3. Barbaro G，Di Lorenzo G，Soldini M，et al. Flumazenil for hepatic encephalopathy grade Ⅲ and Ⅳa in patients with cirrhosis：An Italian multicenter double-blind，placebo-controlled，cross-over study. Hepatology，1998，29：1338-1339.
4. Shami VM，Caldwell SH，Hespenheide EE，et al. Recombinant activated factor Ⅶ for coagulopathy in fulminant hepatic failure compared with conventional therapy. Liver Transpl，

2003，9：138-143.

5. Liu H，Song D，Lee SS. Cirrhotic cardiomyopathy. Gastroenterol Clin Biol，2002，26：842-847.
6. Kannel WB. Coronary heart disease risk factors in the elderly. Am J Geriatr Cardiol，2002，11：101-107.
7. Johnston SD，Morris SK，Cramb R，et al. Cardiovascular morbidity and mortality after orthotopic liver transplantation. Transplantation，2002，73：901-906.
8. Plotkin JS，Johnson LB，Rustgi VK，et al. Coronary artery disease and liver transplantation：The state of the art. Liver Transpl，2000，6：53-56.
9. Plotkin JS，Johnson LB，Rustgi VK，et al. Dobutamine stress echocardiograph for orthotopic liver transplantation evaluation. Transplantation，2001，71：8118.
10. Keefe BG，Valantine H，Keefe EB. Detection and treatment of coronary artery disease in liver transplant candidates. Liver Transpl，2001，7：755-761.
11. Mandell MS. Critical care issues：Porto pulmonary hypertension. Liver Transpl，2000，6：36-43.
12. Colle IO，Moreau R，Godinho E，et al. Diagnosis of Porto pulmonary hypertension in candidates for liver transplantation：A prospective study. Hepatology，2003，37：401-409.
13. Krowka MJ，Plevak DJ，Findlay JY，et al. Pulmonary hemodynamics and perioperative cardiopulmonary-related mortality in patients with portopulmonary hypertension undergoing liver transplantation. Liver Transpl，2000，6：443-450.
14. Krowka MJ，Edwards WD. A spectrum of pulmonary vascular pathology in Porto pulmonary hypertension. Liver Transpl，2000，6：241-242.

15. Ramsay MA. Perioperative mortality in patients with portopulmonary hypertension undergoing liver transplantation. Liver Transpl, 2000, 6: 451-452.
16. Molmenti EP, Ramsay M, Ramsay K, et al. Epoprostenol and nitric oxide therapy for severe pulmonary hypertension in liver transplantation. Transplant Proc, 2001, 33: 1332.
17. Ramsay MAE, Clark RD, Tai S. Liver transplantation in a patient with persistent portopulmonary hypertension. Liver Transpl, 2003, 9: C39.
18. Ramsay MAE, Spikes C, East CA, et al. The perioperative management of Porto pulmonary hypertension with nitric oxide and epoprostenol. Anesthesiology, 1999, 90: 299-301.
19. Krowka MJ. Hepatopulmonary syndrome and liver transplantation. Liver Transpl, 2000, 6: 113-115.
20. Collisson EA, Nourmand H, Friman MH, et al. Retrospective analysis of the results of liver transplantation for adults with severe hepatopulmonary syndrome. Liver Transpl, 2002, 8: 925-931.
21. Arguedas MR, A brams GA, Krowka MJ, et al. Prospective evaluation of outcomes and predictors of mortality in patients with hepatopulmonary syndrome undergoing liver transplantation. Prospective, 2003, 37: 192-197.
22. Gunning TC, Brown MC, Swygert TH, et al. Perioperative renal function in patients undergoing orthotopic liver transplantation. Transplantation, 1991, 51: 422-427.
23. Swygert TH, Roberts LC, Valek TR, et al. Effect of intraoperative low-dose dopamine on renal function liver transplant recipients. Anesthesiology, 1991, 75: 571-576.
24. Gines P, Guevara M, Arroyo V, Rodes J. Hepatorenal syndrome. Lancet, 2003, 362: 1819-1827.

25. Hambleton J, Leung LL, Levi M. Coagulation Consultative hemostasis. Hematology (Am Soc Hematol Educ Program), 2002, 9: 335-352.

26. Ramsay M, Randall H. Intravascular thrombosis and thrombo-embolism during liver transplantation: Antifibrinnolytic therapy implicated. Liver Transpl, 2004, 10: 310-314.

27. Fitzsimons MG, Peterfreund RA, Raines DE. Aprotinin administration and pulmonary thromboembolism during orthotopic liver transplantation: Report of two cases. Anesth Analg, 2001, 92: 1418-1421

28. Husberg BS, Goldstein RM, Klintmalm GB, et al. A totally failing liver may be more harmful than no liver at all: Three cases of total hepatic devascularization in preparation for emergency liver transplantation. Transplant Proc, 1991, 23: 1533-1535.

29. Abraldes JG, Dell, Era A, Bosch J. Mical management of variceal bleeding in patients with cirrhosis. Can J Gastroenterol, 2004, 8: 109-113.

30. Lukin CL, Hein HAT, Swygert TH, et al. Duration of vecuronium induced neuromuscular blockade as a predictor of liver allograft dysfunction. Analg, 1995, 80: 526-533.

31. Marcel RJ, Ramsay MAE, Hein HAT. Duration of rocuronium induced neuromuscular block during liver transplantation: Apre dictor of primary allograft function. Anesth Analg, 1997, 84: 870-874.

32. Comunale ME. A laboratory evaluation of the level 1 Rapid Infuser (H1025) and the Belmont Instrument Fluid Management System (FMS 2000) for rapid transfusion. Anesth Analg, 2003, 97: 1064-1069.

33. Mandell MS, Lezotte D, Kam I, et al. Reduced use of

intensive care after liver transplantation: Influence of early extubation. Liver Transpl, 2002, 8: 676-681.

34. Befeler AS, Palmer DE, Hoffman M, et al. The safety of intra-abdominal surgery in patients with cirrhosis: model for end-stage liver disease score is superior to Child-Turcotte-Pugh classification in predicting outcome. Arch Surg, 2005, 140 (7): 650-655.

35. Ayanoglu HO, Ulukaya S, Tokat Y. Cause of postreperfusion syndrome in liver or cadaveric donor liver transplantation. Transplant Proc, 2003, 35 (4): 1442-1444.

36. Barshes NR, Lee TC, Balkrishnan R, et al. Risk stratifyication of adult patients orthotopic liver transplantation for fulminant hepatic failure. Transplantation, 2006, 81: 195-201.

37. Jackson D, Botea A, Gubenko Y, et al. Successful intraoperative use of recombineant tissue plasminogen activeator during liver transplantation complicated by massive intracardiac/pulmonary thrombosis. Anesth &Analg, 2006, 102: 724-728.

38. Steadman RH. Los Angeles. Anesthesia for liver transplant surgery. Anesthesiology Clinic North American, 2004, 17: 116-124.

第 4 章
肾移植麻醉

第一节　概　述

早在 20 世纪初期，很多肾移植的先驱者就进行了各种尝试。1954 年 Murray 获得了第一个去神经的同卵孪生子供肾移植的长期成活，从此开创了人类肾移植历史的新纪元。近年来随着同种异体尸体供肾移植和亲属活体供肾移植技术的不断完善，抗排异免疫抑制药的不断更新，目前普遍认为肾移植是绝大多数终末期肾衰竭病人的最佳治疗方法，与透析相比其优势在于不仅降低了并发症和死亡率、提高了生活质量，而且降低了医疗费用。根据近年来器官共享联合网络（VNOS）的报告，尸体供肾移植受者的 1 年和 5 年生存率分别为 95%和 81%，而接受活体供肾移植受者的 1 年和 5 年生存率分别为 98%和 91%。最新资料表明目前尸体肾移植和活体肾移植患者的存活已获得显著改善。在美国每年有 9000～10 000 例肾移植手术，中国每年也有 3000～4000 例肾移植手术。对终末期肾衰竭病人的麻醉、再移植病人的麻醉以及对供体的麻醉都已成为麻醉医生的日常工作。这类病人具有终末期肾病的病理生理改变和各自特殊的要求，如何既能为手术提供良好的条件又能确保病人的安全和舒适，减少围术期并发症，已经成为麻醉医生临床工作的一个重要课题。

第二节 肾脏的生理调节

肾脏是一个具有多种功能的重要器官，它的基本结构单位和功能单位是肾单位，每个肾脏约有100万～125万个肾单位，每个肾单位包括肾小球和肾小管，肾小管排空进入集合管。尽管人体每天液体和溶质的摄入有很大波动，但肾脏的这些功能单位能够使内环境维持稳定。肾脏的外分泌排泄功能包括：①通过改变水的排泄维持血浆渗透压；②维持每一种电解质的血浆浓度于正常范围之内；③通过排 H^+、保 HCO_3^- 维持血浆 pH 于7.4左右；④排出蛋白代谢所产生的含氮废物（尿素、尿酸、肌酸等），从而保持机体内环境稳定。肾脏的内分泌功能包括产生肾素，它在血压调节中起重要作用；生成促红细胞生成素，是刺激骨髓生成红细胞的重要因子；活化维生素 D_3 使维生素 D 转化为活化型；降解胰岛素、生成前列腺素等。肾单位的功能与肾脏的血液供应密切相关。

一、肾脏血液循环生理特点

肾功能与肾脏的血流量密切相关，它是唯一的氧耗取决于血流的器官。虽然肾脏占体重的比例不到0.5%，但正常成年人双肾通过的血流量占全部心输出量的20%～25%。肾脏的血流分布并不均匀，正常人安静时每分钟有1000～1200 ml 血液流经肾脏，其中大约80%的肾血流到达皮质肾单位，只有10%～15%的血流到达近髓肾单位。由于肾皮质主要完成滤过功能，它只摄取相对大流量血流中很少量的氧；相反，肾髓质因为重吸收溶质而保持高代谢活性，仅需要少量血流以维持高渗透梯度而易于遭受缺血损害。

肾小球入球小动脉粗短，出球小动脉细长，因此肾小球毛细血管压力较高，约相当于动脉平均压的60%，有利于血浆的滤过。肾脏灌注压下降时通过三种调节机制维持肾功能：①入球小动脉扩张增加心脏对肾的灌注；②出球小动脉阻力增加，提高滤过部分；③激素和神经反应通过增加血管内容量而促进肾灌注。

肾血流量的调节包括肾血流自身调节和神经体液调节。肾血流的自身调节能力表现为动脉血压在一定范围内波动时，肾通过其入球小动脉张力的变化使肾血流量保持相对恒定。动脉压在 80～180 mmHg 范围变化时，肾血流量及肾小球滤过率变化不大；当肾动脉灌注压超过上述范围时，肾血流量将随灌注压的改变而发生变化；动脉压超过 180 mmHg 时，可使入球小动脉收缩，降低肾血流和肾小球滤过率。但肾血流调节的这一特点只存在于肾皮质区，肾髓质区的血流常随着血压的变化而波动。肾血流在自身调节的同时也会受到一些激素和血管活性物质的影响，从而改变单个肾小球滤过率。去甲肾上腺素、血管紧张素Ⅱ等可以影响出球小动脉，使其收缩；而前列腺素族、乙酰胆碱以及缓激肽等都可增加毛细血管血流量，降低滤过系数。

二、肾血流和肾小球滤过率

通常使用某种物质的肾脏清除率用于测定肾血流量（renal blood flow，RBF）和肾小球滤过率（glomerular filtration rate，GFR）。肾血浆流量通常用对氨基马尿酸盐（PAH）的清除率来测定。PAH 在低血浆浓度时认为通过肾脏的单一通路经过滤过和重吸收完全从血浆清除。因此：

肾血浆流量＝PAH 的清除率＝（$[PAH]_U$/ $[PAH]_P$）×尿流量

其中，$[PAH]_U$＝尿中 PAH 浓度，$[PAH]_P$＝血浆中 PAH 浓度，如果已知血细胞比容，则：

肾血流量＝肾血浆流量/（1－血细胞比容）

肾血浆流量和肾血流量正常分别约为 660 ml/min 和 1200 ml/min。

肾小球滤过率通常为肾血浆流量的 20%。肾小球滤过率在男性的正常值为 120±25 ml/min，女性为 95±20 ml/min。临床上多以肌酐清除率来测定肾小球滤过率。肌酐是磷酸肌酐在肌肉的分解产物。肌酐清除率的计算如下：

肌酐清除率＝（$[肌酐]_U$×尿流率）/$[肌酐]_P$

其中，$[肌酐]_U$ 指尿中的肌酐浓度，$[肌酐]_P$ 指血浆中的肌酐浓度。

肾小球滤过率与肾血浆流量之间的比例称为滤过分数(FF)，正常值为20%。肾小球滤过率是依赖于入球和出球小动脉的相对张力。入球小动脉扩张或出球小动脉血管收缩即便是当肾血浆流量下降时都会增加FF，而肾小球滤过率不变。入球小动脉张力在一定血压范围内可保持肾小球滤过率的接近恒定。

肾血流量的调节是一个复杂的相互作用过程，包括内在自动调节，肾小管和肾小球之间的平衡，激素和神经调节。肾血流在平均动脉压在80～180 mmHg之间时可自动调节。在此范围内，肾血流量（和肾小球滤过率）通过入球小动脉的血管收缩或舒张而维持相对稳定。在自动调节范围之外，肾血流量变为压力依赖性。血流在平均动脉压低于70 mmHg时会下降，当平均动脉压低于40～50 mmHg时，肾小球滤过一般就停止了。同时肾小管血流的速率变化也会影响肾小球滤过率：肾小管流量的增加会降低肾小球滤过率，而肾小管流量的降低则会升高肾小球滤过率。在一定灌注压力范围内管球平衡反馈在维持稳定肾小球滤过率中起到重要的作用。另外，入球小动脉压力的升高会刺激肾素的分泌和形成血管紧张素Ⅱ，血管紧张素Ⅱ导致全身血管收缩而后降低肾血流量。入球和出球小动脉都收缩但出球小动脉更细，其阻力高于入球小动脉；因此保持了肾小球滤过率。血管紧张素Ⅱ过高就会收缩入球和出球小动脉而显著降低肾小球滤过率。肾上腺素和去甲肾上腺素可直接增加入球小动脉张力。在全身性低血压和肾缺血时肾脏血管紧张素诱导前列腺素的合成可以有效地保护肾功能。心房肽是心房心肌细胞对扩张反应释放的激素。心房肽可直接松弛平滑肌和拮抗去甲肾上腺素和血管紧张素Ⅱ的血管收缩作用。它更倾向扩张入球小动脉，收缩出球小动脉，松弛肾小球膜细胞，有效增加肾小球滤过率。心房肽同时还可抑制肾素和血管紧张素诱导的醛固酮的分泌和拮抗醛固酮对远曲小管和集合管的作用。

三、肾内自身调节

1. 小管液中溶质的浓度对肾小管功能的调节　小管液中溶质浓度升高是对抗肾小管水重吸收的力量，因为小管内、外的渗透压梯度是水重吸收的动力。例如，近端小管液中某些物质未被重吸收而导致小管液渗透浓度升高，可保留一部分水在小管内，使小管液中的 Na^+ 被稀释而浓度降低，因此小管液和上皮细胞内 Na^+ 的浓度梯度减小，从而使 Na^+ 的重吸收减少或停止。Na^+ 的重吸收减少，小管液中较多的 Na^+ 又通过渗透作用保留相应的水，结果使尿量增多，NaCl 排出量增多。这种情况也称渗透性利尿（osmotic diuresis）。临床上给病人静脉注入可通过肾小球自由滤过但不被肾小管重吸收的物质，如甘露醇（mannitol）等，也可产生渗透性利尿效应。

2. 球-管平衡　近端小管对溶质（特别是 Na^+）和水的重吸收可随肾小球滤过率的变化而改变，即当肾小球滤过率增大时，近端小管对 Na^+ 和水的重吸收率也增大；反之，肾小球滤过率减少时，近端小管对 Na^+ 和水的重吸收也减少。这种现象称为球-管平衡（glomerulotubular balance）。实验证明，近端小管中 Na^+ 和水的重吸收率总是占肾小球滤过率的 65%～70%，称为近端小管的定比重吸收（constant fraction reabsorption）。定比重吸收的形成机制主要与肾小管周围毛细血管的血浆胶体渗透压变化有关。如果肾血流量不变而肾小球滤过率增加（出球小动脉阻力增加而入球小动脉阻力不变），则进入近端小管旁毛细血管网的血流量就会减少，毛细血管血压下降，而血浆胶体渗透压升高，这些改变都有利于近端小管 Na^+ 和水的重吸收；当肾小球滤过率减少时，近端小管旁毛细血管网的血压和血浆胶体渗透压将发生相反的变化，故 Na^+ 和水的重吸收量减少。在上述两种情况下，近端小管对 Na^+ 和水重吸收的百分率仍保持在 65%～70%，球-管平衡的生理意义在于使尿中排出的 Na^+ 和水不会随肾小球滤过率的增减而出现大幅度的变化，从而保持尿量和尿钠的相对稳定。例如，当肾小球滤过率为 125ml/min 时，近端小管重吸收约 87.5 ml/min，流向肾小管远端的液量约为 37.5 ml/min，终尿量约为 1 ml/min。假如没有球-管平衡，则当肾小球滤过率增至 126 ml/min 时，终尿量就会是 2ml/min，尿 Na^+ 排出量也增加 1 倍。反之，肾小球滤过率减至 124 ml/min 时，尿量就会减少至 0.5 ml/min。球-管平衡在某些情况下可被破坏，如发生渗透性利尿时，虽然肾小球滤过率不变，但近端小管重吸收减少，尿量和尿 Na^+ 的排出将明显增多。

四、肾功能的神经激素调节

肾脏通过两个相互依赖但作用相反的神经激素系统维持着血压、血管内容量、盐、水内环境的稳定。肾素-血管紧张素-醛固酮和抗利尿激素系统通过促进血管收缩和保盐保水作用，防止低血压和低血容量的发生；前列腺素类物质、缓激肽和心钠素通过促进血管扩张和水盐的排泄，防止高血压和高血容量的发生。麻醉药物一般是通过对肾外循环的改变，而并非对肾脏的直接作用来影响肾功能。

1. 肾交感神经系统　交感神经系统对肾脏的作用是通过循环内的肾上腺素和神经元释放的去甲肾上腺素进行调节的。肾交感神经不仅支配肾血管，还支配肾小管上皮细胞和近球小体。交感神经系统反射的主要刺激是位于主动脉弓、颈动脉窦和入球小动脉的压力感受器感知动脉压的降低。肾脏没有副交感神经支配。

肾上腺素能神经兴奋时通过肾脏血管平滑肌的 α 受体，引起肾血管收缩而减少肾血流量。轻度 α-肾上腺素能神经兴奋可引起出球小动脉率先收缩，从而维持滤过分数（FF）值。强烈的 α-肾上腺素能神经兴奋主要引起入球小动脉收缩，使肾小球毛细血管血浆流量减少，毛细血管血压下降，滤过分数和肾小球滤过率下降。因此，肾灌注中度减少（例如全身麻醉）时肾上腺素能神经反应可维持 GFR。相反，休克时发生的肾上腺素能神经反应加剧了由肾低灌注而导致的 GFR 的降低。

肾上腺素能神经不仅可以直接刺激近端小管和髓袢（主要是近端小管）对 Na^+、Cl^- 和水的重吸收，还能够通过激活 β 受体，使近球小体的近球细胞释放肾素，导致血液循环中血管紧张素Ⅱ和醛固酮浓度增加，从而增强了近端小管、髓袢升支粗段、远端小管和集合管等部位对 NaCl 的重吸收，并促进 K^+ 的分泌。

外源性肾上腺素能受体激动剂应用的效果主要看这种激动剂的活性。主要激动 α 受体的药物，如去甲肾上腺素、肾上腺素、去氧肾上腺素和高剂量多巴胺［>10 μg/（kg・min）］，增强了内源性交感神经系统对低血压的反应。主要激动 $β_1$ 和 $β_2$ 受体的药物，如多巴酚丁胺、异丙肾上腺素，可引起明显的心输出量和肾血流量（RBF）的增加。多巴胺受体激动剂，如低剂量多巴胺［<3 μg/（kg・min）］、多培沙明（dopexamine）和非诺多巴（fenoldopam），选择性增加 RBF，还可对抗 α 受体激动的缩血管作用。

2. 肾素-血管紧张素-醛固酮系统

（1）肾素和血管紧张素：肾素-血管紧张素是调节血压、血容量以及电解质（主要是 Na^+、K^+）成分的重要激素系统。当实际血容量（出血、利尿、钠丢失或受限）或有效循环血量降低（正压通气、充血性心力衰竭、脓毒症、有腹水的肝硬化）时可引起肾动脉灌注压的降低，激动了位于入球小动脉的压力感受器，交感神经系统激活、循环内儿茶酚胺类物质作用于位于入球小动脉上的 β 受体。远端小管液内氯离子浓度的增加激动了致密斑细胞，从而引起入球小动脉释放肾素。肾脏灌注减少还可以引起 Na^+ 排除减少，远端小管液内氯离子浓度的增加激动了致密斑细胞，从而引起入球小动脉释放肾素。

肾素作用于血管紧张素原（肝释放入循环的一种大分子糖蛋

白），使其分解为血管紧张素Ⅰ。在肾脏和肺内，血管紧张素Ⅰ在血管紧张素转化酶（ACE）作用下分解成血管紧张素Ⅱ，它是强有力的血管收缩剂。血管紧张素Ⅱ的生理作用主要有：①增加血管平滑肌张力：通过提高平滑肌细胞内 Ca^{2+} 浓度，直接刺激血管平滑肌收缩，使血压上升；刺激交感神经系统，使去甲肾上腺素释放增加，同时肾小管对去甲肾上腺素的敏感性增加。②保水保盐作用：促使肾皮质释放醛固酮、垂体后叶释放精氨酸加压素（AVP）、肾小管 Na^+ 重吸收增加，H^+、K^+ 排泄增加。③影响肾小球血流动力学：通过增加肾小球出球小动脉阻力维持肾小球的滤过分数，同时通过增加肾小球毛细血管滤过率而改变单个肾单位 GFR。④影响水代谢：刺激口渴，促使抗利尿激素分泌。

ACE 抑制剂可以阻止血管紧张素的形成，使血管扩张，但增加了血浆肾素的水平。血管紧张素Ⅱ激活磷脂酶 A_2，引起肾内前列腺素类物质的合成。扩血管性前列腺素物质可调节血管紧张素Ⅱ的活动，使其在低血容量下时优先作用于出球小动脉。血管紧张素引起的血管收缩可增加心房压并释放 ANP，ANP 与肾素-血管紧张素-醛固酮系统的作用恰好相反。ACE 抑制剂对肾功能的作用与患者的容量状况、全身血流动力学、肾灌注压有关。在对高血压和充血性心力衰竭、特别是糖尿病的长期治疗中，ACE 抑制剂如卡托普利的使用可降低肾血管阻力并对肾功能有益。但是，已有报道，在低血压、肾功能不全、单侧肾动脉狭窄的病人中使用 ACE 抑制剂，会发生肾功能的恶化和高钾血症，这很可能与代偿性血管紧张素介导的出球小动脉收缩受到抑制有关。应注意的是，对于围术期血流动力学不稳定的患者，应避免使用 ACE 抑制剂。

（2）醛固酮（aldosterone）：醛固酮是甾类激素，在高钾血症或低钠血症时，由肾上腺皮质的球状带分泌。血管紧张素Ⅱ和促肾上腺皮质激素也可促使其释放。醛固酮作用于髓袢升支粗段、远端小管的主细胞和集合管，增加钠的主动重吸收和水的被动重吸收，直至血容量扩张。管壁的钠潴留可增强它们对血管收缩物质的反应。与交感神经性血管紧张素Ⅱ对低血容量的反应迅速不同，从醛固酮的分泌到发挥钠重吸收的作用会延迟 1～2 小时。由于醛固酮增强了基底外侧细胞膜上 Na^{+}-K^{+}-ATP 酶泵，钠与钾交换增加，慢性腹水引起的血容量减少的病人，醛固酮长期分泌，最终将导致钾缺乏和低钾性碱中毒。

3. 精氨酸加压素（arginine vasopressin，AVP） AVP，亦称为抗利尿激素，能调控尿量和渗透压，并控制利尿和抗利尿。它是一种九氨基酸肽，由下丘脑前部的视上核和室旁核合成。AVP 作用于集合管，重吸收水和浓缩尿液，还可增加 NaCl 从髓袢升支粗段重吸收回髓质间质，从而维持髓质的高渗性，并使水顺浓度梯度移出集合管。AVP 虽然能增加尿的渗透压、降低血浆渗透压，但溶质的排出无明显改变。

AVP 的分泌受以下几个因素的调控：①下丘脑的渗透压感受器对血清渗透压的增加很敏感，即使血清渗透压高于正常值的 1% 也能感知。AVP 分泌的阈值（有口渴感）是 280～290 mOsm/kg。一旦超过这一阈值，分泌的速度会迅速增高。即使轻度的脱水也会导致快速的抗利尿反应，且尿渗透压会由 300 mOsm/kg 增至 1200 mOsm/kg，血浆 AVP 水平会由 0 增至 5 pg/ml。②血管内容量的降低可以通过位于左心房和肺静脉的牵张感受器的迷走传入神经，引起 AVP 的分泌。低血容量引起的 AVP 分泌超过了渗透性反应，并引起手术期间抗利尿激素分泌过多综合征（SIADH），表现为液体潴留、低渗透压和低钠血症。③由主动脉弓和颈动脉窦压力感受器介导的全身低血压状态是 AVP 释放的最强刺激因素，它超过其他的激动因素，可使血浆 AVP 水平超过正常的 10～1000 倍。在此高浓度下，AVP 成为血管收缩剂，特别是对肾外层皮质作用最强。AVP 是出球小动脉的极强效收缩剂，因而它可有效维持肾小球滤过压。与儿茶酚胺和血管紧张素不同，即使 AVP 的血浆浓度处于高水平，它对入球小动脉仍无作用。

麻醉药物除了通过引起动脉血压、静脉容量、血清渗透压的改变影响 AVP 分泌外，对 AVP 的分泌无直接作用。外科创伤是 AVP 分泌的主要激动因素。这一应激性反应无论是否由疼痛或血管内容量的改变引起，都具有很大影响，并会在外科手术后持续 2～3 天。

4. 前列腺素　肾内前列腺素类物质通过扩张近髓血管和维持内层皮质的血流量在内源性肾保护作用中有重要地位。前列腺素不同于真正的激素，它们的生成量很小，只在局部起作用且作用时间较短。前列腺素属于类花生酸类物质，其结构基础是二十碳脂肪酸。磷脂酶 A_2 可以通过前体花生四烯酸的形成控制前列腺素的生成。缺血和低血压、去甲肾上腺素、血管紧张素Ⅱ和 AVP 都可激活磷酸酶 A_2，同时激活前列腺素。前列腺素的生理作用主要是：①促进肾血管扩张，增加肾血流量来调节肾脏血液循环，尤其是在低血容量的情况下，此种作用较为明显。②可直接促进集合小管及亨氏襻升支的 NaCl 转运，影响肾脏对 NaCl 的排泄。③干扰亨氏襻对 NaCl 的重吸收，影响肾髓质间质的渗透梯度，由此调节水的代谢。④前列腺素可促使肾素分泌，还可形成引起炎症反应和肾血管收缩的花生四烯酸的衍生物，在病理状态下发挥重要作用。

5. 激肽　激肽是一种血管扩张剂，它与前列腺素相互作用并加强其作用，调节肾素-血管紧张素系统。肾内存在两种重要的激肽——缓激肽和血管舒张素，可减轻由肾上腺素能激素和血管紧张素Ⅱ引起的血管收缩。

6. 心房利钠肽　心房利钠肽（ANP ）是由心房肌细胞合成并释放的肽类激素，人血液循环中的 ANP 由 28 个氨基酸残基组成。当心房壁受牵拉（如血量过多、头低脚高位、中心静脉压升高和身体浸入水中等）均可刺激心房肌细胞释放 ANP。此外，乙酰胆碱、去甲肾上腺素、降钙素基因相关肽（CGRP)、血管升压素和高血钾也能刺激 ANP 的释放。ANP 的主要作用是使血管平滑肌舒张和促进肾脏排钠、排水。

第三节　终末期肾衰竭的病理生理改变

终末期肾衰竭是由各种急、慢性肾脏疾病导致的最后结果：原发性肾脏病如肾小球肾炎、慢性肾盂肾炎、小管间质性肾病、多囊肾等；继发于全身疾病的肾脏病变如系统性红斑狼疮性肾病、糖尿病肾病、高血压肾小动脉硬化症、结节性多动脉炎肾病、多发性骨髓瘤肾病、高尿酸血症肾病，以及各种药物和重金属所致肾脏病等，尿路梗阻性肾病如尿路结石、前列腺肥大、尿道狭窄等均可导致肾功能不全。其中糖尿病肾病和高血压是进行性肾脏疾病的主要原因。但无论什么原因，病人在经历了肾功能代偿期、不全期、衰竭期后，最终都发展为尿毒症期，失去调节自身水、电解质和酸碱平衡的能力。

一、尿的变化

肾衰竭早期患者常出现多尿（＞2000 ml/d），夜尿增多，等渗尿，尿中出现蛋白质、红细胞、白细胞、管型等表现。发展为晚期时，由于肾单位大量破坏，肾小球滤过率极度降低，则出现少尿（＜400 ml/d），甚至无尿（＜100 ml/d）。

二、血液系统改变

1. 肾性贫血　尿毒症的患者几乎均有贫血。一般在血尿素氮（blood urea nitrogen，BUN）高达 17.5 mmol/L（50 mg/dl）、肌酐 354 μmol/L（4 mg/dl）以上时，贫血几乎是必有症状，而 BUN 大于 135.7 mmol/L（100 mg/dl）时，肾脏几乎不再产生促红细胞生成素（EPO）。

慢性肾衰竭引起的贫血表现为：红细胞生成减少、脆性过高和生存时间缩短。血红蛋白水平多在 50～80 g/L，血细胞比容 20％～25％。肾性贫血的原因与以下几方面因素有关：①促红细胞生成素的产生减少，促红细胞生成素抑制因子的存在，导致骨髓红细胞生成减少；②肾功能的进行性下降导致体内毒性物质（如甲基胍）的蓄积，对骨髓造血功能产生抑制；③毒性物质抑制血小板的功能引起出血；④毒性物质对红细胞的破坏增加，引起溶血；⑤肠道对铁和蛋白质等造血原料物质的吸收摄入减少或再利用障碍。同时依赖透析的病人在血透过程中的隐性失血以及重复的实验室检查带来的血液丢失都可进一步加重贫血。由于造成贫血的原因很多，因此慢性肾衰竭病人的贫血不易被纠正。肾性贫血是个慢性发病过程，大多数病人经过长时间的代偿，可以通过心输出量增加和2,3-二磷酸甘油酸（2,3-diphosphoglycerate，2,3-DPG）含量的减少弥补血氧含量下降所致的组织氧供不足，因此对贫血均有较好的耐受性。由此可见，在肾移植麻醉中维持恒定的心输出量是十分重要的。

2. 凝血障碍　每一个慢性肾病的病人都可能存在凝血功能的障碍，表现为皮下瘀斑、鼻腔或胃肠道黏膜出血等。主要是由于血小板第3因子活力降低、释放受到抑制，造成凝血酶原激活物生成减少；血小板的聚集和黏附功能减弱、凝血酶消耗异常等因素造成血小板的功能障碍所引起。肾衰竭病人经过血液透析治疗，虽然贫血程度改善轻微，但凝血功能的异常，特别是与血小板第3因子相关的凝血异常却可以得到明显改善。因此透析是改善尿毒症患者凝血异常的最有效方法。肾衰竭病人无论是否进行过透析治疗，术前凝血功能的检查是必不可少的。麻醉医生在对这类病人选择硬膜外麻醉或联合麻醉时必须考虑到存在出血的可能性。

3. 白细胞功能异常　白细胞计数多数表现为正常，但也有部分患者表现为粒细胞或淋巴细胞减少。由于中性粒细胞趋化、吞噬和杀菌的能力减弱，导致急性炎症反应减弱，因此尿毒症患者容易发生严重感染，并成为主要死因之一。

三、水、电解质紊乱和酸碱平衡失调

1. 水代谢障碍　肾衰的病人因肾脏对钠水负荷的调节适应

能力减退，排水能力差，饮水过量或补液不当，易导致水潴留，表现为水肿、血容量过多、高血压等，甚至产生肺水肿、脑水肿、心力衰竭等严重后果。如果严格控制水的摄入量，或恶心、呕吐和腹泻后不注意补充液体，又不能减少水排泄而易造成脱水。临床上维持水的代谢平衡是慢性肾功能衰竭病人治疗的重要措施。

2. 低钠血症和钠潴留　血清钠低于 135 mmol/L，为低钠血症。低钠血症常导致血浆渗透浓度的降低。慢性肾衰竭患者出现的低钠血症分为稀释性低钠血症和缺钠性低钠血症两种常见类型。慢性肾衰竭患者由于长期限盐，钠的摄入量不足，不能补充肾脏或肾外钠的丢失，血钠及体内钠总量减少，并且失钠多于失水时，可造成缺钠性低钠血症。少尿或迅速大量补液时，由于水潴留，引起血容量急剧增加，血钠稀释可造成稀释性低钠血症；也可由于低钾时，钠向细胞内转移或使用高渗液体时细胞内水分向细胞外转移造成稀释性低钠血症。长期接受透析治疗的慢性肾衰竭病人也可导致低钠血症。当血清钠低于 130 mmol/L 时，可引起神经肌肉兴奋性降低，如总体液量下降可引起低血压。

血清钠高于 144 mmol/L 时，为高钠血症。由于肾衰竭病人对氯化钠的排泄通常不能随钠摄入的增加而增加，当透析治疗不及时或摄入钠太多时，可导致钠潴留，细胞外液增加，引起体重增加、高血压、水肿、心力衰竭等。

3. 低钾血症和高钾血症　正常的血浆 K^+ 浓度为 3.5～4.5 mmol/L，血浆 $K^+ > 4.9$ mmol 为高钾血症，血浆 $K^+ <$ 3.3 mmol/L为低钾血症。

慢性肾衰竭的病人尿中排钾量固定，和摄入量的多少无关，如摄入量超过排泄速度可很快出现致命的高钾血症。反之，如病人摄入甚少或兼有腹泻、呕吐，使用排钾利尿剂、盐皮质激素或糖皮质激素过多，纠正酸中毒过快出现碱血症等情况时则可出现严重的低钾血症。轻度的低钾血症可无明显症状，严重的低钾血症可出现软弱无力、全身麻木感，以及腹胀、心律失常等，甚至引起四肢瘫痪、呼吸困难、肠梗阻、昏迷以及心功能不全。

高钾血症是慢性肾功能衰竭最严重的电解质紊乱。主要是由于尿量减少使钾的排出减少；组织损伤和分解代谢增强使钾大量释放到细胞外液；低钠血症造成远端小管钾钠交换减少等因素，另外酸中毒、输入库存血或钾的摄入增加，均可加重高钾血症。即使在术前 12 小时已做过透析的病人也能迅速产生高钾血症。高钾血症可导致严重心律失常，有时甚至可以出现心搏骤停。心电图是监测高钾血症快速而准确的方法，表现为 T 波高尖、ST 段下移、P 波消失、P-R 间期延长和 QRS 波增宽。手术麻醉过程中出现的高血钾可缓慢静推氯化钙 0.5～1.0g 予以纠正，还可通过过度通气（$PaCO_2$ 下降 10 mmHg 或 pH 升高 0.1 大约能使血钾降低 0.5 mmol/L）和（或）静脉输入葡萄糖和胰岛素（25g 葡萄糖加 10～15U 的胰岛素）等方法进行治疗。如果是伴有代谢性酸血症的高血钾，还可用碳酸氢钠治疗。

4. 低钙血症和高磷血症　终末期肾衰竭时由于肾实质破坏，1,25-$(OH)_2VD_3$（活性维生素 D_3）生成不足，加上毒性物质对肠道的直接损害，导致肠道吸收钙减少，常常发生低钙血症。血磷的浓度是由肠道对磷的吸收及肾的排泄共同来调节的，低钙血症时甲状旁腺激素 PTH 分泌增加，抑制肾单位对磷的重吸收，磷排出增多，使血磷维持在正常范围内。但当 GFR 小于 20 ml/min 时，继发性甲状旁腺素（parathyroid hormone，PTH）分泌增多不能维持磷的充分排出，如不限制磷的摄入，就会出现血磷显著升高。血液中钙磷浓度的乘积为一常数，血磷浓度的升高使血钙浓度进一步降低，导致甲状旁腺功能亢进，PTH 分泌进一步增加，加强了溶骨过程，形成恶性循环。这也是引起肾性骨营养不良的主要原因。

5. 代谢性酸中毒　肾脏主要通过重吸收碳酸氢盐和排泄酸性物质来调节人体的酸碱平衡，因此肾脏对维持正常的血 pH 值起着十分重要的作用。慢性肾衰竭时，肾小球滤过磷酸、硫酸和有机酸等酸性代谢废物减少；继发性 PTH 分泌增多抑制近端小管上皮细胞碳酸酐酶（carbonic anhydrase，CA）的活性，使近端小管排 H^+ 和重吸收碳酸氢盐的能力降低；同时肾小管上皮细胞制造 NH_3 及排除 NH_4^+ 功能减退；或因腹泻导致碱性肠液丢失均可发生酸血症。其中肾小管上皮细胞制造 NH_3 能力的下降是慢性肾衰竭引起酸血症的主要原因。酸血症时大量钾离子从细胞内逸出，钠离子进入细胞内以维持细胞内的离子平衡，细胞外的钠减少，碳酸氢钠（$NaHCO_3$）量降低引起酸血症进行性发展。严重酸中毒时可使尿毒症患者症状加重，表现为食欲不振、恶心、呕吐、疲乏、嗜睡、呼吸深大呈 Kussmaul 呼吸，重症者甚至出现昏迷、血压下降、心力衰竭、中枢神经系统代谢紊乱、呼吸中枢和血管运动中枢麻痹而致命。透析治疗可以有效地纠正酸血症，恢复动脉血 pH 值接近正常范围。

四、心血管系统改变

1. 肾性高血压　肾衰竭时由于血液携氧能力下降，为保证组织氧供，心输出量代偿性增加；加之水、钠潴留；肾脏生成激肽、PGE_2、PGA_2 等降压物质的减少；肾素-血管紧张素-醛固酮系统的异常常导致高血压。

2. 动脉粥样硬化　慢性肾衰患者常伴有进展迅速的全身周围动脉、脑动脉和冠状动脉粥样硬化疾病。主要表现为高三酰甘油血症及胆固醇轻度升高。

3. 左室肥厚和心力衰竭　肾衰竭患者尤其是慢性肾衰竭患者常常伴有左心室肥厚。钠潴留造成的细胞外液增多，贫血、高血压造成的高血流动力学状态以及肺泡-毛细血管通透性的增加都使肾衰竭患者增加了出现心律失常、充血性心力衰竭与肺水肿的风险。临床表现为水肿、心率增快、呼吸困难，肺底有啰音、颈静脉怒张、肝肿大等。但也有部分患者症状不典型，仅表现为尿量突然减少或水肿加重。透析治疗可以有效地改善心脏功能。

4. 尿毒症性心包炎　一些未接受过透析或透析治疗不充分的肾衰竭患者可表现为尿毒症性心包炎。轻者无明显症状，偶有胸痛，伴心包摩擦音；严重时可发生心包填塞。

五、消化系统改变

食欲不振、上腹饱胀等胃部不适的胃肠道症状往往是肾衰竭患者最早和最常见的表现。然后可发展为恶心、呕吐、腹泻、肠梗阻等，这些症状与自主神经功能紊乱、氮质血症和胃泌素灭活减少导致的胃肠道黏膜溃疡有关。由于肾衰竭患者的胃排空时间延迟，因此术前严格控制禁食、禁水的时间可以有效地减少围术期误吸的风险。

六、呼吸系统改变

未经过透析或碳酸氢钠治疗的肾衰竭患者常以过度通气来代偿代谢性酸中毒，表现为深大呼吸（Kussmaul 呼吸）。由于尿素经唾液酶分解产生氨，肾衰竭患者的呼出气常带有氨味。体内代谢产物潴留可引起尿毒症性支气管炎、纤维素性胸膜炎，甚至有胸腔积液。由于血管外肺水的增加和（或）肺泡-毛细血管膜通透性增加，有些患者可出现肺水肿，导致肺泡与毛细血管氧分压差增大，出现低氧血症。表现为呼吸困难、咳泡沫痰等症状。

七、神经系统改变

疲乏、失眠、注意力不集中、记忆力减退等是肾衰早期常有的精神症状。随着病情的发展和加重，终末期肾衰竭患者可出现精神抑郁、对外界反应淡漠等性格改变，部分患者甚至发展为尿毒症脑病，表现为扑翼样震颤、嗜睡、意识模糊、惊厥甚至昏迷。有的患者还可以出现足部发麻、腱反射减弱或消失等周围神经病变的表现。其发生机制为：①某些毒性物质的蓄积引起神经细胞变性；②电解质和酸碱平衡紊乱；③肾性高血压所致的脑血管痉挛、缺氧和毛细血管通透性增高，导致脑神经细胞变性和脑水肿。

八、代谢障碍和免疫功能障碍

糖耐量异常是肾衰竭患者内分泌系统的典型表现。低钙血症继发的甲状旁腺功能亢进可造成代谢性骨病，使患者易发生骨折。脂肪代谢异常引起高三酰甘油血症，增加了动脉粥样硬化的发生率。蛋白质代谢异常引起低蛋白血症等负氮平衡的体征。

肾衰竭患者体液免疫基本正常，但细胞免疫功能下降，血中 T 淋巴细胞的绝对数降低，中性粒细胞功能异常，全身抵抗力下降，常继发肺部和尿路感染。

九、肾性骨营养不良

是肾衰竭患者的严重并发症，亦称为肾性骨病。其发病机制与肾功能不全时出现的高磷血症、低钙血症、PTH 分泌增多、1，25-（OH）$_2$-VD$_3$ 形成减少、胶原蛋白代谢障碍及酸中毒等有关。继发性甲状旁腺功能亢进导致 PTH 分泌增多，使骨质脱钙，引起骨质疏松；酸中毒能促进骨盐溶解，也造成骨质脱钙；1，25-（OH）$_2$-VD$_3$ 形成减少，使活性维生素 D$_3$ 生成减少，引起肠钙吸收减少，进而出现胶原蛋白合成减少、低钙血症和骨质钙化障碍，导致肾性佝偻病和成人骨质软化的发生。

十、皮肤的改变

皮肤瘙痒、干燥、脱屑和颜色改变是尿毒症患者最常见的症状。其中瘙痒可能与尿毒症毒素、血钙磷乘积增高，导致钙盐在皮肤以及神经末梢沉积有关，有时甚至难以忍受。贫血、钠水潴留、尿色素沉着于皮肤等原因造成患者面部轻度水肿，肤色较深并萎黄。

第四节　麻醉药物对肾功能不全的影响

肾功能不全的患者由于对经肾排泄的药物消除减慢、半衰期延长和药物在体内分布容积发生改变等，可造成药物在体内蓄积，致使作用增强，有些药物代谢后的活性代谢产物蓄积后可引起不良反应，甚至产生毒性反应（表 4-1）。由于低蛋白血症，血浆白蛋白含量减少，造成蛋白结合抑制物蓄积，从而增加了与蛋白质结合的药物的生物利用度。另外，肾功能衰竭时药物在体内的转化速度或途径可能发生变化等。种种因素都对药物的作用产生影响。

表 4-1　麻醉中常用的依赖肾脏清除的药物

完全依赖	部分依赖
肌松药：戈拉碘铵和氯二甲箭毒（目前很少使用）	静脉麻醉药：巴比妥类 肌松药：泮库溴铵
正性肌力药：地高辛	抗胆碱能类药：阿托品、格隆溴铵（胃长宁）
其他：氨基糖苷类、万古霉素、头孢菌素类和青霉素	胆碱酯酶抑制剂：新斯的明 其他：米力农、肼屈嗪、磺胺和氯磺丙脲

一、局部麻醉药

局部麻醉药分为酯类和酰胺类两大类。酯类局麻药主要是通过血内假性胆碱酯酶代谢，水溶性的代谢产物通过尿液排泄。酰胺类局麻药代谢主要在肝细胞内质网内进行，经微粒体 P450 酶的催化和氧的参与，再经氧化脱烃作用把叔胺降解为较易于水解的仲胺，虽然代谢物依赖于肾脏清除，但极少量药物以原形经肾脏排泄。

二、吸入麻醉药

所有的吸入麻醉药绝大部分都以原形经肺排出，只有小部分被生物转化、代谢后完全经肾脏消除。因此它对中枢神经系统作用的消退依赖肺部的排泄，而肾功能的受损并不改变其作用。部分吸入麻醉药的潜在肾毒性主要是由于其代谢降解过程中产生的游离氟离子，游离的氟离子可以引起肾小管损伤，降低肾的浓缩能力。氟化物的肾脏毒性阈值为 50 μmol/L，低于此阈值时很少引起肾损伤。

吸入麻醉药中氧化亚氮对肾脏功能影响最小。氟烷代谢几乎不产生氟化物，给予氟烷后氟化物水平仅增加 1～2 μmol/L，但它可直接抑制心肌，易导致剂量依赖性动脉血压下降减少肾血流、肾小球滤过率和尿量。甲氧氟烷吸入麻醉时 7%～44%在体内进行代谢，产生具有肾毒性作用的无机氟离子和草酸，两种代谢产物均从肾排泄，肾功能衰竭病人应用甲氧氟烷后，短时间内氟化物水平可在 50 μmol/L 以上，达到中毒水平，因此肾衰竭病人应禁用。异氟烷在体内只引起非常轻微的心肌抑制作用，其代谢产生的氟化物峰值低于 5 μmol/L，不会导致肾脏毒性，同时异氟烷还对缺血的肾脏有保护作用，可减轻应激反应时的交感神经系统兴奋，防止肾血管痉挛，抑制肾内皮细胞分泌内皮素，抑制电压敏感的钙离子通道。安氟醚代谢时转化生成无机氟较少，氟化物峰值很少超过 25 μ mol/L，但肾功能严重损害者仍可能存在危险，应慎用。七氟烷分子稳定性差，在肝脏的生物转化与安氟烷相似，是否存在潜在的肾毒性还存在较大争议。虽然有报道，血浆无机氟化物浓度在长时间吸入七氟烷后接近 50 μmol/L 的肾脏毒性水平，但是临床研究还未发现七氟烷麻醉可以引起术后肾脏功能损害的证据。低流量（1L/min）七氟烷麻醉，通过二氧化碳吸收剂降解生成的降解产物已证实与肾功能之间没有关系。地氟烷具有高度稳定性，很难被钠石灰和肝脏降解，因此在体内被代谢量很少，长时间使用后血清和尿液的无机氟化物的浓度低于 1 μmol/L，基本上与麻醉前没有变化，对肾功能无影响，可以安全用于肾功能衰竭的患者。

其实大部分吸入麻醉药对肾功能的影响多为肾外因素造成，如降低心排血量、低血压等引起交感神经兴奋的因素，都会使肾小球滤过率和肾血流减少。

三、静脉麻醉药

静脉麻醉药中，巴比妥类药物可以降低肾血流灌注，减少肾小球滤过率（20%～30%）和尿量（20%～50%）。常用的硫喷妥钠进入血液循环后，唯一的消除途径就是经肝脏代谢，72%～85%的硫喷妥钠与血浆白蛋白结合而暂时失去活性，尿毒症患者白蛋白浓度显著降低，引起结合数量减少，游离部分增多（可由正常人的15%升高到28%），药物弥散加快，体内分布加速，导致药物作用加强、时效延长。因此硫喷妥钠在重症肾衰竭病人诱导和维持的麻醉剂量应较正常减少。

丁酰苯类药物氟哌利多，是吩噻嗪类的氟化衍生物，在麻醉中主要用作止吐药、镇静药和抗瘙痒药。氟哌利多主要在肝脏进行生物转化。静脉给药后可引起血管扩张，导致血压下降，可能是α肾上腺素能受体被部分阻断所引起，但它并不影响多巴胺引起的肾血流量增加。由于氟哌利多有引起致命的心律失常的危险，目前它在临床的应用已经大大减少。

苯环利定类麻醉药氯胺酮由肝脏微粒体酶代谢，代谢产物经过结合反应生成水溶性葡萄糖醛酸衍生物，经尿排泄。氯胺酮对肾功能影响轻微，在出血性低血容量性休克时甚至可以对肾功能起到一定的保护作用。但氯胺酮2 mg/kg使心脏负荷增加，对伴有高血压、心功能不全的肾移植病人应该慎用。

苯二氮䓬类药物，临床常用的是地西泮和咪达唑仑。两者均在肝脏进行生物转化，再由肾脏清除。咪达唑仑融合的咪唑环在肝脏可迅速氧化，比其他苯二氮䓬类药物二氮䓬环的亚甲基团的代谢更为迅速，因此其肝脏清除率高于地西泮。两者的代谢产物均有一定的生物活性。地西泮可产生两种活性代谢产物，奥沙西泮和去甲基地西泮均能增强和延长地西泮的药效；咪达唑仑经生物转化生成羟基咪达唑仑，同样具有药理活性，长时间应用可能发生蓄积。这些代谢产物结合后经尿排出体外，1-羟基咪达唑仑的药效为咪达唑仑的20%～30%，它主要经肾脏排泄，肾功能衰竭的患者可能引起深度镇静，应适当减少用量。

依托咪酯主要在肝脏内通过酯酶水解为依托咪酯相应的羧酸（主要代谢产物）或通过 N-去烷基化。主要的代谢产物无药理活性，代谢产物中 85%从肾脏排泄，13%从胆汁排泄。只有 2%的药物以原形排出。给药后 75%的依托咪酯与蛋白结合，慢性肾衰竭的病人血清蛋白降低，游离药物的比例增加，可以使其药理作用增强。

丙泊酚的代谢主要是在肝内，一小部分在肝外。经静脉给药后在肝脏内迅速代谢，与葡萄糖醛酸和硫酸盐结合成水溶性化合物，30 min 后代谢物即占 81%。丙泊酚的代谢产物无活性，大部分经肾脏排泄，只有不足 1%以原形从尿中排出，2%从粪便排泄。肾脏疾病并不影响丙泊酚的药代动力学。它对肾功能的影响主要取决于其对心血管系统的干扰程度。

α_2-肾上腺素能受体激动剂右美托咪定为新型的静脉麻醉药，它是高选择性 α_2-肾上腺素能受体激动剂，具有剂量依赖性的镇静、催眠、镇痛和抑制交感活性作用。对呼吸影响轻微。右旋美托咪定绝大部分通过结合反应、N-甲基化或者先羟基化反应再通过结合反应在肝脏进行代谢，经尿和粪便排出体外。94%的右旋美托咪定与蛋白相结合，但是肾功能的异常并不影响其药代动力学参数。

四、阿片类麻醉性镇痛药

吗啡仅轻度减少肾血流量和肾小球滤过率，其蛋白结合率为 23%～42%，仅占一小部分，因此虽然在慢性肾衰竭患者吗啡的蛋白结合部分降低约 10%，但并不引起游离吗啡的明显改变。吗啡几乎完全在肝脏代谢，大部分代谢成为水溶性的葡萄糖甘酸产物（M3G 和 M6G）经尿液排泄，其中绝大部分代谢产物 M3G 没有活性，但少量的 M6G 具有阿片类药物活性，并主要被肾脏排泄，临床有肾衰竭患者在使用较大剂量吗啡后因 M6G 的蓄积引起呼吸和心血管抑制的报道。因此肾功能衰竭患者，应慎重考虑吗啡的应用剂量。

哌替啶的分布、蛋白结合和排泄类似吗啡，轻度减少肾血流量和肾小球滤过率，其代谢产物去甲哌替啶在体内积聚能够产生中枢神经系统的兴奋作用，甚至引起惊厥。

芬太尼在体内与血浆蛋白结合很少，分布容积巨大，主要在肝脏代谢，仅7%以原形从尿排泄，肾衰并不改变芬太尼在血中的清除，因此用于肾衰竭患者是适合的。舒芬太尼、阿芬太尼和瑞芬太尼的药代动力学和药效动力学在肾衰竭患者与正常个体之间没有显著差异。

五、神经肌肉阻滞药

去极化肌松药琥珀胆碱在体内经假性胆碱酯酶催化代谢，产生没有毒性的终末代谢产物琥珀酸和胆碱，这两种化合物的代谢前体琥珀单胆碱经肾脏排泄，肾功能衰竭患者长时间注射琥珀胆碱可导致剂量过大，另外琥珀胆碱可以使血清钾离子浓度快速而短暂的升高，这可能是肌膜在去神经化后对琥珀胆碱和乙酰胆碱的超敏感性所造成。对于多合并有高钾血症的尿毒症患者，血清钾的进一步升高是非常危险的，即使是术前24小时已行透析治疗的患者也应慎用或禁用。

非去极化肌松药阿曲库铵在体内经Hoffman消除代谢为无活性产物，其作用的消除不依赖肾脏排泄，是唯一药代动力学不受肾功能影响的肌松药，虽然阿曲库铵可以引起肾移植患者的组胺释放，但剂量低于0.4 mg/kg时，几乎不会产生临床症状。顺式阿曲库铵是阿曲库铵的单顺式异构体，其在体内有77%经Hoffman消除，只有16%经肾脏排泄，因此肾衰竭病人对顺式阿曲库铵的作用时间影响很小；维库溴铵大约30%的剂量被肾脏消除，在尿毒症患者中血浆清除率降低，消除半衰期延长。泮库溴铵主要经肾脏清除，40%～50%的泮库溴铵从尿中排泄，肾功能不全会降低其血浆清除率，出现一个延长的终末半衰期，因此它的使用应格外小心，特别是多次追加给予时。罗库溴铵在肾衰竭患者血浆清除率可能下降，分布容积增加，消除半衰期延长，导致药物作用时间延长。短效肌松药美维库铵，主要被血浆假性胆碱酯酶代谢，肾衰竭患者或长期血液透析的尿毒症患者的血浆胆碱酯酶活性降低，使药物作用时间延长。长效肌松药哌库溴铵亦主要经肾脏清除，肾衰竭患者对该药的血浆清除率下降，消除半衰期增加近两倍。

六、血管活性药

普萘洛尔几乎完全在肝脏代谢，艾司洛尔由红细胞胞浆中的酯酶降解，它们的作用在肾功能不全的患者不会延长。

钙通道阻滞剂硝苯地平、维拉帕米和地尔硫䓬具有舒张外周小动脉和降低血压的作用，可以通过防止肾脏缺血后复流所导致的血管收缩、抑制肾小球血管紧张素的作用和减少循环中白细胞介素 2 受体的数量来防止肾脏的缺血性损伤。但当钙通道阻滞剂引起低血压时，也可以影响肾脏的自身调节能力，恶化肾功能。钙通道阻滞剂大部分在肝脏代谢为无活性产物，肾功能不全患者可以常规剂量使用。

硝酸甘油在体内代谢迅速，只有不足 1%以原形经尿排出，在肾移植患者可以安全使用。硝普钠在体内的最终代谢产物是硫氰酸盐，肾衰竭患者硫氰酸盐的半衰期延长，当硫氰酸盐体内蓄积水平超过 100 mg/L 时，会出现恶心、耳鸣、定向障碍等症状。

曲美芬（咪噻芬）是一种神经节阻滞剂，它在体内由酶降解而非肾脏排泄，在肾衰竭病人可以安全使用。

强心苷类药物除通过增强心肌收缩力，增加心排血量，从而使肾血流量和肾小球滤过率增加，产生间接利尿作用外，还可直接刺激心房分泌心钠素（ANP），以及心排血量增加后使原来增加的醛固酮分泌减少，产生协同利尿效果。

地高辛是最常使用的洋地黄类药物，大约 72%的肠外剂量以原形排泄入尿，对于肾衰竭病人具有潜在的危险，因此在临床使用中应严格控制剂量，以防洋地黄中毒的发生。

具有 α-肾上腺素能作用的儿茶酚胺类药物去甲肾上腺素、肾上腺素、去氧肾上腺素和麻黄碱可以引起血管收缩，使移植肾血流量减少，在肾移植手术中应作为升压药物的最后选择。

七、具有肾脏保护的药物

多巴胺是中枢和周围神经的一个重要神经递质，可以兴奋 α_1、β_1、DA_1 和 DA_2 受体。对 α_1 受体的作用部分是由于内源性去甲肾上腺素释放引起（间接作用）。小量多巴胺［1～3 μg/(kg·min)］对 DA_1 的作用最大，使肾、内脏和冠状血管扩张，此时 DA_2 受体也兴奋，抑制去甲肾上腺素的释放，促进血管扩张，平均动脉压下降。中等剂量［3～5 μg/(kg·min)］兴奋 β_1 受体，正性肌力作用增强，血压和心输出量升高，肾血流增加更多；大剂量大于 7.5 μg/(kg·min)，兴奋 α_1、β_1 受体，以 α_1 效应为主，使外周血管阻力（SVR）、肺循环阻力（PVR）和肺小动脉楔压（PAWP）升高，而心输出量并不同步增加，此时，广泛的 α_1 受体兴奋掩盖了 DA 受体作用，逆转了小量多巴胺对肾血管扩张作用。多巴胺能同时具备以下几种作用：①增加心肌收缩力；②增加肾血流；③增加肾小球滤过率；④增加尿 Na^+ 的排出；⑤增加尿量。多巴胺引起的利钠作用可能是由于增加了近端小管的流出和减少远端小管的重吸收。这意味着其利尿排 Na^+ 作用可以不受肾血流的影响。目前还未能证实多巴胺具有明显的直接扩张肾血管的作用，肾血流量的增多是继发于心输出量的增加，动物实验显示，即使低剂量的多巴胺也不能提高 RBF、GFR 或肾尿流量。现在认为，多巴胺对肾的保护作用尚有待证明，对早期少尿性急性肾功能衰竭的保护和治疗作用也缺乏根据。肾损害后，多巴胺并不能改善肾小球滤过率，也不能保护肾功能。在低血容量时，也未证明多巴胺有利尿作用。此外，多巴胺也不能改善移植肾的功能，改变术后肌酐清除率或对透析的需求。因此，应该限制多巴胺作为具有利尿活性的正性肌力药物的应用，只有在血容量充足，合并低血压的情况下，多巴胺能够通过提高血压、心输出量和肾血流量而提高尿流量。

多培沙明（dopexamine）是一种合成的多巴胺同型物，是一种强效的 β_2 受体激动药和非选择性的多巴胺能激动剂。可以兴奋 β_2、DA_1 和 DA_2 受体，对 β_1 受体的作用极小，对 α 受体无作用，并且抑制神经末梢对儿茶酚胺的再摄取（此可能为其具有正性肌力作用的机制）。对肾血管的作用是多巴胺的 1/3。多培沙明能增加其心输出量、每搏量（SV）和心率（心动过速发生率为 5%～8%）；扩张周围血管（兴奋 β_2 受体），降低 SVR 和左、右心室的充盈压；提高肾脏灌注，增加肾血流（兴奋 DA_1 受体），尿量明显增多。在低排血量综合征和心力衰竭病人，多培沙明可使每搏指数（SVI）显著增加，SVR 和 PVR 明显下降，同时尿量和肌酐排出明显增多。

非诺多巴是一种选择性 DA_1 激动剂，对 DA_2、α-肾上腺素能受体和 β-肾上腺素能受体无影响，可产生选择性肾脏舒血管作用，增加肾脏皮质和髓质血流，增加尿流量和尿盐排泄。因此可以改善肾脏氧供/氧耗比值，减少肾缺血损害，防治急性肾功能衰竭（ARF）。

前列腺素 PGE_1 具有强大扩张血管、抑制血小板聚集、防止肾小球内微血栓形成、增强红细胞变形能力、拮抗内皮素等作用，因此能有效地改善组织器官的灌注，从而改善微循环。同时，还有抑制抗体产生、抑制炎性介质的作用，并可促进肾小管的钠转运，从多方面改善肾功能，促进肾功能的恢复。

心房利钠肽（ANP）又称心钠素、利钠素，属于利钠肽（natriuretic peptides）家族成员之一。心房利钠肽有三种细胞表面受体，分别是 ANP A、ANP B 和 ANP C。其中 ANP A 与 ANP B 受体有鸟苷酸环化酶（guanylate cyclase）活性。ANP 可作用在肾脏的 ANP A，提高肾小球滤过率，促进钠离子排除，增加排尿量，同时可抑制肾素的分泌。另外心房利钠肽还可抑制肾上腺合成醛固酮，减少肾脏对于钠离子和水分的再吸收。近年来，ANP 的肾保护和肾复苏作用引起特别的关注，有大量动物实验和临床样本研究证实 ANP 可以增加肌酐清除率，减少肾损害和透析率。

八、其他药物

甘露醇可以自由透过肾小球，但不能被肾单位重吸收，因此产生渗透性利尿，同时还可以保护肾小管上皮细胞。在移植肾动脉开放前使用，不仅可以产生渗透性利尿，还可以减少缺血-再灌注损伤。

胆碱酯酶拮抗剂新斯的明，大约 50% 排泄入尿中。几乎所有的胆碱酯酶拮抗剂的排泄在肾衰竭病人都会延长。但由于较大个体差异的存在，肌松药及其拮抗剂的治疗都应根据临床征象和神经刺激器的结果个体化区别对待。

第五节　移植肾的保存和缺血-再灌注损伤

一、保存目的

器官保存的方法是降低细胞代谢和能量利用率。在乏氧环境下，细胞不断的代谢将导致细胞不可逆性损伤或死亡。此外，当血流恢复后，由缺氧诱导的无氧代谢所产生的终末产物的堆积将导致缺血-再灌注损伤。器官再灌注后，氧气与无氧代谢所产生的终末产物相互作用，并形成一些细胞内毒性产物，诸如：过氧化氢、过氧化物、羟基，它们会加重细胞、细胞膜及微血管的损伤。保存液保存固体器官的目的就是将移植过程中发生的缺血-再灌注损伤降到最低程度。

二、保存液的发展历史和成分

1．无论是尸体肾还是活体肾在植入之前的一段时期内必须进行保存。1968 年，Belzer 等人通过低温、冷沉淀血浆灌注的方法保存移植肾。用于冲洗器官内残留血液的保存液，其成分和细胞外液很接近。然而，1969 年 Collins 等人采用与细胞内液相似的晶体溶液制成了更好的保存液，所有这些保存液都含有高浓度的磷酸盐和钾离子。保存液的出现影响着世界范围内的肾移植，人们开始不断地研制出更好的保存液。例如，EuroCollins 保存液在欧洲得到进一步改良：它不含镁离子（镁离子与磷酸盐会相互作用，形成不溶性晶体）；在一些枸橼酸盐保存液中，用枸橼酸盐替代磷酸盐（枸橼酸盐可作为缓冲液并与镁离子螯合，形成一种不可渗透细胞膜的复合物）；用甘露醇替代葡萄糖（甘露醇的渗透性比葡萄糖差，减少了葡萄糖进入细胞后，启动无氧糖酵解引起的组织酸中毒），诸如 Ross 溶液、Marshall 高渗溶液。20 世纪 70 年代末，人们致力于研究更好的器官保存液，最终研制出目前广泛应用于临床的 UW 保存液。它含有不可渗透性溶质、缓冲剂、胶原和一些电解质，加上其他一些佐剂，例如别嘌呤醇、腺苷、谷胱甘肽。

2. 保存液的成分

（1）细胞肿胀抑制因子：保存液中的不可渗透性物质能增加细胞外液的渗透性，抑制细胞肿胀。低温状态下，能量依赖的离子跨膜扩散将受到抑制，导致细胞内的渗透性升高，细胞外液渗透性的增加可以中和其一部分，防止水分进入细胞内。现在应用的不可渗透性物质包括有：糖类（葡萄糖、蔗糖、甘露醇、木棉糖）、阴离子（乳糖醛酸盐、磷酸盐、枸橼酸盐、硫酸盐、葡萄糖酸盐）、胶体（右旋糖酐、羟乙基淀粉、聚乙二醇）。

（2）电解质：最初的保存液中钠离子的浓度与细胞外液相似，很快人们发现含有较高钾离子和较低钠离子的保存液能够更好地防止细胞丢失钾离子。例如：UW 保存液中钾离子浓度为 120 mmol/L，再灌注期容易发生高钾血症。很多保存液还含有少量的钙和（或）镁，一些保存液没有镁，因为它会产生不溶性沉淀物。

（3）代谢抑制因子：保存液中的一些物质能够干扰低温状态下的细胞代谢，例如：腺苷、别嘌呤醇、谷胱苷肽、地塞米松、甘氨酸、组氨酸、氯丙嗪、三氟拉嗪、钙通道阻滞剂、磷酸酯酶抑制剂、前列腺素。但是这些抑制因子的临床效果还不确定。它们必须在细胞内达到一定的浓度才能发挥作用。这些抑制因子是否能够进入细胞内目前还不是很清楚。

（4）缓冲液：磷酸盐是保存液中最常见的缓冲液。一些保存液中的组氨酸也具有缓冲功能。

三、临床保存方法

低温是器官保存的基本条件之一。器官温度的下降将大大降低细胞代谢率，但是低温对有的细胞功能影响却不明显，例如：离子被动跨膜扩散不受低温影响，但是当温度低于10℃时，主动的、能量依赖的离子跨膜扩散将受到抑制，这时一些可渗透性物质穿过细胞膜，致使细胞肿胀和损伤。保存液通过加入各种不可渗透性物质，防止细胞肿胀。虽然低温状态下组织的氧耗大幅下降（5℃时是正常的5%），但是低水平的细胞代谢并未停止，因此即便在低温下，有损伤性的代谢终末产物仍会堆积。一些保存液可以在低温或者再灌注状态下抑制细胞代谢，最终保存液控制细胞外液的pH值。低温下低水平代谢的存在导致废物堆积，乳酸便是其中一种，它可以降低pH值。保存液中的缓冲液可以中和酸中毒的副作用。

移植肾保存的目的是延长器官的存活期，以便供移植使用。保存的最初步骤是将获得的器官迅速冰冻，低温需要持续到受者体内的血流再灌注，使肾功能在短期或长期都保持最佳水平。肾单位的数量和质量与很多因素有关。影响数量的因素包括：供者的年龄、供受者体积的匹配程度、保存过程中继发于损伤的肾单位丢失、缺血-再灌注、急性排斥反应。影响质量的因素包括：供者的年龄、供者病史（高血压、死亡原因、肌酐）、保存（尤其是冷缺血时间）、HLA错配的程度。临床医生能够控制的因素是冷缺血时间、HLA错配的程度和急性排斥反应等。免疫抑制剂的应用使急性排斥反应的发生率降到10%左右。用1年和5年移植肾的存活率为评判指标，HLA 匹配的程度对其影响不大。冷缺血时间造成的损伤是持续的，因为冷缺血时间越短，移植肾的功能越好。

目前，静态冷保存是肾脏保存最常见的方法之一。其标准的方法是先就地用冷保存液冲洗尸肾，其作用是将血细胞冲洗掉，并将器官冷却。此外，将冰屑置于肾脏周围，使表面冷却。然后，将肾脏浸泡于保存液中，肾罐外面放置冰块。

搏动保存是目前最新的肾脏保存方法，逐渐受到人们的关注。相比静态冷保存有几大优势。它使肾脏血管处于流动状态，脉管系统得到扩张；搏动保存液中高能量的三磷酸腺苷，可以为肾脏的代谢提供能量；液体持续流动可以带走代谢废物；方便给药以调整肾脏的动力学及进一步扩张肾脏内的脉管系统；降低肾功能延迟恢复的发生率。但搏动保存也有不利的方面。它所需的费用较高，搏动保存时需要掌握理想的压力，压力过高会损伤血管内皮，压力过低没有达到机器保存的目的。

四、缺血-再灌注损伤

热、冷缺血-再灌注损伤（ischemical reperfusion injury，IRI）是影响移植肾早期功能的主要因素，不仅会引起单纯的移植肾功能延迟恢复（delayed graft function，DGF），还能通过影响免疫机制促进急性排斥（acute rejection，AR）发生。同时，IRI 作为一个主要的非抗原依赖性因素，其对移植肾的影响甚至超过 HLA 配型不合，影响移植物长期有功能存活，在移植物慢性丧失功能的发生发展中起重要作用，因此，如何减轻 IRI 对移植肾功能的影响是人们一直努力的方向。近年来，人们寄希望于对受者在术前、术后应用药物或在灌洗液中加入药物来防治移植肾 IRI，以改善移植肾功能。

1. IRI 导致肾脏损伤的机制　造成肾脏 IRI 相关因素很多，其中氧自由基过氧化损伤、凋亡、炎症级联反应和免疫学因素起了重要作用。

（1）过氧化损伤：活性氧（reactive oxygen species，ROS）在IRI中起重要作用，介导整个损伤过程。ROS是外源性氧化剂或细胞内有氧代谢过程产生的具有很高生物活性的氧分子，如过氧化氢（H_2O_2）、超氧阴离子（O_2^-）等，在IRI时大量产生。血流减少和缺氧可直接导致重要营养物质缺乏和ATP生成减少，缺氧导致的线粒体功能障碍可使ATP合成进一步减少。ATP下降即可引起内皮和上皮细胞功能障碍、细胞肿胀、游离钙离子增加和磷脂酶活性增加。在低灌流期间，腺苷和次黄嘌呤堆积，次黄嘌呤在黄嘌呤氧化酶的作用下生成有毒性的ROS。大量产生的ROS若超过机体的清除能力，耗竭体内还原物质，即可直接损伤组织和诱导细胞凋亡。正常状态下，机体的精细调节会自动平衡体内产生的ROS。如体内的超氧化物歧化酶（SOD）、过氧化氢酶（CAT）和过氧化物酶等能迅速地清除ROS，防止ROS堆积。SOD酶是抵御氧自由基产生的第一道防线，但肾脏IRI会导致总SOD活性下降，使组织对氧化损伤更加敏感。因此，肾脏IRI不仅使ROS增多，还使其清除机制受到破坏，加剧了过氧化损伤。因此，IRI初期引起的ROS表达可影响移植肾的远期存活质量，推测这可能是移植肾早期IRI损伤影响远期移植效果的途径之一。

（2）钙超载：细胞内低Ca^{2+}浓度是维持细胞正常生理功能的前提。IRI将破坏内皮细胞对Ca^{2+}的自稳调节，使细胞内Ca^{2+}超载，这是导致细胞损伤的关键。再灌注时，Ca^{2+}与细胞质受体钙调蛋白结合后，激活蛋白酶和磷酸酯酶A2，引起膜磷脂水解（其过程伴随有氧自由基的产生），游离脂肪酸释放，使细胞膜和线粒体膜的结构和骨架破坏，能量代谢发生障碍。钙离子依赖性蛋白酶的激活，使黄嘌呤脱氢酶转变为黄嘌呤脱氧酶（XO）。再灌注中大量分子超氧阴离子在XO催化下，与堆积的次黄嘌呤和黄嘌呤反应，伴随大量氧自由基产生。过量的Ca^{2+}还可以激活中性粒细胞，产生大量氧自由基。氧自由基可使脂质发生过氧化反应，直接损伤细胞膜，导致细胞膜通透性增加，促进新的Ca^{2+}内流，同时氧自由基又可破坏线粒体结构，干扰氧化磷酸化过程，加速 ATP 等高能磷酸化合物的耗竭，使 ATP 依赖的离子泵活性下降，其结果也促进了细胞内 Ca^{2+} 的增加。钙超载与氧自由基的产生是导致肾 IRI 的重要因素，二者相互影响、协同作用，而导致 IRI 加重。

（3）黏附分子的作用：在炎症反应过程中，白细胞在血管内皮细胞表面滚动、黏附和穿越内皮移行至炎症部位是白细胞激活和致炎的重要步骤，其分子基础是白细胞与血管内皮表面黏附分子的相互作用及细胞因子对黏附分子表达的调节。活化的炎症细胞和内皮细胞释放 ROS 和导致肾损伤的酶类，强化细胞黏附，并激活补体系统。黏附分子是一类介导细胞与细胞、细胞与细胞外基质间黏附作用的膜表面糖蛋白。参与炎症反应的黏附分子主要有选择素家族、白细胞整合素亚家族即 β_2 整合素和免疫球蛋白超家族。

（4）细胞因子的作用：缺血时组织局部炎症介质的产生也将增加，包括补体活化产物、花生四烯酸的代谢产物及活性氧代谢物等，它们均可使黏附分子表达增强。

2. 移植肾 IRI 的药物防治研究

（1）抗氧化剂：氧自由基清除剂和钙通道阻滞剂经临床应用后已证实对肾 IRI 有一定防治作用。抗氧化剂包括超氧化物歧化酶、过氧化氢酶、甘露醇、别嘌呤醇、维生素 E、N-乙酰半胱氨酸、铁螯合剂、血管紧张素转换酶抑制剂、钙通道阻滞剂、巯基还原剂、自由基自旋捕集剂和二甲基吡啶 N-氧化物（DMPO）等。低分子化合物维生素 C、维生素 E、辅酶 Q 是一些天然抗氧化剂，大多为体内氧化还原反应的辅酶，可通过不同途径阻断脂质过氧化。卵磷脂化的超氧化物歧化酶（lecithinized superoxide dismutase，lec-SOD）是一种新型自由基清除剂，与内皮细胞有较高亲和力，能明显抑制中性粒细胞黏附于内皮细胞，有助于保护内皮细胞对抗 IRI。Nakagawa 等证实了利用超氧化物歧化酶对自由基的清除作用可以减轻肾移植中 IRI，改善移植肾的长期存活。褪黑素是松果体合成、分泌的神经内分泌激素，是迄今为止已知抗氧化作用最强的自由基清除。它能中和ROS，直接发挥其抗氧化作用，还可抑制NO合成酶的活性，从而减少了ROS的产生，起到间接抗氧化作用。研究发现，脱氢表雄酮和柚苷也能显著减轻肾组织IRI的过氧化损伤。血红素加氧酶（heme oxygenase，HO）能催化Ⅸ因子为一氧化碳和胆红素/胆绿素，促进铁离子的释放，对于肾脏IRI，外用一氧化碳和胆红素/胆绿素可以刺激HO通路，通过作用于靶基因起到保护肾脏的作用。丙酮酸可直接抑制过氧化氢产生，抑制黏膜组织的损伤、嗜中性粒细胞的浸润以及自由基的生成，从而保护肾脏免受IRI。还可以间接增加抗氧化剂即还原型谷胱甘肽的含量，进而增加谷胱甘肽抗氧化系统的能力。

（2）抗炎药物：鉴于炎症反应在IRI中的作用，抑制炎症反应可以防治肾IRI。但阻断单一因素不可能减轻肾损伤，彻底消除炎症级联反应才能阻止和治疗肾IRI损伤。许多临床研究都证明抑制炎症介质的释放，干扰炎症介质与受体的结合，抑制白细胞黏附分子合成及与内皮细胞的黏附可以有效地减轻IRI的作用。

第六节　肾移植手术麻醉

一、肾移植手术前患者的术前评估与准备

1. 术前评估　终末期肾病可起源于许多原因，所有原发性疾病最终都导致尿毒症综合征。超过50%的终末期肾病患者伴有各种合并症，这些合并症可能会极大地影响我们所选择的麻醉实施。因此所有准备肾移植的患者都应该接受完善的术前评估，包括既往史和体格检查。了解所有肾疾病相关的信息、治疗、其他合并疾病以及既往外科手术史是十分重要的，还应包括目前的功能状态、透析治疗等相关资料。体格检查包括所有系统，应该特别注意是否存在活动性疾病的体征。了解透析路径（血管或腹膜透析），双下肢、外围脉搏也应仔细检查（表4-2）。

表 4-2 评估肾移植受者的诊断检查

所有患者	病史与体检
	实验室检查
	全血象、凝血酶原时间/部分凝血酶原激酶时间/国际标准化比率
	血生化
	肝功能
	空腹血脂
	甲状旁腺激素
	胸部 X 线
	心电图
	HAV、HBV、HCV、HIV、快速反应素试验、巨细胞病毒、EB 病毒、水痘-带状疱疹病毒
某些患者	组织配型/群体反应性抗体
	纯化蛋白衍生物
	尿培养
	盆腔检查与巴氏涂片
	前列腺检查与前列腺特异抗原
	牙科检查
	乳房 X 线检查
	直肠结肠检查
	肾影像学/排泄性膀胱尿道造影
	多普勒（外周血管）和血管造影
	腹部影像学检查
	会诊：
	心脏科
	泌尿科
	呼吸科
	胃肠科
	血液科
	精神病科
	其他

所有肾移植受者的医学评估还应该包括肾衰竭的主要原因、癌症的危险因素、感染、心血管疾病、肝胆管状况。一些患者还存在消化道疾病、甲状腺功能亢进症、尿路疾病、肥胖、年老、血栓和其他慢性疾病等特殊合并疾病（图 4-1）。这些疾病可与肾衰竭密切相关，亦可能并无联系，在决定进行肾移植以前必须研究这些疾病对肾移植成败的关系，有些疾病在经过处理后可以考虑肾移植术。

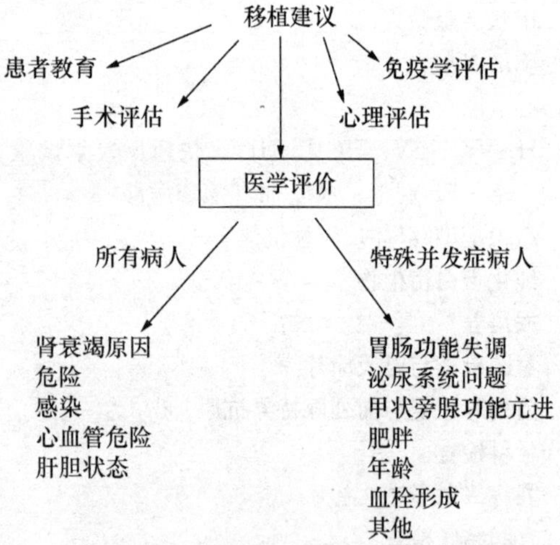

图 4-1　移植受体综合评估

肾移植术的绝对禁忌证包括：①有心、肺、肝严重病变或并发有顽固性心力衰竭、严重血管疾病（如主动脉炎、缩窄性腹主动脉炎），肺气肿，慢性呼吸衰竭，凝血机制障碍及肝炎或肝功能尚未恢复以前，禁忌行肾移植术。②肾病变是全身疾病的局部表现，则不应施行肾移植术，因移植后的肾可发生同样的疾病，如结节性动脉周围炎、弥漫性血管炎、草酸盐沉积病等。③难以治愈的恶性肿瘤：因术后易诱发肿瘤，不宜行肾移植术。但对少数已将原发肿瘤切除后发生肾衰竭在 2 年以上，无复发证据者亦可考虑。④全身严重感染和活动性结核病病人不应进行肾移植术，因免疫抑制药物和类固醇药物的应用可使感染病灶进一步发展和结核病灶扩散而造成严重后果。⑤拒绝接受移植或组织配型不符。

肾移植术的相对禁忌证包括：①慢性心功能衰竭的常见原因有贫血、高血压、液体潴留、动静脉短路以及代谢紊乱、电解质失平衡，这些疾病变化在肾移植后都是可恢复的。②乙型肝炎表面抗原阳性者，长期成活率较低，常因肝功能衰竭而死亡，故要与病人及家属说明情况，术后要严密观察，调节免疫抑制药物剂量，应用保肝药物。值得强调的是必须严密消毒隔离，以免传递感染。③反复发作的肾疾病，因为病人血液循环中有大量抗肾小球基底膜抗体，肾移植后可使移植肾产生肾小球肾炎而导致移植肾破坏。若事先将患肾切除后 6～12 个月，待其循环抗体消失后可考虑进行移植手术，以免术后移植肾受累。而对一般无活动性的慢性肾炎病人，移植前不需作双肾切除手术。

2. 术前准备　对于拟行肾移植的病人，由于长期患慢性肾功能衰竭，病情都较严重，全身一般情况较差，应做好完善的术前准备。接受活体供肾移植的患者通常以常规方式手术，有充分的时间完善各项术前准备；即使以急症方式手术接受尸体肾的患者，由于目前良好的肾脏保存技术，也能够给予受体足够的时间进行必要的术前准备。

（1）肾衰竭病人多有明显的尿毒症、水及电解质、酸碱平衡的紊乱，出现高血钾、低血钠、不同程度的代谢性酸中毒等症状。术前 pH 应控制在大于 7.25，否则应进行人工透析治疗，纠正酸中毒的同时还可以使水电解紊乱特别是高血钾症得到纠正，合并使用碱性药也可以纠正酸中毒。无论是血液透析还是腹膜透析都应在手术前 1 日加透 1 次，以控制血容量，调节体内电解质平衡，使病人能耐受手术，透析后偶尔会造成机体低血容量，在麻醉诱导时有引起明显低血压的危险。麻醉医生术前必须清楚地了解患者的净容量状态、血细胞比容、电解质和碳酸氢根水平、心血管对水分超载的耐受情况和血压的波动范围以及是否有肝素残留效应。这些都与术中控制好适当输液量，保证血管开放的肾血流量的正常密切相关。所有接受肾移植的患者术前都应急查血钾，特别是错过了一次常规透析治疗的患者，血钾浓度大于6 mmol/L 时，应推迟手术以纠正血钾水平。

（2）肾功能衰竭病人合并高血压、水钠潴留以及中毒性心肌改变时常导致不同程度的心功能不全、心室增大、心包积液，肺水肿甚至胸腔积液、腹水等。因此术前对心脏功能的评估非常重要，有研究显示对于依赖透析的患者，心血管疾病的发病率是正常人群的 10～30 倍，冠状动脉疾病的发生率超过 40%。术前应依据病人的具体情况进行饮食控制，采取强心、利尿、降压，减轻前、后负荷等综合治疗措施，尽力使心功能有所改善。对于既往有心脏病史、糖尿病、具有 2 个或 2 个以上的冠状动脉疾病危险因素，如：年龄（男性大于 45 岁，女性大于 55 岁）、吸烟、高血压、早发心脏病家族史、总胆固醇大于 200 mg/dl 或高密度脂蛋白≤35 mg/dl 的患者，术前应该进行无创性心脏试验。运动平板试验对透析患者可能不适合，因为大多数的患者不能完成足够的运动量，可以采用双嘧达莫铊灌注扫描和多巴胺负荷二维超声心动图等非侵入性检查来评估冠状动脉疾病。有明显心肌缺血迹象的患者应进一步检查超声心电图，对于运动实验阳性者应行冠状动脉造影（图 4-2）。只要心室功能没有严重的损害，而且病人愿意承受手术的风险，即使存在弥漫的冠状动脉疾病也并不是肾移植的绝对禁忌证。慢性肾衰竭患者高血压的发病率高达 60%～100%，研究表明，高血压的严重性与移植肾的存活率密切相关。血压控制的目标为术前的或基础血压以下的 20%范围，抗高血压药可采用血管紧张素转化酶抑制剂（ACEI）类药物和钙通道阻滞剂，其中 ACEI 类药物已被证实可改善心血管病变高危患者的预后，抗高血压治疗应当持续到术前。

（3）合并有糖尿病的肾衰竭患者围术期应严格控制血糖，因血糖的控制与移植手术后患者的死亡率相关。与非糖尿病性肾衰竭患者相比，糖尿病患者自主神经病变的发生率较高，临床表现

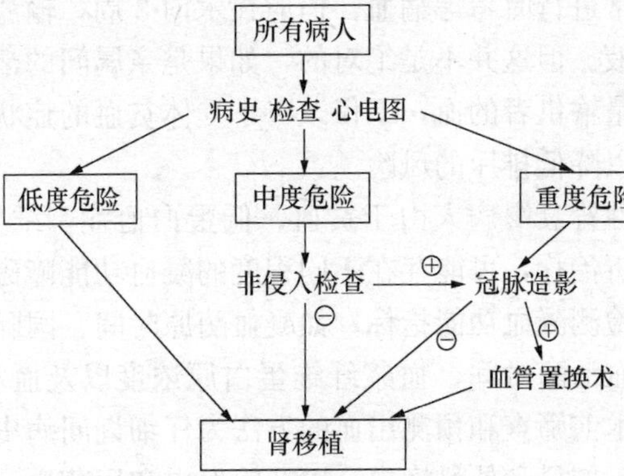

图 4-2　移植受者心血管系统评估

为心率增快和血压增高。2 型糖尿病患者常常合并有内脏性肥胖、高脂血症、高血压及胰岛素抵抗。这些合并症增加了围术期的风险。

(4) 慢性肾衰病人几乎都有严重贫血、低蛋白血症、出血倾向、维生素缺乏等合并症。术前可应用叶酸、多种维生素、止血剂和利用促红细胞生成素以纠正贫血，改善氧的输送，降低心输出量、心率和心脏做功，从而减少心肌肥厚的程度。虽然促红细胞生成素可以明显提高肾衰竭患者的血红蛋白，有的甚至可达 80～100 g/L，但是有研究发现促红细胞生成素在 30％的透析患者中可加重高血压，应谨慎使用。肾移植手术前是否应该输血改善贫血症状一直存在争议，国外对大量的肾移植结果进行总结分析，认为在环孢素 A 应用以前的时期，术前给肾移植患者输全血可提高移植肾的存活率，对肾移植是有利的，但在进入环孢素 A 时代以后，这种优势已大为降低。由于输血增加了病毒感染的机会，可能同时输入毒性抗体，增加排斥反应的可能，目前认为最好不要在术前轻易输血。尿毒症患者，血红蛋白水平多在 60～80 g/L 范围，然而慢性贫血患者可代偿性促进组织释放氧，因此在此基础上术前不必输血。只有在血红蛋白低于 60 g/L，可能影响手术正常进行时考虑输血，但应在术前2周，输滤除白细胞的红细胞悬液。但这并不是绝对的，如果是亲属间的活体肾移植可以多次少量输供者的血，不仅改善了受体贫血的症状还有免疫封闭的作用以降低排斥的风险。

（5）慢性肾衰竭病人由于贫血、低蛋白血症、维生素缺乏，加之长期透析治疗，可能存在不同程度的凝血功能障碍，因此手术前应常规检测凝血功能指标，如凝血酶原时间、国际标准化比值、部分凝血活酶时间、血浆纤维蛋白原浓度以及血小板计数。一个有效的术前筛查和预测出血的方法为仔细询问病史，包括家族史，牙科、妇科和外科病史，以及输血史和用药史。对于凝血功能异常的患者应禁用硬膜外麻醉和腰麻硬膜外联合麻醉。

（6）肾衰竭病人由于机体免疫力低下，常有细菌、病毒（巨细胞病毒等）、支原体、真菌等不同程度的潜在感染，而感染又是术后死亡的一个重要原因。因此，麻醉前应注意控制和预防感染的可能。

（7）组织配型及其他要求：亲属供肾全身情况良好，ABO血型必须相同；淋巴细胞毒性实验淋巴毒＜10%；人类白细胞抗原（human leukocyte antigen，HLA）抗原相同或半相同，HLA-DR位点必须相同。尸体供肾、脑死亡供体，ABO血型最好一致；淋巴细胞毒性实验淋巴毒＜10%；最好HLA-DR位点错配。

（8）禁食：肾功能衰竭患者特别是晚期尿毒症患者胃排空时间延长（300～700 min），并且整个消化系统都存在问题，如：食管炎、胃炎、十二指肠炎以及肝炎、消化道出血等，因此慢性肾功能衰竭患者肾移植手术前禁食时间至少20小时以上。

（9）麻醉前用药：肾衰竭病人对中枢神经系统抑制药的敏感性增加，术前用药要慎重。抗胆碱能药物可选用东莨菪碱，慎用阿托品；镇静药应选用地西泮或咪达唑仑，慎用巴比妥类药；镇痛药物可选用阿片类药物，但应避免对呼吸和循环的抑制。由于肾衰竭患者胃内容量增加及排空减慢，术前应给予抗酸药、组胺

(H_2) 受体拮抗药和止吐药。

二、肾移植手术麻醉药物的选择

肾移植手术麻醉用药应考虑慢性肾功能衰竭所特有的病理生理改变。受肾者的肾脏，已有严重损害或完全失去功能，已失去对许多麻醉药物的排除能力；而移植肾的功能在早期也未完全恢复，所以不应选用对肾有害和主要由肾排泄的药物，并考虑到药物对呼吸和循环的抑制作用。肾移植麻醉药物的选择，要以有利于移植肾的功能恢复为核心，具体原则为：①药物的代谢和排泄不在肾或主要不依赖肾；②对肾没有直接或间接毒性；③药物作用时间短，代谢产物对肾无毒性；④不减少肾血流量和肾小球滤过率。

1. 局麻药　以心脏毒性较低的罗哌卡因（耐乐品）和起效较快的利多卡因为首选，也可选用丁卡因和布比卡因。为满足术中肌松的需要，局麻药需用较高浓度：如利多卡因为 1.5%～2%、丁卡因为 0.2%～0.3%、布比卡因为 0.75%、罗哌卡因为 0.75%～1%，但均不应加肾上腺素，因局麻药内加肾上腺素可使肾血流量减少 25%，还可使血压增高，导致恶性高血压的发生。无论选择哪一种局麻药麻醉过程中都要避免局麻药过量所致的毒性反应。

2. 静脉麻醉药　丙泊酚、芬太尼、阿芬太尼、舒芬太尼、瑞芬太尼以及咪达唑仑、依托咪酯等都可以安全地用于肾移植患者。丙泊酚的清除主要为代谢清除方式，只有少于 0.3%的丙泊酚呈原形经尿液排出。丙泊酚既可用于肾移植手术的麻醉诱导，又可用于麻醉维持，其药代动力学和药效动力学在尿毒症患者与正常人基本相似。芬太尼的排出主要依靠肝脏代谢，只有约 10%的原形经过肾脏排出。尿毒症对芬太尼的结合没有影响，肾衰竭病人麻醉期间的芬太尼药动学没有改变。对透析期间病人的芬太尼药动学的研究表明，其分布容积和全身清除率是增加的。芬太尼可广泛用于肾移植手术。肾衰竭时阿芬太尼的游离部分增多并且有一个较大的总药物分布容积，但在游离药物容积和全身清除率方面并无不同。舒芬太尼在肝摄取率相当高，在清除方面与肾脏关系不大，舒芬太尼适用于尿毒症病人，在肾移植手术期间也不必减少剂量。瑞芬太尼作用时间即使在终末期肾病患者体内也是很短暂的，虽然瑞芬太尼的主要代谢产物 GR90291 主要在肾脏清除，但是它的活性仅有瑞芬太尼的 1/4000，因此可以安全地在这类患者中使用。但是吗啡、哌替啶等镇痛药的代谢产物主要依赖肾脏清除，吗啡有 40%在肾脏代谢，哌替啶的主要代谢产物去甲哌替啶经肾排泄，在肾衰竭患者体内容易蓄积造成中枢神经系统毒性，因此肾衰竭患者最好不选择吗啡和哌替啶。

3. 肌松药　首选阿曲库铵、顺式阿曲库铵、罗库溴铵、维库溴铵，慎用琥珀胆碱和潘库溴铵。

阿曲库铵和苯磺顺式阿曲库铵（cisatracurium）依靠 Hoffman 方式降解和血浆胆碱酯酶消除，因而它们的作用时间不受肝肾功能的影响（体液正常 pH 范围内酯基自发水解），并且证实是由体内排除对肾脏依赖性最小的药物，是肾衰竭病人可选择的非去极化肌松药。阿曲库铵的主要代谢产物 N-甲基罂粟碱消除半衰期在肾衰竭患者中延长。然而近来证据表明，在手术室内应用阿曲库铵时，N-甲基罂粟碱并未达到显著浓度。顺式阿曲库铵的效应强度是阿曲库铵 3～4 倍，但作用时间相似。

终末期肾病患者对维库溴铵和罗库溴铵的敏感性增加并且作用时间延长。维库溴铵约 50%通过肾清除，在终末期肾病患者的作用时间延长 50%。维库溴铵的主要代谢产物 3-去乙酰维库溴铵具有 80%维库溴铵的肌松作用，有可能导致 ICU 内肾衰竭患者的肌无力时间延长。肾衰竭患者应用罗库溴铵与肾功能正常人相比血浆清除率不变，分布容积增加 28%，清除半衰期延长 37%。因为肾衰竭时对肌松药的反应可能不同，并且肾移植后肾功能恢复如何尚不明确，所以建议使用神经肌肉监测仪。对于肾衰竭的病人，中、短效肌松药的潜在作用时间延长，因此不建议使用长效肌松药。

只要最近透析后血钾正常，就没有使用琥珀酰胆碱的禁忌证。除非患有血浆胆碱酯酶异常，无论腹膜透析、血液透析或不透析，在接受诱导插管剂量时，没有出现肌松时间延长的现象。无论是否合并终末期肾病，患者在接受插管剂量的琥珀胆碱后，血清钾水平都增高约 0.6 mmol/L。这种程度的增高一般患者可以耐受。

4．吸入麻醉药　可用异氟烷、地氟烷和氧化亚氮。大多数挥发性麻醉药都会导致肾血流量和肾小球滤过率的暂时降低，但不是肾毒性。异氟烷、地氟烷几乎无代谢终产物，因此可作为无肾病人的理想吸入麻醉剂。虽然安氟醚代谢时转化生成无机氟较少，但肾功能严重损害者仍可能存在危险，应慎用；七氟烷的临床应用存在争议，很多学者认为其代谢产物与肾小管功能损害可能有关，在肾移植手术中应慎用，尤其不能采用低流量麻醉。但有研究证明七氟烷对移植肾是安全的。另外有研究显示，新鲜气流量超过 4 L/min 时，肾功能轻度损害的患者七氟烷麻醉下并未改变肾功能指标。

三、肾移植手术活体供肾的麻醉

活体供体的肾移植在最近数年迅速增加。供体大多数是健康成人，因此围术期严重并发症发生率较低，而且长期随访研究表明供肾后并不增加供体肾衰竭或高血压的危险，已得到广泛认可。评估供体器官质量的指标包括各种与移植成功率相关的因素，如供体年龄、是否长期患高血压和糖尿病、冷、热缺血时间等。

过去，供肾切除通常采用传统的肋缘下外侧切口途径或小切口肾切除途径完成，近年来，随着腹腔镜技术的不断发展和完善，腹腔镜下活体供肾切除术逐渐取代了传统的开放术式。腹腔镜手术在减少术后疼痛、缩短住院时间、加快术后康复等方面均有优势，增加了肾脏捐献者的满意度，目前活体供肾已经成为治疗终末期肾衰竭重要和成熟的选择。供体和受体的手术时机需协调以使肾缺血时间最短。捐献时双肾都可以选用，但通常更愿意选择左肾，因为左肾手术更容易显露且血管较长。患者取侧卧位，手术床屈曲状使肾脏抬高。手术先游离结肠，然后是肾脏上极，接下来分离输尿管、肾静脉和肾动脉，然后分离肾上腺静脉。在完全游离肾脏并钳夹血管后，可在小切口下取出肾脏。不同手术者手术方式可能不同，因此与手术医生的交流非常重要。

一般采用全身麻醉，使用 G18 留置针开放一至两条大的外周静脉，即可满足手术需要。以无创监测为主，一般不需要有创监测。为保证充分的尿量，即使大多数病例出血很少，输液量也需较大［10～20 ml/（kg·h)］。对这种患者输入何种液体更好尚无定论，临床上多使用等张晶体液。为维持足够的尿量，手术医师也可能要求在术中使用呋塞米或甘露醇，因此更应及时补足输液量。大多数患者术后疼痛为轻到中度，术后立即静脉给予阿片类药物复合非甾体类抗炎药即可达到有效镇痛，推荐使用术后经静脉自控镇痛（PCIA)。

四、肾移植手术麻醉方法的选择

肾移植手术的麻醉可选用全身麻醉、硬膜外麻醉、腰麻硬膜外联合麻醉、全麻与硬膜外复合麻醉等方法，以保证术中无痛、肌肉松弛、麻醉和手术过程平稳及最大可能降低并发症为原则。目前硬膜外麻醉和腰麻硬膜外联合麻醉是国内肾移植手术的主要麻醉选择，尽管国外也有部分医院偏爱硬膜外麻醉，但大多数国外的医院肾移植手术选择全身麻醉。椎管内麻醉和全身麻醉都可应用于肾移植术，有研究发现这两种麻醉方式对血流动力学和肾功能的影响相似。

椎管内麻醉对机体生理功能干扰较小。单纯硬膜外麻醉的阻滞平面完全能满足肾移植手术的要求。Sulerman 等已经证明 T_6 感觉阻滞的硬膜外麻醉中肾血流量没有改变；胸腰段的交感神经被阻滞，可以有效减少肾血管痉挛；使用的麻醉药物少，药物本身几乎不影响肾功能；同时还可避免因气管插管而引起的免疫抑制病人的肺部感染；硬膜外穿刺置管还可以达到良好的术后镇痛效果。但硬膜外麻醉下清醒病人易产生焦虑和应激，不易调节心率和血压；如果麻醉平面达到 T_4 以上，影响适当的通气与氧合，不利于维持酸碱和电解质的平衡；如手术时间过长，病人难以合作；心血管系统高血流动力学状态下，局麻药半衰期缩短，给药次数增加易产生耐药性。肾移植患者多并存凝血障碍，硬膜外穿刺、置管易导致硬膜外出血，使局麻药中毒反应和血肿的发生几率增加；如果麻醉阻滞不完全或效果不完善，则会给手术操作带来不便。肾移植术的硬膜外麻醉失败率较高。腰麻硬膜外联合麻醉可明显提高麻醉的可靠性，麻醉起效迅速，效果确实；肌松满意；局麻药用量小，通常为硬膜外组滞时局麻药用量的 1/3，减少了局麻药中毒的发生率；与脑脊液不接触技术避免出现无菌性炎症；保留硬膜外导管同样可以进行满意的术后镇痛。但麻醉后低血压、呼吸抑制、恶心、呕吐的发生增加了对呼吸和循环的影响。同种异位肾移植选用连续硬膜外麻醉时，其穿刺点可选择 T_{12}～L_1 或 L_1～L_2，一点穿刺向上置管，亦可选择 T_{12}～L_1 和 L_2～L_3 两点穿刺分别向上、向下置管，常采用酰胺类局麻药，如 1%罗哌卡因或 0.75%左旋布比卡因；采用腰麻硬膜外联合麻醉的方法时，其穿刺点可选择 L_2～L_3 一点穿刺给药置管，也可选择 L_2～L_3 穿刺蛛网膜下腔给药，T_{12}～L_1 穿刺向上置管。麻醉阻滞范围维持在 T_6～腰骶段，以满足手术的要求。麻醉医生术前应特别重视最后一次常规血液透析与麻醉开始的间隔时间。血液透析采用肝素、未分级肝素（UH）或低分子肝素（LMWH），并且与麻醉开始的间隔时间短于 2～4 小时的患者建议不采用椎管内麻醉。

对于伴有重度贫血、低血容量、心功能不全或肾衰竭未经透析治疗的肾移植患者，均应选用全身麻醉。全身麻醉能精确地控制呼吸，确保氧供，调节 CO_2 水平和酸碱平衡；提供良好的肌松以及能预测的麻醉深度，为精确的血管吻合手术提供最佳的条件；易于调节心率、血压和心输出量，维持血流动力学稳定；患者术中舒适无知晓；另外全身麻醉有控制通气的优点，这在靠近膈肌进行外科操作时更显重要。无论使用吸入麻醉药和阿片类药物的平衡麻醉法，还是使用丙泊酚和阿片类药物的全凭静脉麻醉对于肾移植患者并未发现明显差异。但是全身麻醉药物用量大，种类多，药物有潜在的肾毒性，病人对药物敏感或易蓄积，造成术后苏醒延迟；气管插管增加了发生术后肺部并发症的可能；全麻后的病人术后镇痛的效果也不如硬膜外术后镇痛满意。

随着喉罩技术的不断完善，肾移植手术可以采用连续硬膜外与喉罩下全麻的联合麻醉方法。既弥补了硬膜外麻醉的不足和局限性，又减少了全麻的用药量和气管插管后潜在肺部感染可能性，同时还可以达到完善的术后镇痛，是目前肾移植手术麻醉的新选择。

五、肾移植手术麻醉管理与监测

1. 肾移植手术麻醉管理　多数等待尸体肾肾移植患者的术前准备时间有限，几乎所有病人可认为是饱胃状态，特别是合并糖尿病的患者，常发生胃轻瘫，胃排空时间延长，因此术前应给予抗酸药以增加胃内 pH 值，推荐采用快速诱导并按压环状软骨，以防止误吸和反流的发生。一般情况较差和病情较为危重的患者麻醉诱导用药量应酌减。许多患者术前存在高血压，麻醉诱导和气管插管时血压和心率的波动可能会非常剧烈。这些患者中冠心病和心肌缺血发病率较高，因此诱导时应严格控制心率和血压的波动，减少心肌缺血的发生。

从麻醉管理来看，最有可能在肾移植术中直接威胁病人生命的是循环功能障碍和高血钾症，对此麻醉医生应予以充分的估计和准备。肾衰竭的患者多伴有贫血，而贫血的主要代偿机制是心输出量的增加。肾移植手术中维持正常有效循环血容量和心输出量对保护残余的肾功能和移植肾的充分灌注、功能恢复是至关重要的。研究发现，肾移植手术中低血压的发生率高达 49.6%，而低血压常常是术后急性肾衰竭的重要因素。大多数患者因术前常规透析而容量相对缺乏，因此应考虑强效血管扩张性麻醉药、抗高血压药和低血容量的协同作用所导致的低血压的发生。研究显示 CVP 保持在 10～15 cmH_2O 时，心输出量和肾脏血流维持在最佳状态，因此应补充足够的血容量。如果全血容量超过 70 ml/kg以及血浆容量超过 45 ml/kg，术中移植肾恢复血流时的功能相对较好。液体容量可以通过输入晶体或胶体而改善，当血红蛋白水平低于 60 g/L 或 70 g/L 时需要考虑输入洗涤红细胞。肾移植术中血压的维持与术中髂内外动脉的分离、髂总血管的阻断、移植肾与受体血管的吻合和开放有关。一般阻断髂总动脉血管后外周循环阻力增加，心脏后负荷加重，心肌耗氧增加；阻断髂总静脉可减少静脉回流，反射性引起交感神经兴奋而引起心率加快、血压升高。因此，阻断前宜适当加深麻醉以抵消因髂总血管的阻断引起的病理生理改变，但仍应维持较高水平，特别是血管吻合完毕开放移植肾血管，恢复移植肾灌注前务必使移植肾有足够的滤过压。移植肾血管开放后造成血压下降的原因主要有以下几方面：①潜在血容量不足，与术前脱水加上血流开放前输入量控制过严有关。②手术野弥漫性渗血，血管吻合口漏，引起失血量增多。③移植肾增加的循环空隙约有 300～600 ml，有效循环重新分配。④与移植肾灌注短时间内代谢产物大量进入体内，以及尿毒症患者本身肾脏功能受损引起代谢性酸中毒有关。因此，移植肾血管开放前宜减浅麻醉、加快输液、给予适量的滤白红细胞悬液以维持有效循环血容量防止因移植肾血管开放后引起的血流动力学改变。过去，常在开放前应用白蛋白，但现在并不推荐使用。由于移植肾功能高度依赖灌注压，所以麻醉医生应极力避免明显低血压的发生，必要时可使用血管活性药物，常用多巴胺［2～5 μg/（kg・min）］升压。强效的 α 肾上腺素能受体激动药，如去氧肾上腺素，应该作为最后的选择。因为动物模型研究表明，移植器官的血管对拟交感神经药物更加敏感，并可能因此引起移植肾血流量的减少。在移植肾血流复通前，收缩压应在 18.7 kPa（130 mmHg）以上；中心静脉压 CVP 应保持在 10～15 cm

H_2O，可以使心输出量和肾脏血流维持在最佳状态；同时肺动脉压（PAP）也与移植肾功能相关，PAP＞20 mmHg 或肺动脉舒张压＞15 mmHg 时，移植肾的功能要优于低 PAP 时。“肾脏剂量”或低剂量的多巴胺［2～3 μg/（kg・min）］通常用于激动肾血管床的 DA_1 型多巴胺能受体，引起血管扩张和尿量增加。一些研究发现，肾移植手术期间小剂量多巴胺可以增加尿量和促进肌酐清除，但是也有其他研究认为除了使心功能降低的患者心输出量增加外，低剂量多巴胺在增加利尿和改善急性输尿管狭窄的预后方面并没有效果。术中使用小剂量多巴胺之所以受到争议，可能是因为新移植的去神经支配肾脏并不能像正常肾脏一样产生反应。多普勒超声检查发现多巴胺剂量在 1～5 μg/（kg・min）时，移植肾血流量并没有明显的改变。有时移植肾血流恢复后，供肾肾素释放，可引起血压升高，血压过高可增加麻醉的危险性，可使移植肾的动脉吻合处出血，对术中出现严重高血压者，可适当的控制性降压，以防止术后出现肾功能损害。

肾移植术中除了维持足够的灌注压之外，还可以使用甘露醇和袢利尿剂。甘露醇可以自由透过肾小球，但不能被肾单位重吸收，因此可产生渗透性利尿，同时还可以保护肾小管上皮细胞，通常在取肾前给供体灌注，以及开放移植肾动脉前给受体输注，这样可以减少缺血-再灌注损伤，同时在移植肾内产生渗透性利尿。采用相对低剂量的甘露醇，通常为 0.25～0.5 mg/kg（大剂量可引起电解质紊乱），可以有效地减少缺血-再灌注损伤，防止尸体肾功能延迟恢复。袢利尿剂可以产生大量的等渗尿液。移植肾血管开放后活体供肾可立即出现尿量的比例为 90%，而尸体肾仅在 40%～70%之间。在缝合伤口的后期，如果发现尿量减少，强烈提示移植肾血管或输尿管受到挤压或侵犯。特利加压素为血管加压素 V_1 受体激动剂，它几乎没有抗利尿活性，在不引起肾血管收缩的情况下导致选择性的内脏血管收缩，能逆转血液的异常分布，改善肾功能。有研究表明，特利加压素能够改善肝肾综合征患者的肾功能，但在肾移植中的应用尚有待进一步的研究。前列腺素 E_1 可防止缺血引起的急性肾衰竭。早期有文献报道，前列腺素 E_1 对移植肾功能的恢复具有促进作用，还可以降低术后肾功能恢复延迟及急性排斥反应的发生率。但 Ray 综合分析了 10 项关于前列腺素 E_1 在肾移植中应用的研究，发现其并无促进肾功能恢复或减少排斥反应的作用。

肾移植手术麻醉中对呼吸的控制同样重要，首先要保证供氧，缺氧可使肾血管收缩，肾血流灌注下降，术中应严防缺氧，严密监测 SPO_2。全身麻醉时应适度通气，使 $PaCO_2$ 介于 32～35 mmHg之间。通气量不足可造成二氧化碳蓄积引起高碳酸血症导致呼吸性酸中毒，使原来的酸血症加重引起严重的循环抑制与血钾的增高，抑制心肌功能，引起心律失常；通气量过大导致呼吸性碱中毒不仅使氧解离曲线左移，减少组织供氧，加重原有的低钙血症，还可以使脑血流量减少，同样应予避免。

肾移植病人麻醉中应如何补液受到多重因素的影响，需要结合临床，综合考虑。针对人体的液体变化特点，肾移植麻醉手术期间的液体治疗可有针对性地分成五个方面：①手术出血；②麻醉导致血管扩张；③手术期间每天生理需要量；④术前体液缺损；⑤体液在第三间隙分布。终末期肾衰病人虽常有水钠潴留而致细胞外液增多，但大多数病人术前都会进行一次血透，使部分病人处于脱水状态。心功能正常者可用末次血透脱水量结合临床推断出细胞外液量的多少，若末次血透脱水量大于等于 3 kg，病人往往有不同程度的脱水。而心功能不全者尤其伴有胸腔积液、心包积液者，即使术前经过透析治疗，麻醉前仍有可能存在细胞外液过多，因此不能单凭末次血透脱水量估计病人细胞外液量。术中输血输液量与输入速度应参照血压、心率、CVP 值的变化区别对待，以免造成手术中的血流动力学紊乱，并避免心力衰竭的发生。对术前无透析者，如 24 小时尿量超过 1000 ml 者，术中输液可适当放松；对少尿或无尿患者应严格控制输入量。因为尿毒症患者都伴有不同程度的高钾血症，所以术中最好避免使用含钾液体，理论上不含钾和乳酸的生理盐水是肾移植手术期间最理想的补液液体；乳酸钠林格液则应慎用。为维持术中有效循环血容量，可适当给予胶体液，在移植肾血管开放前还可酌情输去白悬浮红细胞以增加胶体渗透压，使有效循环血量增加，并将细胞间质液体转移到血管内，使水肿减轻或消失，对肾衰水肿的病人有较好疗效，对于术前有凝血功能障碍的病人还可给予适量的新鲜冰冻血浆。

2. 麻醉监测　麻醉过程中所有的患者都应该进行标准 ASA 监测项目。持续心电图监测，除了可观察心律变化外，还有利于高血钾的发现。直接动脉测压，可以观察瞬间血压的变化，防止低血压的发生，还方便麻醉医生随时进行血气监测，维持术中酸碱、离子的平衡。对于术前心功能不全，有心力衰竭症状的患者应行中心静脉压（CVP）监测，对指导术中输液，维持液体平衡有重要的指导作用。术前合并冠心病病人或有明确充血性心力衰竭的病人可置入 Swan-Ganz 导管或经食管超声心动图，监测肺动脉楔压（PCWP）、心输出量（CO）或心肌缺血程度等。全身麻醉的病人应持续 $PaCO_2$ 监测，防止通气不足或通气过度。肾移植手术还应重视体温的监测，患者术中中心温度下降 2℃，多数将出现并发症。低温后氧合血红蛋白解离曲线左移，组织可利用氧减少；体温降低时所有的麻醉药的代谢和排泄均延长，麻醉药的抑制作用增强，术后麻醉苏醒延迟；低体温可抑制血小板功能，降低凝血物质活性，从而抑制凝血功能，明显增加失血量和对输血的需求；低温还能抑制心肌收缩力，降低心输出量。术中可以使用电热毯、温毯机的加温气体、液体加温仪维持体温。移植肾不一定马上有肾功能，因此在给患者摆放体位时，要注意保护血透用动静脉瘘管，术中要观测瘘管是否震颤及通畅。

六、肾移植手术术后管理与术后镇痛

大多数肾移植患者全麻术后都可以拔除气管导管送入术后恢复室观察，需要送入 ICU 的比例很低。送进 ICU 的患者通常是因为败血症或液体超负荷引起的急性肺水肿和左心衰。

肾移植麻醉采用椎管内麻醉者术后应重视脊神经损伤、硬膜外腔血肿和麻醉后头痛等并发症。终末期肾脏疾病患者均有不同程度出血倾向，应及时发现严重的硬膜外腔血肿。

肾移植病人手术后 24～48 h 应持续无创心电监测，密切观察潜在并发症。最常见的并发症是心血管方面，低血压与高血压及其相关并发症（例如吻合口出血、心肌缺血）比较更为常见。这些病人因代偿代谢性酸中毒呼吸做功增加，继发于高血容量和低蛋白血症存在肺水肿的可能，术后存在肺部并发症和心力衰竭的危险。

与尸体肾移植相关的急性肾小管坏死可导致时间长短不同的少尿或无尿期，因此术后输液量应适当控制。术后应严密监测尿量。任何时候尿量明显减少都要高度怀疑移植肾可能存在机械性梗阻。如果血管吻合处发生扭折，或移植肾输尿管或输尿管与膀胱吻合处发生梗阻，则应尽快实施探查性手术，并做好重新吻合的准备。

肾移植因热缺血时间延长（超过 1 小时）和（或）冷缺血时间延长（超过 18 小时），常出现移植肾功能障碍。移植肾在 24 小时以内不能调整电解质、水或酸碱平衡，所以术后仔细监测电解质（特别是钾）和水平衡非常重要。

肾移植术后通常会有轻到中度的疼痛，可加重高血压，对于合并有心肌缺血的糖尿病患者尤其危险。良好的术后镇痛，不仅提高了肾移植病人术后舒适度，还有利于移植肾功能的恢复。硬膜外术后镇痛效果满意，可以选择罗哌卡因和舒芬太尼，也可选用布比卡因、芬太尼、吗啡等。全麻的病人可以选择芬太尼、舒芬太尼和（或）曲马多静脉自控镇痛，也可以达到较为满意的镇痛效果。同时给予抗高血压药控制血压，以免发生心肌缺血。非甾体类抗炎药及 COX-2 抑制剂对肾功能有害，不应用于此类病人。

七、儿童肾移植

肾移植是儿童终末期肾病（end-stage renal disease，ESRD）广泛接受的治疗选择。大约 2/3 的儿童 ESRD 患者最终将接受肾移植。儿童和青少年成功的移植不仅能够缓解氮质血症患者的症状，还能够使一度发育延缓的骨骼生长、性成熟、认知功能、社会心理功能得到显著改善。具备良好肾功能的儿童所拥有的生活质量是任何一种透析方式都无法达到的。

1. 儿童终末期肾病病因学　儿童 ESRD 病例中，肾小球疾病所致大约占 30%，先天性、遗传性和囊性肾病占的 26%。据统计虽然在儿童群体中肾小球疾病的发生率稳定，但先天性、遗传性和囊性肾病呈上升的趋势。与成人相反，由于糖尿病或高血压导致的 ESRD 在儿童中很少见。与成人相比，儿童开始接受治疗时的肾小球滤过率（eGFR）高于成人，0～19 岁患者中大约 50%的 eGFR>10 ml/min，而 20 岁以上患者中的这一比例大约为 38%。ESRD 的病因随年龄显著不同。先天性、遗传性和囊性肾病导致的 ESRD 在 1～4 岁儿童中占 52%以上，而肾小球肾炎和局灶性节段性肾小球硬化症（FSGS）所导致的 ESRD 在 10～19 岁患者中占 38%。

2. 儿童肾移植的时机　在儿童中，移植前需要透析以改善营养和代谢环境，以使幼儿能够生长至足够大，或在遇到合适的供者前保持病情稳定。许多移植中心希望受者体重至少在 8～10 kg，这样不仅减少血管栓塞的几率，还可以容纳植入成人大小的肾脏。对于 ESRD 的婴幼儿，不足 12～24 个月难以达到 10 kg标准。虽然临床上也有很多成功地对体重小于 10 kg 或年龄小于 6 个月的儿童进行移植的病例，但据统计不足 2 岁患者的移植存活率最低。初次移植受者的生存率无论在尸体还是活体供肾中都很满意：接受活体供肾受者的 1、2、5 年生存率分别为 98%、97%和 95%，接受尸体供肾受者相应值为 97%、96%和 92%。

过去，不足 6 岁的儿童，移植物存活率较年龄大的儿童低，尤其在接受尸体供肾时，现在情况似乎相反。已有研究表明，婴幼儿接受成人肾脏后即刻恢复功能后，移植物的半寿期比任何一类肾移植都要长，年幼儿童远期移植物存活率要高于青春期儿童，两者的近期存活率相当（表 4-3）。

表 4-3　儿童肾移植受者年龄和移植物存活（1987—2003 年）

受者年龄（岁）	活体供者		尸体供者	
	6 个月存活率（%）	5 年存活率（%）	6 个月存活率（%）	5 年存活率（%）
＜2	88	80	70	54
2～5	92	82	83	70
6～12	95	83	87	69
＞12	95	78	90	63

3. 儿童肾移植手术的特点　大龄儿童和青春期少年肾移植的外科技术与成人相似。血管吻合的部位视儿童的年龄和血管情况而定。通过腹膜外入路通常可以完成静脉与髂总或髂外静脉的吻合，以及动脉与髂总或髂外动脉的吻合。这些血管吻合通常比成人要更靠近头侧。较小儿童的移植难度较大。由于移植物尺寸较大，使得吻合时间延长，缺血时间延长，随后易出现早期移植物功能不全。肾移植手术中移植肾通常都放在腹膜外，但对于太小的儿童也可以放在腹腔内。通常采用主动脉和下腔静脉做吻合以保持足够的血供，但是更小些的血管也可以使用。早期应用下肢血管透析或曾经接受过移植的儿童其血管吻合较为复杂，常常导致吻合时间延长，移植物功能延迟恢复（DGF）和移植物血栓形成的发生率大大增高。在儿童肾移植中偶尔需要切除原肾，在接受活体供肾时冷缺血时间较短，可以常规这样做，但在尸体供肾时，应该尽可能避免，因为尸体供肾时如果再行自体肾切除会增加手术步骤，易形成“第三间隙”，使补液更加复杂化，增加 DGF 的发生率。

4. 受者的评估　对儿童移植受者的评价与成人相似，但由于儿童中某些问题的发生率较高，因此重点有所不同。应尽可能地了解导致儿童 ESRD 的确切原因，这是很重要的。某些先天畸形在移植前可能需要手术纠正。由于移植后有复发的可能性，因此代谢性或肾小球性疾病的确切原因应尽可能明确。

（1）癫痫：将近 10%的儿童移植候选者患有癫痫而需要抗癫痫药物治疗。移植前，应该用不干扰钙调神经磷酸酶抑制剂、西罗莫斯或泼尼松代谢的药物控制好癫痫。苯二氮䓬类药物是很好的选择。

（2）心血管疾病：儿童和青春期少年一般不会患有明显的需要进行侵袭性诊断检查的心血管疾病。透析期间的高血压和慢性液体超负荷可能使左心室有肥大的倾向，随后可以发生严重的高血压性心肌病和充血性心力衰竭。即使在疾病的相对晚期，肾移植也可以改善心脏功能。但是极少情况下，心脏受损的程度非常严重以至于需要在肾移植的同时进行心脏移植。对 ESRD 儿童高血压控制的重要性不应过分强调。在进行移植前评估时，一定要仔细审查血压和透析情况。对于透析时血压增高的儿童，需要每 6 个月到 1 年进行一次心脏超声检查以评价心室肥大和瓣膜功能情况。对于需要多种抗高血压药物治疗的患者，移植前可能需行双侧肾脏切除。

（3）凝血：不同于年长儿和成人的是，排斥反应不是婴儿肾移植失败的第一原因，年幼儿发生移植肾失功能的主要原因是血管内血栓形成，大约占 11%～13%。正因为如此，寻找高凝倾向的迹象非常重要。这些迹象中很重要的就是血液透析通路凝血。如果病史中提示有高凝状态或凝血功能低下的可能，就应该进行全面的凝血检测。在儿童病人中，凝血检查包括以下各项：凝血酶原时间、部分凝血活酶时间、血小板计数、S 蛋白水平、C 蛋白水平、耐 APC 性抗凝血酶Ⅲ、G20210A 凝血酶原突变、同型半胱氨酸水平（MTHFRT677 突变）、抗磷脂抗体（59-61）、抗心肌磷脂抗体、β_2 糖蛋白 1（B2GP1）水平。

(4) 肾性骨营养不良：移植前对甲状旁腺功能亢进、骨软化和无力性骨病（adynamic bone disease）的积极诊治是很重要的。可能需要应用维生素 D 类似物控制甲状旁腺功能亢进，甚至进行甲状旁腺切除。控制不良会有术后高钙血症的倾向，影响移植成功受者的生长发育潜能。在评估移植前的病人时，一定要研究甲状旁腺素（PTH）水平和血清钙磷水平。

(5) 门静脉高压：某些类型的儿童 ESRD 中门脉高压很常见，如可能伴随常染色体隐性遗传性多囊性肾病和肾消耗病而出现的先天性肝纤维化。先天性肝纤维化的临床表现必须得以控制，食管静脉曲张需要注射硬化剂或门体静脉分流治疗，如果由于脾大导致出现嗜中性粒细胞减少症和血小板减少，可能需要进行脾部分切除或脾栓塞治疗。

(6) 营养不良：营养不良是儿童尿毒症的突出特点。积极的营养支持治疗是必要的。通常采用早期胃造口术或鼻饲管饮食以提高热量摄入、促进生长，尤其是那些很小就开始透析治疗的儿童。

5. 麻醉诱导和维持　一般对于大多数没有留置静脉通路的患儿可给予咪达唑仑（0.5 mg/kg）口服或直肠灌注以术前镇静。如需加深镇静程度，可经直肠加入氯胺酮（3 mg/kg）和阿托品（0.02 mg/kg）。对于已经建立静脉通路的患儿，可静脉给予咪达唑仑 0.1～0.2 mg/kg 镇静。

对于消化功能正常、禁食时间足够、病情稳定的患儿，可采用七氟醚或合并氧化亚氮吸入诱导。临床上小儿肾移植常采用静脉诱导的方式，但对于术前要求口服免疫抑制剂的患儿要采取必要的措施预防误吸。健康小儿可静脉注射硫喷妥钠或丙泊酚诱导。因近期透析治疗而存在低血容量者，氯胺酮 1～3 mg/kg 诱导被证实可安全使用。氯胺酮能维持交感系统张力，在血管容量得到纠正之前可确保血压正常。通过氯胺酮维持正常血压、脉搏，也有利于成功进行动脉穿刺置管。肌松药通常使用不依赖于肾脏排泄的顺式阿曲库铵进行气管插管、维持骨骼肌松弛。也可采用中时效的甾体类肌松药如维库溴铵或罗库溴铵，但由于部分通过肾脏排泄，其作用时间可能延长。除非紧急情况，一般不使用琥珀胆碱，因可升高血钾水平约 0.5～0.7 mmol/L。对于已存在高血钾的病人来说，这一点相当危险。同时，不应使用依赖于肾脏排泄的药物，如泮库溴铵，因为一旦围术期出现移植肾脏功能恢复不良，可导致神经肌肉阻滞延长。全麻诱导插管之后，麻醉维持可采用异氟醚或地氟醚也可以选择七氟醚。氧化亚氮在过去常被广泛使用，至今仍用于年长儿的麻醉。婴儿肾移植麻醉常使用空氧混合气体，以避免使用氧化亚氮所致的鼓肠，从而避免因移植成人肾脏而出现腹部空间不足。阿片类药物如芬太尼常被使用，瑞芬太尼和雷米芬太尼也可以用于麻醉的维持。

6. 移植术中麻醉管理与监测　儿童肾脏移植手术麻醉管理，需注意其特有的几个方面：①患有慢性肾脏衰竭的患儿，可表现为贫血、高血钾和高血容量。②儿童移植物功能延迟恢复的发生率要大于成人，移植的肾脏可能不会立即出现有效的功能，故不应该使用泮库溴铵等一些主要经肾脏排泄的药物。③需要使用免疫抑制剂，应注意过敏反应和随之出现的低血压现象。④肾脏在移植之前处于缺血状态，对进一步的损伤敏感，应避免使用具有潜在肾毒性的药物如安氟醚。⑤儿童肾移植手术确保移植前和再灌注后充分的血管内容量是至关重要的。⑥麻醉医生应对围术期出现的高血钾、高血糖、低血钙和其他电解质紊乱作出及时准确的处理。

儿童肾脏移植手术麻醉监测，除了常规监测项目（ECG、脉搏氧饱和度、无创血压、呼气末气体分析及体温监测）以外，所有接受肾移植的儿童均需进行 CVP 监测。这能确保患儿在移植肾再灌注之前获得充分的血容量，同时，为必须通过中心静脉使用的一些免疫抑制剂（免抗人胸腺细胞免疫球蛋白、OKT3 等）提供通路。在婴儿常使用大口径 Hickman 导管进行 CVP 监测。这能提供良好的快速输液至中心循环的通路，另外，万一出现原发性移植肾衰竭，这一导管也可用于紧急透析。对于术中需要钳夹腹主动脉的婴幼儿，动脉置管、持续测压也相当重要。开放以后肾脏再灌注期间，可出现严重低血压。通过动脉置管所获得的动态监测数据，能确保及时纠正低血压状态、保持更好的血流动力学稳定。同时，术中随时进行动脉血气分析，对于维持酸碱、离子平衡也具有很高的价值。因为钳夹时下肢没有灌注，所以动脉置管应放置于上肢。

术中应密切注意血压和容量的情况，尽力减少移植物功能延迟恢复。要获得足够的肾灌注，应该在松开血管钳之前保持 CVP 于 12～15 mmH_2O 水平。如果一个较小的儿童要接受一个成人大小的肾脏，就需要更高的 CVP。通常在手术时应用多巴胺起始量为 2～3 μg/（kg · min），视需要可增加用量，持续到术后 24～48 小时。多巴胺有助于利尿并可能影响肾血管舒张。通过使用晶体溶液或 5%白蛋白，必要时加大多巴胺用量，保持足够的循环容量，使平均动脉压维持在 65～70 mmHg 以上。在很小的儿童受者中，植入的肾脏会分流 150～250 ml 的血液，血红蛋白会降低，因而可能需要输注红细胞。可以在松开血管钳之前给予甘露醇和（或）呋塞米（速尿），以增加有效循环血量，有助于利尿。甘露醇还可以作为一种自由基清除剂。在移植肾产生尿后，应该立刻使用适量的生理盐水（0.45%）进行容量补偿。偶尔需要动脉内应用血管扩张剂，如维拉帕米，以对抗血管痉挛造成的肾灌注损伤。

7. 移植术后处理　由于儿童的个体较小，因此对儿童移植受者的体液控制要求较为严格，否则极易出现肺水肿和急性左心衰。应用 0.45%或 0.9%的生理盐水以补偿尿的排出，在恢复室中就要开始，在重症监护室中继续应用 24～48 小时。另外，非显性缺水通过使用含葡萄糖的晶体来补偿，必要时在不显性缺水时也可以补充氯化钾。葡萄糖不加入补偿液中，只在非显性缺水时才作为替代溶液的一部分。限制补偿液中的葡萄糖有助于防止移植后高血糖和渗透性利尿。新移植肾脏的浓缩能力不足，导致在移植最初几天内有较大量的尿液排出。随着肾功能的改善和血清肌酐水平降至接近正常水平，尿浓缩能力恢复，排出尿量由每天数升降至与每日体液入量相当。这时，可以停止尿液排出的替代治疗，每日液体入量通常调整为正常每日需要量的150%～200%，以口服为佳。高血压在移植术后比较常见，术后早期的疼痛是高血压的重要原因，适量的止痛药物就足以控制血压。但术后早期很少需要过度纠正血压，以防止血压突然波动，后者不利于肾脏灌注。

（陈瑛琪　岳　云）

参考文献

1. Ronald D. Miller. Miller's anesthesia. 6th edition. 2005：1483-1507.
2. 岳云，吴新民，罗爱伦译. 摩根临床麻醉学. 4版. 北京：人民卫生出版社，2007：725-756.
3. Cecka JM. The UNOS renal transplant registry. Clin Transplant，2001：1-18.
4. Kaneku HK；Terasaki PI. Thirty year trend in kidney transplants：UCLA and UNOS Renal Transplant Registry. Clin Transpl，2006：1-27.
5. Stanton BA，Koeppen BM：Elements of renal function. In Beme RM，Levy MN：Physiology. 4th ed. St Louis，CV Mosby，1998：677-698.
6. Mann JF. What are the short-term and long-term consequences of anaemia in CRF patients? Nephrol Dial Transplant，1999，14：29-36.
7. Kobayashe Y，Ochiai R，Takeda J，et al. Serum and urinary inorganic fluoride levels after prolonged inhalation of sevoflurane in man. Anesthesiology，1991，75：348.

8. Weiskopf RB, Eger EI II, Ionescu P, et al. Desflurane does not produce hepatic or renal injury in human volunteers. Anesth Analg, 1992, 74: 570.
9. Masuda A, Asahi T, Sakamaki M, et al. Uric acid excretion increases during propofol anesthesia. Anesth Analg, 1997, 85: 144-148.
10. Davis PJ, Stiller RI, Cook DR. Pharmacokinetics of sufentanil in adolescent patents with chronic renal failure. Anesth Analg, 1988, 67: 268.
11. Hoke JF, Schlugman D, Dershwitz M, et al. Pharmacokinetics and pharmacodynamics of remifentanil in persons with renal failure compared with healthy volunteers. Anesthesiology, 1997, 87: 533.
12. Kisor DF, Schmith VD, Wargin WA, et al. Importance of the organ-independent elimination of cisatracurium. Anesth Analg, 1996, 83: 1065.
13. Gasperi A, Mazza E, Noe L, et al. Pharmacokinetic profile of the induction dose of propofol in chronic renal failure patients undergoing renal transplantation. Minerva Anestesiol, 1996, 62: 25-31.
14. Koehntop DE, Rodman JH. Fentanyl pharmacokinetics in patients undergoing renal transplantation. Pharmacotherapy, 1997, 17: 746-752.
15. Della Rocca G, Pompei L, Coccia C, et al. Atracurium, cisatracurium, vecuronium and rocuronium in patients with renal failure. Minerva Anestesiol, 2003, 69: 605-11, 612-615.
16. Ma H, Zhuang X. Selection of neuromuscular blocking agents in patients undergoing renal transplantation under general anesthesia. Chin Med J (Engl), 2002, 115:

1692-1696.
17. Okutani R, Uemura Y, Tanimoto M, et al. A successful cadaveric renal-transplantation in a patient whose serum inorganic fluoride concentrations were extremely elevated during sevoflurane anesthesia. Masui, 1999, 48: 778-781.
18. Hadimioglu N, Ertug Z, Bigat Z, et al. A randomized study comparing combined spinal epidural or general anesthesia for renal transplant surgery. Transplant Proc, 2005, 37: 2020-2022.
19. Solonynko I, Loba M, Orel J, et al. Renal transplantation—choice of anesthesia. Wiad Lek 1997, 50: 447-448.
20. Sulerman MY, Passannante AN, Onder RL, et al. Alterations of renal blood flow during epidural anesthesia in normal subjects. Anesth Analg, 1997, 84: 1076-1080.
21. Kirvela M, Yli-Hankala A, Lindgren L. Comparison of propofol/alfentanil anaesthesia with isoffurane/N_2O/fentanvl anaesthesia fox renal transplantation. Acta Anaesthesiol Scand, 1994, 38: 662-666.
22. Modesti C, Sacco T, Morelli G, et, al. Balanced anestesia versus total intravenous anestesia for kidney transplantation. Minerva anestesiologica, 2006, 72: 627-635.
23. Koning OH, Ploeg RJ, van Bockel JH, et al. Risk factors for delayed graft function in cadaveric kidney transplantation: A prospective study of renal function and graft survival after preservation with University of Wisconsin solution in multi-organ donors. Iruropean Multicenter Study Croup. Transplantation, 1997, 63: 1620-1628.
24. O'Malley CM, Frumento RJ, Hardy MA et al. A randomized double-blind comparison of lactated Ringer's solution and 0.9% NaCl during renal transplantation. Anesth Analg,

2005，100：1518-1524.

25. Davidson IJ. Renal impact of fluidmanagement with colloids：a comparative review. Eur J Anesthesiol，2006，23：721-738.
26. Gooch K，Culleton BF，Manns BJ et al. NSAID use and progression of chronic kidney disease. Am J Med，2007，120：280-287.
27. Biriulina NIu，Ushakova IA，Vabishchevich AV. Anesthetic maintenance of renal transplantation in children. Anesteziol Reanimatol.，2008，(5)：58-61.
28. Vela Navarrete R，Rodríguez Miñón Cifuentes JL et al. Renal transplantation with living donors. A critical analysis of surgical procedures based on 40 years of experience. Actas Urol Esp.，2008，32 (10)：989-994.
29. SarinKapoor H，Kaur R，Kaur H. Anaesthesia for renal transplant surgery. Acta Anaesthesiol Scand.，2007，51 (10)：1354-1367.
30. Shah VR，Butala BP，Parikh GP et al. Combined epidural and general anesthesia for paediatric renal transplantation-a single center experience. Transplant Proc.，2008，40 (10)：3451-3454.

附录一

肺动脉高压诊断和治疗指南

肺动脉高压（pulmonary artery hypertension，PAH）是指多种病因引起肺血管床受累而使肺循环阻力进行性增加，导致右心衰竭的病理生理综合征。其诊断标准是海平面状态下，静息时右心导管检查肺动脉收缩压＞30 mmHg 和（或）肺动脉平均压＞25 mmHg或运动时肺动脉平均压＞30 mmHg，肺毛细血管压力≤15 mmHg。根据特发性、家族性和各种原因所致 PAH 进行分类。左心病变、呼吸系统疾病和（或）缺氧；慢性血栓和（或）栓塞性肺高压以及肿瘤等均能导致 PAH。

2007 年 11 月中华心血管病杂志发表《肺动脉高压筛查诊断与治疗专家共识》，规范了肺动脉高压的定义与分类，提出右心导管检查是诊断的金标准，6 min 步行距离试验和 Borg 呼吸困难分级作为肺动脉高压运动耐量和功能评价的指标，提出急性肺血管扩张试验是药物选择的标准，使肺动脉高压的治疗更加系统和规范。

PAH 的诊断建议：

Ⅰ类

1. 疑诊者应行右心导管检查，明确诊断并判断严重程度；

2. 行右心导管检查及急性肺血管扩张试验，以指导选择治疗方案；

3. 超声心动图检查明确是否存在左心或右心功能障碍、是否合并心脏瓣膜病、测量左房和左室大小；

4. 选择短效药物如腺苷或伊洛前列素对特发性肺动脉高压患者行急性肺血管扩张试验；

5. 对肺动脉高压患者常规进行 6 min 步行距离试验，以评价活动耐量、疾病的严重程度、治疗反应及预后；

6. 对无明确病因者应进行结缔组织疾病和 HIV 感染相关的血清学筛查。

Ⅱa 类

1. 疑诊 PAH，应行超声心动图估测肺动脉收缩压，观察有无右房扩大、右室扩大及心包积液等心脏异常；

2. 应进行肺功能检查和动脉血气分析以明确是否存在肺疾病；

3. PAH 高危人群定期进行超声心动图或负荷超声心动图检查，有助于及早发现；

4. 系统性硬化患者应定期（每 6～12 月）进行肺功能检查以明确是否存在肺血管疾病或肺间质疾病。

Ⅱb 类

疑诊 PAH 时采用

1. 心电图可评估确诊患者的预后；

2. 胸部 X 线有助于发现肺动脉高压征象，并筛查其他相关疾病；

3. 多普勒超声检查以明确是否存在心内或大血管分流；

4. 进行急性肺血管扩张试验。

PAH 传统治疗：

1. 吸氧治疗指征为动脉血氧饱和度≤90%；先天性体-肺分流性心脏病所致 PAH 无此限制；

2. 合并右心功能不全的 PAH，初始治疗应给予利尿剂；

3. 地高辛绝对指征：心输出量≤4 L/min，心指数≤2.5 L/(min·m^2)，右心室明显扩张、基础心率≥100 次/min、心室率快的房颤等；

4. 对抗肺动脉原位血栓形成，可用华法林使 INR 1.5～2.5；

5. 重度右心衰竭和急性右心衰首选正性肌力药物多巴胺。

肺血管扩张剂：

1. 钙通道阻滞剂可使急性肺血管扩张试验阳性者获益。从小剂量开始，逐渐递增至最大耐受剂量，维持 1 年应再次行右心导管评价是否敏感，持续敏感者继续应用。

2. 前列环素类药物：起效迅速，作用时间较短，建议 5～20 μg 吸入 6～9 次/d。

3. 内皮素受体拮抗剂波生坦疗效明显，但有潜在的肝脏毒性，建议治疗期间至少每月监测 1 次肝功能。

4. 磷酸二酯酶抑制剂如西地那非 20 mg Bid。

5. 联合治疗是 PAH 治疗研究的热点，尚无联合方案的随机对照大规模临床研究结果；

6. 其他治疗：NO 吸入，房间隔造口术仅适于重度 PAH 且无房间交通者，肺移植术、基因治疗等。

肺动脉高压内科治疗建议：

Ⅰ类：吸氧治疗，使动脉血氧饱和度始终维持≥90%；缺乏血管扩张试验阳性证据，不能仅凭借经验应用钙通道阻滞剂；WHO 功能Ⅲ级肺动脉高压，如不适合钙通道阻滞剂治疗或治疗无效，建议长期应用波生坦治疗。

Ⅱa 类：特发性肺动脉高压应用华法林抗凝治疗；不合并右心功能衰竭且血管扩张试验阳性，应予钙通道阻滞剂治疗；WHO 功能Ⅲ级 PAH，如不适合钙通道阻滞剂治疗或治疗无效，可长期吸入伊洛前列素；WHO 功能Ⅳ级，可用波生坦治疗。

Ⅱb 类：结缔组织病或先心病相关肺动脉高压应行急性肺血管扩张试验，并可考虑抗凝治疗；WHO 功能分级Ⅳ级，可选择伊洛前列素治疗；WHO 功能分级Ⅲ级，可选择西地那非或伐地那非治疗。

Ⅲ类：未行急性肺血管扩张试验，仅凭经验对肺动脉高压患者用钙通道阻滞剂治疗；WHO 功能分级Ⅲ级或Ⅳ级者选择前列腺素 E1、地尔硫䓬治疗；WHO 功能分级Ⅲ级或Ⅳ级者选择 ACEI 或血管紧张素受体拮抗剂（ARB）治疗。

（朱鲜阳．肺动脉高压指南解读．中华医学会心血管病学分会第十次全国心血管病学术会议，2008）

附录二

肺移植手术常用血管活性药物

1. 选择性磷酸二酯酶（phosphodiesterase，PDE）抑制药

代表药物为氨力农和米力农。PDE是新一代非强心苷类、非儿茶酚胺类正性肌力药物，具有正性肌力作用和改变心肌舒张速率的作用，同时使血管扩张，降低体、肺血管阻力，改善微循环和降低肺动脉压。

①氨力农1～2 mg/kg静脉注射，10 μg/（kg·min）持续静脉滴注可使心脏指数（CI）增加，全身血管阻力（SVR）、肺血管阻力（PVR）降低，心率（HR）无明显变化，心肌氧耗降低（心室壁张力及后负荷降低）。对β-受体下调的心力衰竭病人应用儿茶酚胺类药物无效时，应用氨力农常有效。因此，适用于急、慢性心功能不全、心脏手术后或心肌梗死后低心排综合征和肺动脉高压病人。

②米力农是氨力农的衍生物。具有和氨力农相同的效应，但其正性肌力作用较氨力农强12～15倍，PVR降低的程度大于SVR，副作用较少，不引起血小板减少和肝功能异常等。常用为静脉注射50 μg/kg，静脉持续滴注为0.5 μg/（kg·min）。其排除半衰期为2.7 h，80%以原形从肾脏排除，在肾功能不全病人应减量慎用。

2. 前列腺素类

是一类强烈的外周血管扩张剂，可使肺总血管阻力和肺小动脉阻力降低，肺动脉压降低；并有抑制血小板聚集、血栓素A2生成、动脉粥样脂质斑块形成及免疫复合物生成的作用。

①前列腺素E_1（PGE1）：对肺及全身血管床都有强大的扩张作用。一般临床用量为20～40 ng/（kg·min）。剂量超过80 ng/（kg·min）时，平均动脉压明显降低，心率显著增加，

显著影响体循环的稳定。也有个别患者对该药物不敏感。

②前列环素类：静脉应用主要为依前列醇，在循环中的半衰期约为 3～5 min，需要通过静脉持续给药。一般从小剂量开始：1～2 mg/（kg·min），以 1～2 mg/（kg·min）的速度逐渐上调剂量。多数患者的稳态剂量在 20～40 mg/（kg·min）之间。注意不能突然停药，以免部分患者症状恶化甚至死亡。伊洛前列环素是一种对前列环素受体有高度亲和力的内源性前列环素类似物，其化学性质稳定，可以通过口服、静脉、吸入来治疗 PAH。其血浆半衰期是 20～25 min，单次吸入后持续时间约 60 min。吸入伊洛前列环素是治疗 PAH 的一个安全、有效、易耐受的方法，但其 $t_{1/2}$ 相对较短，需多次吸入。

3. 儿茶酚胺类

①肾上腺素：具有 α、β 受体兴奋作用，主要为 β 受体兴奋，使心肌收缩力增强、心率增快；0.02～0.04 μg/（kg·min）时，α、β 受体同时兴奋，心肌收缩力增强，末梢血管收缩，血压上升，心率开始增快，此后因血压的上升反射性减慢。由于容易诱发心律失常，且使末梢血管收缩，对微循环不利，在心脏手术中一般不作为首选药物，只有在其他辅助心功能药物效果不佳时才使用。初始用量 0.1 μg/（kg·min）。

②去甲肾上腺素：α 受体兴奋作用强于肾上腺素，β_1 受体兴奋作用同肾上腺素，β_2 受体兴奋作用弱。0.2 μg/（kg·min）使收缩压和舒张压同时上升，反射性引起心率减慢，心输出量（CO）不变或减少。由于小动脉和小静脉收缩，肝、肾、骨骼肌血流减少，心脏后负荷增加。冠状动脉则因心肌做功增加、代谢增强而代偿性扩张。本药使心肌耗氧量增加、末梢血管收缩、心脏后负荷增加，限制了其在心脏手术病人中的应用。偶尔用于舒张压过低影响冠状动脉血供时。初始用量 0.1 μg/（kg·min）。

③多巴胺：具有多巴胺受体、α 受体和 β 受体兴奋作用。其不同受体作用随剂量而变化。在 2～5 μg/（kg·min）的小剂量即可使 β_1 受体兴奋，产生心肌收缩力增强作用，使 CO 增加；同时作

用于肾、肠管、冠状动脉、脑动脉等处的多巴胺受体，使这些组织的血管扩张，循环改善，特别是使肾血管扩张、肾皮质血流增加、尿量增加。但在大于10 μg/（kg·min）时可使α受体兴奋，促进去甲肾上腺素释放，导致血管收缩、心脏后负荷增加。多巴胺是围术期辅助循环的首选药物。初始用量为3 μg/（kg·min），一般不超过10 μg/（kg·min）。大剂量应用时应与扩血管药物联合应用，以防止末梢血管收缩，并减轻心脏后负荷。

④多巴酚丁胺：$β_1$受体兴奋作用强，使心肌收缩力增强。用药后心律失常的发生率低于多巴胺。α受体兴奋作用弱于多巴胺，故一般无明显的体循环阻力（SVR）增加作用，有利于微循环。无多巴胺受体兴奋作用，故无多巴胺特异性肾血管扩张作用。但随着心肌收缩力的增加、CO增加，肾小球滤过率增加、尿量增加。用量同多巴胺，可与多巴胺合用，协同产生正性肌力作用，减少多巴胺的用量、避免末梢血管收缩带来的不利影响。

4. 硝酸盐类

硝酸盐类药物通过外周静脉系统的扩张（降低前负荷）和动脉系统的扩张（降低后负荷），及冠状血管的扩张而发挥其抗心肌缺血的作用。舒张末容量的降低使心室壁张力降低，从而降低心脏氧需。

①硝酸甘油：在平滑肌细胞及血管内皮细胞中被生物降解产生NO，通过NO起作用。主要作用在于扩张静脉，减少回心血量。通常以0.25 μg/（kg·min）开始，直至1 μg/（kg·min）。

②硝普钠：是一种强效、短效、速效、低毒的血管扩张药，能使动脉和静脉松弛扩张，体循环和肺循环阻力下降，增加心肌灌注及供氧。为避免血压过低应从小剂量开始，先以15 μg/min静脉滴注，无效时每5～10 min增加1次，每次增加5～10 μg/min，一般剂量为25～250 μg/min，最高剂量300 μg/min。因对体动脉压下降比肺动脉压下降明显，作用时间短，必须静脉给药，故限制了临床应用。

③硝酸异山梨醇酯：直接松弛血管平滑肌，对毛细血管后静

脉血管的舒张作用较小动脉更为持久。临床剂量可根据患者反应调整，通常把 5 支 5 ml（或 10 ml）注射液注入 500 ml 0.9%氯化钠液或 5%葡萄糖液中，得到 50 μg/ml（或 100 μg/ml）的浓度；静脉滴注开始剂量 30 μg/min，观察 0.5～1 小时，如无不良反应可加倍。

5. NO

是内皮源性舒张因子，具有极强的亲脂性，易通过细胞膜。进入平滑肌细胞后激活鸟苷酸活化酶使 cGMP 升高从而肺血管扩张肺动脉压下降。各种原因导致血管内皮损伤，NO 产生减少从而引起肺动脉压升高时，吸入 NO 可达到肺血管扩张作用。因 NO 半衰期短（2～4s）、易被血红蛋白灭活，故吸入 NO 后只扩张肺血管而对体循环无影响。吸入 NO 仅使通气良好部位的血管扩张，从而也纠正 V/Q 比值，提高氧合能力。通常吸入 NO 1 min即起效，吸入浓度以 5～80 mg/L（5～80 ppm）为宜，浓度过高会引起肺损伤。

附录三

单肺通气的最新指南（美国麻醉医师协会）

A. 胸膜打开之前维持双肺通气
B. 常规使用纤支镜定位 （a）开始时 （b）变换位置后 （c）低氧血症时 （d）气道压力增高
C. 管理 （a）$0.6<FiO_2<1.0$ （b）压力控制模式避免气道压力过高 （c）常规使用低水平的呼气末正压 （d）常规使用持续正压通气（392.3～493.5 Pa）（4～5 cm H_2O）（除了电视辅助胸腔镜手术） （e）降低潮气量避免肺损伤（可允许的高碳酸血症） （f）避免呼吸周期中肺泡塌陷 （g）胸部硬膜外麻醉
D. 假如发生严重低氧血症 （a）如果单肺通气不是绝对适应证的话，短暂双肺通气 （b）重新设置持续正压通气/呼气末正压的水平 （c）膨胀通气肺 （d）夹闭肺动脉

附录四

术中右心衰竭的治疗

- 避免胸内压大幅升高的因素
  - PEEP
  - 大潮气量
  - 不充分的呼气时间
- 血管内容量
- 若 PVR 正常，则增加前负荷。
- 若 PVR 升高，则依赖变力药物（多巴酚丁胺）
- 应用 α-肾上腺能激动剂维持冠脉灌注
- 谨慎使用肺血管扩张剂（避免影响体循环和气体交换）
- 前列腺素 E_1［0.05～0.15 μg/（kg·min)］
- 吸入 NO（20～40 ppm）